화장품에 대한 50가지 거짓말

화장품에 대한 50가지 거짓말
© 이나경 2009

초판 1쇄	2009년 7월 10일
개정판 1쇄	2014년 1월 5일
개정판 4쇄	2021년 9월 9일

지은이	이나경
펴낸이	김정순
책임편집	서민경
디자인	김수진
마케팅	이보민 양혜림 이다영
기획	서정 Contents Agency
펴낸곳	(주)북하우스 퍼블리셔스
출판등록	1997년 9월 23일 제406-2003-055호

주소	04043 서울특별시 마포구 양화로 12길 16-9(서교동 북앤빌딩)
전자우편	editor@bookhouse.co.kr
홈페이지	www.bookhouse.co.kr
전화번호	02-3144-3123
팩스	02-3144-3121

ISBN	978-89-5605-711-8 13590

화장품에 대한 50가지 거짓말

이나경 지음

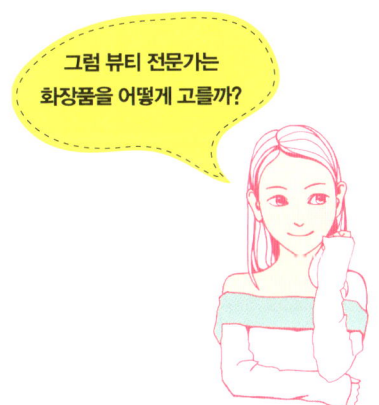

그럼 뷰티 전문가는
화장품을 어떻게 고를까?

북하우스

차례

저자의 말 • 10
프롤로그 • 12
본론에 들어가기에 앞서_ 화장품, 피부의 친구인가 적인가 • 19

PART 01 피부에 밥을 주세요
화장품회사가 당신에게 하는 거짓말 TOP 10

거짓말 01 화장품은 피부가 먹는 음식 • 24
거짓말 02 피부 깊숙이 영양이 쏙쏙 • 30
거짓말 03 피부엔 역시 식물성 화장품 • 36
거짓말 04 한방화장품은 피부의 보약 • 42
거짓말 05 내 피부를 위한 이유 있는 사치 • 48
거짓말 06 클렌징을 제대로 하려면 무조건 이중으로 • 54
거짓말 07 기초화장품의 순서는 스킨-로션-에센스-크림 • 62
거짓말 08 피부에 물을 주세요 • 66
거짓말 09 지성피부라도 크림은 반드시! • 72
거짓말 10 메이크업베이스로 완벽한 피부 보호를! • 76
이것만은 꼭 알아두자! • 82

PART 02 넌 뭘 믿고 아이크림을 안 바르니?
안티에이징에 대한 친구들의 거짓말

거짓말 11 눈가 주름 방지엔 아이크림이 필수! • 86
거짓말 12 싼 화장품 바르면 피부가 썩어! • 90
거짓말 13 너도 이제 모공 관리 시작해야지 • 94
거짓말 14 화장품에도 궁합이 있는 거 모르니? • 98
거짓말 15 기능성제품을 낮에 쓰면 더 빨리 늙어! • 102
거짓말 16 여드름용 화장품은 너무 독해! • 108
거짓말 17 민감성 피부용 화장품을 오래 쓰면 피부가 더 예민해져! • 112
거짓말 18 내성이 생기니까 화장품은 주기적으로 바꿔줘야 해! • 116
거짓말 19 샘플이 본품보다 더 좋다는 거 모르니? • 120
이것만은 꼭 알아두자! • 126

PART 03 명품화장품엔 뭔가 특별한 것이 있다?
고가화장품회사의 거짓말

거짓말 20 명품화장품은 비싼 이유가 있죠 • 130
거짓말 21 아이크림에는 돈 아끼면 안 돼요! • 134
거짓말 22 에센스가 들어간 로션 정도는 써야지요 • 138
거짓말 23 피부트러블이 아니라 명현현상이에요 • 144
거짓말 24 피부는 밤 동안 재생됩니다 • 150
이것만은 꼭 알아두자! • 156

PART 04 인증받은 유기농화장품?
지름신을 부르는 화장품 판매원들의 거짓말

거짓말 **25** 함께 사용해야 효과가 극대화돼요 • 160
거짓말 **26** 탄력이 떨어지면 콜라겐을 보충해야 해요 • 166
거짓말 **27** 에코서트 인증 유기농화장품이라니까요 • 170
거짓말 **28** 무방부제 화장품입니다 • 176
거짓말 **29** 트러블 제로, 천연 미네랄 메이크업이에요 • 178
거짓말 **30** 속눈썹이 길어져요 • 184
거짓말 **31** 의사가 만든 화장품은 달라요 • 188
거짓말 **32** 보톡스, 맞지 말고 피부에 바르세요 • 194
거짓말 **33** 튼살을 방지해주는 크림이에요 • 198
이것만은 꼭 알아두자! • 200

PART 05 12시간 동안 자외선을 차단!
자외선차단제에 대한 대중매체의 거짓말

거짓말 **34** SPF30×15분=450분 차단 • 204
거짓말 **35** 워터프루프 자외선차단제는 자주 덧바르지 않아도 OK • 210
거짓말 **36** 자외선차단제를 많이 바르면 피부에 좋지 않다 • 214
거짓말 **37** 민감한 피부엔 높은 SPF의 자외선차단제는 금물 • 218
거짓말 **38** 천연 자외선차단제는 피부자극이 없다 • 222
거짓말 **39** 비싼 자외선차단제가 효과가 더 좋다 • 226
거짓말 **40** 자외선차단제는 효과가 없다! • 230
거짓말 **41** 아보벤존과 옥시벤존은 피부에 유해한 성분 • 236
거짓말 **42** 나노 입자의 자외선차단제가 알츠하이머를 일으킨다 • 242
이것만은 꼭 알아두자! • 248

PART 06 화학 성분의 화장품은 중금속 덩어리다?
화장품 성분에 대한 천연화장품주의자들의 거짓말

거짓말 43 　파운데이션에 납이 들어 있다 • 252
거짓말 44 　코직산 미백화장품이 간암 유발 • 258
거짓말 45 　피부를 망치는 화학 성분의 방부제 • 262
거짓말 46 　데오도란트가 유방암의 원인 • 266
거짓말 47 　폐암을 유발하는 탈크 파우더 • 270
거짓말 48 　효과적이고 안전한 홈메이드 화장품 • 274
거짓말 49 　미네랄오일이 모공을 막는다 • 278
거짓말 50 　화학 화장품은 공업용 성분으로 만든다 • 282
이것만은 꼭 알아두자! • 286

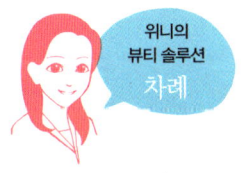

01　화장품 다이어트, 너무 어려워요! • 26
02　비싼 크림을 사는 건 다 돈 낭비인가요? • 33
03　시슬리는 순 식물성화장품이라는데요? • 38
04　윤조에센스의 한방 원리에 대해 알려주세요. • 44
05　윤조에센스도 저렴한 버전이 있을까요? • 50
06　콩기름 클렌징은 어떨까요? • 59
07　에센스는 로션 전 혹은 로션 후에 발라야 하나요? • 64
08　수분크림을 발랐는데도 왜 피부가 더 건조해지죠? • 70
09　에센스 하나만 발라도 되나요? • 74

10 효과가 없다면 이 비싼 아이크림을 왜 바르겠어요? • 89
11 싼 화장품을 사용하면 자꾸 피부트러블이 생겨요. • 92
12 에스티로더의 나이트 리페어를 아침에 사용해도 될까요? • 105
13 여드름 피부엔 오일프리 화장품만 사용해야 하나요? • 110
14 한 제품을 오래 썼더니 정말 효과가 없어졌어요! • 118
15 명품 브랜드의 기능성화장품이 더 우수한가요? • 123
16 캐비어가 정말 피부에 좋을까요? • 132
17 시세이도의 아이크림을 샀는데, '안티링클' 글자 위에 스티커를 붙여놓았네요. • 136
18 에센스와 기능성화장품은 대체 뭐가 다르죠? • 141
19 적응초기증상인지 피부트러블인지 어떻게 판단하죠? • 148
20 밤에는 피부를 쉬게 해줘야 하나요? • 153
21 비타민C 세럼의 시너지 작용은 무엇인가요? • 164
22 콜라겐으로 V라인 얼굴을 만들 수 있나요? • 168
23 미국 농무부 인증 유기농화장품이 믿을 만한가요? • 174
24 미네랄 메이크업을 했는데 피부트러블이 생겼어요! • 181
25 아이라이너 형태의 속눈썹 영양제는 효과가 있을까요? • 186
26 병원에서 판매하는 화장품을 쓰지 않으면 치료 효과를 볼 수 없나요? • 192
27 랑콤 선블록을 바르면 12시간 동안 자외선차단이 되요? • 206
28 자외선차단제 SPF50을 반만 바르면 SPF25가 될까요? • 216
29 민감성 피부인데, 피부를 햇빛에 노출해서 적응시켜야 할까요? • 220
30 식물성 자외선차단제는 SPF 지수를 측정할 수 없나요? • 224
31 BB크림을 자외선차단제 겸용으로 사용해도 될까요? • 228
32 국산 자외선차단제도 효과가 없대요! • 233
33 20대가 어린이용 자외선차단제를 써도 괜찮을까요? • 240
34 나노 입자의 자외선차단제가 피부암을 일으킬 수 있나요? • 245

35 디올 립스틱에 납이 들어가 있대요! 전부 버려야 하나요? • 255
36 파라벤이 피부에 축적되면 위험하다는데요? • 264
37 탈크 흡입으로 인한 폐암의 위험성은 어느 정도인가요? • 272
38 레모나로 천연 팩 만들어 써도 괜찮을까요? • 276
39 아이크림을 얼굴 전체에 사용해도 되나요? • 280
40 미네랄오일이 들어 있는 고가화장품에는 어떤 것들이 있죠? • 284

에필로그 • 288

부록 • 290
1 화장품 라벨 읽는 법
2 화장품 유통기한 및 사용기간 바로 알기
3 화장품 기능별 유효 성분들
4 모공을 막는 성분과 피부에 자극을 수는 성분
5 UVA 완벽 차단 가이드
6 해외의 유기농 인증기관과 기준

:: 저자의 말

뷰티와 화장품 산업은 매년 크게 성장하고 있으며 여성들이 멸종하지 않는 한 결코 사라지지 않을 거대 산업이다. 만약 여성이 멸종한다 하더라도 그 틈은 게이와 메트로섹슈얼이 차지할 것이라고 믿는다.

세상의 모든 여성들이 아름답고 젊어 보이기 위해 바둥거리며 패션잡지를 산처럼 쌓아놓고 살아가고 있다고 생각하지 않는다. 실제로 상당수 여성들이 비누로 세수하며 로션 하나만 바르고도 잘 살고 있다. 마흔이 넘도록 파운데이션 하나 사용하지 않고 맨 얼굴에 가끔 립스틱 하나 바르는 것이 메이크업의 전부인 여성들도 주위에는 많다. 하지만 '난 가꾸는 것에는 전혀 관심 없어'라고 생각하는 여성이 이 책을 읽고 있을 것 같지는 않다.

이 책은 바쁜 일상 속에서 나를 아끼며 합리적인 수준에서 시간과 돈을 투자하며 자신을 향상시키고자 하는 여성들을 위한 뷰티 가이드북이자, 하루에도 수십 번 이상 접하는 화장품에 대한 거짓말로부터 여성을 지킬 수 있는 백신이라고 할 수 있다.

이 책이 나오기까지 정말 많은 지인들의 도움을 받았다. 온라인 화장품 카페와 오프라인 현장에서 여성들 사이에 떠도는 수많은 입소문을 실시간으로 전해준 메이크업 아티스트 빛 그리고 에스테티션 수연 양, 매달 속속 출시되는 제품 정보와 정확한 화장품 사용법을 독자에게 알려주고자 늘 질문 보따리를 한가득 던져주는 잡지사 『싱글즈』의 임희정 님(고마워요, 덕분에 언제나 공부를 게을리하지 않고 있답니다), 언제나 저의 늑장 원고를 참을성 있게 기다려주시는 조선닷컴 단미의 서미영 님, 그리고 이 책이 탄생하기까지 다듬어지지 않은 제 글에 조언을 아끼지 않은 서정 Contents Agency와 북하우스 퍼블리셔스, 마지막으로 짧은 지식을 가진 저에게 더 큰 길을 열어주신 안홍석 교수님께 감사를 드린다.

2009년 7월
이나경

:: 프롤로그

이 책을 읽을 독자 분을 위해 잠시 책 내용에 대해 소개하고자 한다. 더 정확하게 말하자면, 이 책에 없는 내용을 미리 말해두려는 것이다. 혹시라도 책을 구입한 후에 후회하면 안 될 테니까.

  이 책에는 피부 잡티를 5일 안에 사라지게 하거나, 하루 10분만 실천하면 동안이 되는 비결 같은 건 없다. 냉장고에서 바로 꺼내 활용할 수 있는 천연 팩 레시피 따위 절대로 찾을 수 없다.

  그럼 대체 무슨 내용이 들어 있냐고? 이 책엔 당신이 접해온, 그리고 앞으로도 끊임없이 듣게 될 '화장품에 대한 상식'이 적혀 있다. 지금까지 당신이 믿어 의심치 않았던 뷰티상식도 있을 것이고, 과연 정말일까 의문을 품었던 것도 있을 것이다. 나는 그것들을 '거짓말'이라고 이름 붙였다. 그렇다면 왜 그들은 거짓말을 하는 것일까.

환상을 심어주는 화장품회사의 거짓말

순 식물성임을 주장하는 귀족 화장품 시슬리가 있고, 서로 다른 유럽의 온천수를 담은 약국 화장품들이 있다. SKⅡ가 내세우는 효모 '피테라'는 피부를 투명하게 하고 주름도 없애준다고 한다. 한방화장품은 수천 년을 내려오는 한의학의 비밀을 담은 피부의 보약이며, 피부과 의사들이 만드는 코스메슈티컬(약용화장품)은 약물과 화장품의 경계를 넘나드는 치유 기능을 가진 화장품이라고 한다. 심지어는 나사(NASA)의 물리학자까지 주름을 없애는 크림을 만드는 세상이니 그럴듯한 스토리가 없으면 화장품 시장에 명함을 내놓지도 못할 정도이다.

하지만 이 모든 주장들은 대부분 과학적 근거를 갖추지 못한 마케팅의 산물인 경우가 많다. 시슬리 에센스 로션의 촉촉함은 한국산 인삼 때문이 아니라 미네랄오일의 보습력 때문이며, SKⅡ의 토너를 사용했을 때 얻게 되는 피부 투명도에 관해서는 각질제거 효과를 지닌 AHA 성분이 그 공을 인정받아야 한다. 그러나 이런 식으로 단순한 '사실'만을 알려준다면 어느 누구도 자신의 일주일치 월급에 해당하는 거금을 50g짜리 크림 가격으로 내놓지 않을 것이다. 그렇기 때문에 그들은 끊임없이 여성들의 머릿속에 환상(Myth)을 심어주는 거짓말을 늘어놓는다. 그리고 나는 그들의 거짓말을 이 책에서 하나하나 밝혀낼 것이다.

현명한 화장품 소비자가 되기 위하여

나, 위니는 피부과 의사도 아니고 화장품 화학자도 아니다. 위니는 당신과 같은 화장품의 소비자이다. 그러나 일반인보다 조금 더 깊이 화장품의 세계에 발을 들여놓고 있다. 지난 10여 년간 화장품 기획자로, 교육자로, 마케팅 컨설턴트로 활동하였고, 현재는 에스테틱 숍(피부 관리 숍)을 운영하며 매일매일 새로운 피부를 만나고 있다. 또한 국내 최대 화장품 정보 사이트인 페이스메이커(www.ifacemaker.com)를 운영하고 있는데, 여기에는 3만 개 이상의 화장품 리뷰가 수록되어 있다. 회원들이 화장품 선택이나 피부 문제에 대해 고민상담을 해오면 최선을 다해 답해주고 있다. 이러한 경험을 통해 하나의 화장품이 어떻게 탄생하며 어떠한 광고문구로 여성을 유혹하는지, 어떤 방법을 써서 소비자의 지갑을 열게 하는지, 또 화장품회사나 대중매체가 만들어낸 트릭 또한 모두 파악하고 있다.

요즘에는 고등교육을 받고 사회에 진출해 자신의 능력을 마음껏 발휘하는 똑 부러진 여성들을 어디서나 쉽게 찾을 수 있다. 그런데 그런 여성들마저 화장품 매장에만 가면 마치 M&M 초콜릿을 하루 한 알씩 먹으면 착한 어린이가 될 수 있다고 믿는 유치원생처럼, 화장품회사에서 만든 어이없는 거짓말을 한줌의 의심도 없이 너무나 쉽게 믿는 것이다.

어떤 여성도 100만 원짜리 옷을 입는다고 키가 5센티미터 자라고 몸무게가 10킬로그램 줄어들며 축 늘어졌던 엉덩이가 탱탱해진다고 믿지 않는다. 하지만 자기 전에 바르면 속눈썹이 길어진다는 속눈썹 영양제, 얼굴형을 V자로 만들어준다는 에센스, 피부를 재생시켜준다는 BB크림을 사기 위해 그녀들은 오늘도 또 지갑을 연다.

뷰티산업은 아름다움에 대해 여성이 갖고 있는 환상을 너무도 잘 파악하여 끝없이 거짓말을 해댄다. 거짓말이 늘어날수록 여성들은 어떤 화장품을 사야 할지 점점 더 혼란에 빠지게 된다. 그래서 나는 화장품에 대한 불편한 진실과 그 대안을 말하기로 결심했다. '그건 사실이라고 하기엔 너무나도 멋지게 들리죠. 그렇기 때문에 현실에서 이루어질 수 없는 거예요!'라고.

화장품 전성분 표시를 이용한 화장품 바로 알기

나는 이 책을 통해 화장품을 정확히 읽는 법을 알려주고자 한다. 그 첫번째 단계는 화장품 성분을 꼼꼼히 분석하는 것이다. 옷을 고를 때 품질을 판단하는 기준이 되는 섬유혼용율을 따지는 것과 마찬가지로 보면 된다.

 당신이 지금 의류매장에 와 있다고 가정해보자. 알파카 코트의 안감에 붙어 있는 섬유혼용율을 살짝 살펴보았다. 실제로 알파카는 10%도 채 안 들어가고 대부분 아크릴과 모직으로 이루어진 코트였다. 이 제품이 과연 50만 원의 가치가 있을까 하고 다시 한번 생각해보게 된다. 또 여름 배낭여행을 떠나기에 앞서 드레스를 고른다면, 당신은 구김 걱정 없이 배낭에 쑤셔넣을 원피스로 쉬폰과 저지 중에 망설임 없이 저지를 선택한다.

 이렇게 현명한 의류 쇼핑을 위해 열심히 고민하던 여성들도, 포토샵으로 주름과 잡티를 모두 제거한 아름다운 모델의 포스터가 걸려 있는 화장품 매장에 도착하는 순간 고급스럽게 포장된 병과 달콤한 향에 매혹되어, 이 제품이 지금까지 화장품 전문점에서 산 제품과 차원이 다른 명품이라고 굳게 믿는다. 지금 당장 사용하지 않으면 앞으로 5년 안에 주름이 생길 거라는 판매원의 으름장에 고개를 끄덕거리며, 과연 그 안티에이징(노화방지) 세럼 안에 어떤 성분이 들어 있는지에 대해 아무 의문 없이 지갑을 연다.

어떤가, 지금까지 당신의 모습과 조금씩 겹치지 않는가? 전문가들만 알 수 있는 화장품 성분을 우리가 어떻게 아냐고? 이제 우리나라도 화장품 전성분 표시제가 시행되었다. 소비자들이 확인할 수 있도록 화장품에 사용되는 모든 성분들을 화장품 용기나 포장박스에 표기하도록 법률로 지정한 것이다. 화장품 성분에 대해 화학자만큼 자세히 알 필요는 없다. 모와 아크릴의 보온성 차이나 파시미나와 폴리에스테르의 가격 차이를 아는 정도의 기초적인 지식만 쌓는다면, 누구나 충분히 화장품에 대해 기본적인 판단을 할 수 있다.

스스로 화장품을 이해하고 선택할 수 있는 힘

이 책은 화장품회사, 자칭 뷰티박사 친구들, 고가화장품 브랜드, 화장품 판매원, 매스컴, 천연화장품주의자가 뷰티와 화장품에 대해 가장 많이 늘어놓는 대표적인 거짓 정보와 그 진실을 소개하였다. 잡지와 신문을 통해 마치 진실인 양 세뇌당한, 지금까지 여성들이 믿어 의심치 않았던 뷰티상식 50가지를 엄선했다. 이것을 'Myth(환상)'와 'Truth(진실)' 형식으로 단순명쾌하게 설명해놓았지만, 거짓이냐 사실이냐라는 단편적 OX식 지식만을 알려주는 것으로 그치는 것은 별 의미가 없다.

여성들이 지금까지 쉽게 속아왔다는 것은 그만큼 화장품에 대한 충분한 지식을 갖추지 않았다는 것을 의미하며, 새로운 거짓말이 탄생하면 또 다시 속을 가능성이 백퍼센트이기 때문이다. 그래서 가급적이면 여성들이 많이 접하는 화장품을 속속들이 분석하여 단순히 '그렇다더라' 하고 설명하지 않고, 여성들 스스로 화장품을 정확히 이해할 수 있는 능력을 키워주는 데 중점을 두었다.

첫번째 장에선 '화장품은 피부가 먹는 음식'이란 가장 큰 거짓말을 비롯해 지금까지 화장품회사가 수십 년 동안 여성들의 머릿속에 세뇌한 최고의 거짓말 10가지를 꼽아보았다. 이 10가지 내용은 나머지 장에서 다룰 수많은 거짓말들의 토대가 되므로 첫째 장의 내용만 잘 이해한다면 나머지 장들도 쉽게 이해할 것이다.

이 책을 통해 나의 글을 처음 접하는 여성이라면 지금까지 알아왔던 뷰티상식과 완전히 상반된 것을 보고 혼란을 느낄 수도 있다. 그래서 선별한 50가지 거짓말들과 관련하여 주위에서 가장 많이 받은 40가지 질문과 그 해답을 '위니의 뷰티 솔루션'으로 정리해놓았다. 그래도 이해가 잘 안 간다면? 걱정할 것 없다. 언제든지 페이스메이커를 방문해서 '위니 님!'을 외친다면 여러분의 고민이나 궁금증을 해결할 수 있을 것이다.

또한 화장품을 잘 모르는 사람이라면 본문에 나오는 뷰티 용어나 화장품 성분명이 어렵게 느껴질 것이다. 가장 필수적으로 알아두어야 할 것들은 '코스메틱 사전'을 통해 자세히 설명했다. 이 용어들은 화장품 관련 기사나 칼럼에서 반복적으로 나오므로 확실히 익혀두는 것이 좋다.

그리고 반드시 기억해야 할 내용은 각 장의 마지막에 들어가는 '이것만은 꼭 알아두자' 코너에서 총정리했다. 이 내용만 정확히 머릿속에 넣는다면 화장품회사에서 만들어낸 그 어떤 거짓말에도 흔들림 없는 자신을 발견하게 될 것이다.

요즘 화장품 전성분 표시제 덕분에 소비자들이 화장품 성분 읽기의 중요성을 잘 인식하고 있다. 그래서 부록에 '화장품 기능별 유효 성분들' '모공을 막는 성분과 피부에 자극을 주는 성분'에 대해 설명해놓았다. 실제로 화장품 성분 읽기에 참조하면 도움이 될 것이다. 또한 'UVA 완벽 차단 가이드'와 '해외의 유기농 인증기관과 기준'도 화장품 선택 시 활용이 가능하다.

이 책을 읽음으로써 화장품 지식이 한 단계 올라가, 실제로 화장품을 구입하거나 사용할 때 작은 도움이 되었으면 좋겠다. 이제 막 화장품을 자신의 돈으로 구입하기 시작한 초보이든, 화장품에 관해 꽤 많이 알고 있다는 자부심을 가진 마니아이든, 새로운 지식을 쌓고 또 잘못 알고 있었던 상식에 대한 점검의 기회가 되기를 바란다.

:: 본론에 들어가기에 앞서

화장품, 피부의 친구인가 적인가

이 책의 원고를 탈고할 무렵 우리나라에서 석면을 함유한 탈크(활석)로 만든 화장품에 대한 기사가 연일 뉴스 첫머리를 장식했다. 석면에 대한 '공포'는 화장품 전반에 대한 '공포'로 이어졌고, 화장품 시장에서는 유기농 화장품에 대한 수요가 급증하며 화장품의 화학·유독성에 대해 공격하던 책들이 다시 주목받기 시작했다.

  신문이나 인터넷 역시 '화장품에 대한 불편한 진실' 혹은 '화장품의 비밀을 폭로'한다는 식의 자극적인 타이틀과 함께 예뻐지기 위해 매일 사용하는 화장품이 암과 중금속중독으로 이어질 수 있다는 무시무시한 이야기를 담았다(폐암, 자궁암, 유방암 등 웬만한 암은 다 거론되었다). 사실 이러한 공방은 지난 수십 년간 반복해온 것으로 전혀 새로운 내용이 아니다. 화장품 업계의 화학물질 사용에 반기를 드는 환경단체와 이들 사용에 대한 안전성을 확신하는 화장품협회·FDA(미국식품의약국) 간의 반목은 화장품 역사 속에서 큰 부분을 차지한다.

  안티화장품(화학물)주의자들의 주장 중에는 더 안전한 화장품 제조와 사용을 위해 소비자들에게 도움이 되는 정보들이 많이 있다. 하지만 실제보다 과장한 헛 위기경보 또한 상당 부분 포함된 것도 결코 부정할 수 없다.

화장품에 대한 '비밀'을 폭로하는 기사들이나 책들을 보면 상당 부분을 미국 환경단체인 EWG(환경실무그룹)의 주장을 인용하는 것을 볼 수 있다. 그리고 그 단체가 운영하는 화장품 성분정보 웹사이트인 스킨 딥(www.cosmeticdatabase.com)의 자료를 바이블로 삼고 있다.

이 자료를 처음 접하는 소비자들은 지금까지 자신이 애용했던 화장품이 모든 피부트러블과 질병의 원인이 된 듯한 공포에 싸이게 된다. 그리고 화장품업계가 그토록 숨기고자 한 모든 추악한 '진실'이 여기에 모두 공개된 듯한 착각에 빠질 수도 있다. 이러한 혼란 속에서 질문을 던지는 소비자들에게 화장품업계의 주장을 걸러 들어야 하는 노하우를 쌓아야 함과 동시에, 이들의 주장 역시 백퍼센트 받아들이는 것은 매우 위험한 일임을 말해주고 싶다. 어느 단체이건, 어느 저술가이건 세간의 관심을 모아 자신의 주장에 힘을 더하기 위해 대중매체를 통해 '진실+약간의 왜곡'을 하는 것은 그리 어렵지 않기 때문이다.

화장품의 유해성을 폭로하는 책이나 사이트에서는 그들의 주장을 뒷받침하는 연구 자료가 제시된다. 하지만 안전성에 대한 의문을 제시하는 연구 결과가 유해성 확정으로 둔갑되며 동물실험 결과는 마치 사람에게 똑같은 결과가 나타나는 것처럼 확대포장된다. 그리고 그 연구 결과가 추후 다른 연구자에 의해 반박됐을지라도 그 사실은 조용히 묻어둔다.

자신들만이 소비자들에게 진실을 알려주는 현자들이며 FDA는 화장품업계와 거대 화장품기업의 힘(돈)에 눌려 제 할 일을 못한다는 주장은 지극히 자기중심적인 해석일 뿐이다. 자신들이 제공하는 정보에서 편향성을 지양하기 위해서는 FDA나 미국화장품협회 역시 EWG가 제시하는 자료를 반박할 충분한 과학적 연구 결과를 가지고 있다는 점 역시 소비자들에게 알려야 할 의무가 있다.

    그렇기 때문에 나는 중립적 위치에서 이 책을 쓰고자 했다. 이 책을 집필한 이유는 화장품회사의 이익도 아니고 환경단체의 이익도 아닌, 바로 소비자들의 이익을 위함이다. 그러므로 최대한 양쪽의 주장을 모두 검토한 후 나의 의견을 책 속에 담았다. 모든 정보를 접한 후에 내리는 마지막 결론은 이 책을 읽고 있는 독자의 몫이 될 것이다.

    화장품은 당신의 피부의 생명줄이 되는 유일한 양식도 아니고 당신의 피부를 죽이는 독극물도 아니다. 피부가 필요로 하는 부분만큼 화장품을 적절히 이용해주기만 하면 된다. 그것이 화장품의 역할이기 때문이다. 당신이 화장품을 이해하고 활용하는 방법을 익힌다면 화장품을 두려워하지도 않을 것이며 화장품의 노예로 살지도 않을 것이다. 화장품이야말로 다이아몬드 못지않은 여성들의 베스트프렌드이니까.

part 01

피부에 밥을 주세요

화장품회사가 당신에게 하는 거짓말 TOP 10

'먹지 마세요. 피부에 양보하세요.'
이 문구는 '화장은 하는 것보다 지우는 것이 중요합니다' 이후 최고의 화장품 카피가 아닐까 싶다. 피부가 화장품으로부터 영양을 받고 피부의 건강과 노화 등이 얼마나 좋은 화장품을 사용하는가에 따라 좌우될 수 있다는 믿음이야말로, 화장품회사가 지난 수십 년에 걸쳐 여성들의 머릿속에 철저하게 심어놓은 가장 큰 거짓말이다. 전 세계적으로 수백 억 달러에 달하는 화장품산업을 지탱하는 주춧돌이라 해도 과언이 아닐 것이다.

피부는 우리 신체의 가장 큰 기관이다. 그리고 피부도 다른 신체기관과 마찬가지로 예외 없이 우리가 섭취한 음식으로부터 영양을 공급받는다. 비타민, 무기질, 아미노산 등이 혈액을 통해 피부의 진피에 영양을 공급한다. 부실한 식사를 하면 당연히 영양을 제대로 공급받을 수 없다. 1주일 정도 에센스를 생략하고 로션 하나 바른다고 피부가 영양실조에 걸리지는 않는다. 오히려 다이어트를 한답시고 1주일간 뻥튀기만 먹고 버틴다면 피부에 영양이 고갈되고 노화는 급진전할 것이다.

좋은 음식이 있다면 얼마든지 먹어라. 피부에 양보하지 말고.

거짓말 **01**

화장품은
피부가 먹는 음식

Myth 우리가 밥과 여러 반찬을 먹는 것처럼 피부에도 다양한
종류의 제품을 골고루 사용해야 피부가 건강해진다.

Truth 피부는 영양흡수기관이 아닌 배설·보호기관이다.
피부는 화장품이 아닌 혈액을 통해 영양을 공급받는다.

'화장품은 피부가 먹는 음식'이라는 이 '밥 이론'은 특히나 밥과 국, 반찬이 어우러진 식사를 하는 한국인의 정서엔 딱 맞는다. 클렌저, 토너, 모이스처라이저, 이 삼총사로 기초화장이 가능하다고 말하면 대부분의 한국 여성들은 눈을 똥그랗게 뜨고 이렇게 물어본다. "그럼 피부가 영양을 제대로 받을 수 있나요?"

　여성들은 지금까지 이렇게 세뇌당해왔다. 여러 가지 반찬을 골고루 먹음으로써 다양한 영양소를 공급받아 건강한 신체를 유지하는 것처럼, 정확히 각 순서에 따라 스킨케어 제품을 바름으로써 영양을 공급받아야 피부 노화도 지연되고 건강한 피부를 유지할 수 있다고. 피부 건조를 호소하던 한 여성에게 유수분이 적절히 결합된 보습 에센스와 크림을 권해줬지만 이런 답이 돌아왔다. "하지만 보습만 하면 영양이 부족하지 않을까요? 이제 나이도 있으니 피부 노화에도 신경 써야 하는데요." 자, 이쯤 되면 슬슬 당신의 현재 고민과 비슷하지 않은가.

　지난 15년간 수많은 여성들로부터 "피부트러블이 생겼는데 어떻게 해야 할까요?" "어떤 제품을 발라야 하죠?"라는 질문을 끊임없이 들어왔다. 그러면 나는 대개 이러한 질문에 "화장품을 지금보다 조금 덜 발라보는 건 어떨까요? 너무 많이 바르고 있어요. 제발 그 리치한 크림은 엄마에게나 줘버리세요. 피부가 제대로 피지와 땀, 노폐물을 시원하게 토해낼 수 있도록 피부에 길을 만들어주세요. 그리고 각질제거를 하세요"라는 대답을 해왔다.

　그 결과는 과연 어떨까. 대부분의 여성들은 화장품 사용을 평소보다 반 이상 줄였을 때 훨씬 더 좋은 결과를 볼 수 있었다. 그래도 화장품이 피부가 먹는 음식이라고 주장한다면, 이렇게 생각해보는 것은 어떨까. 우리는

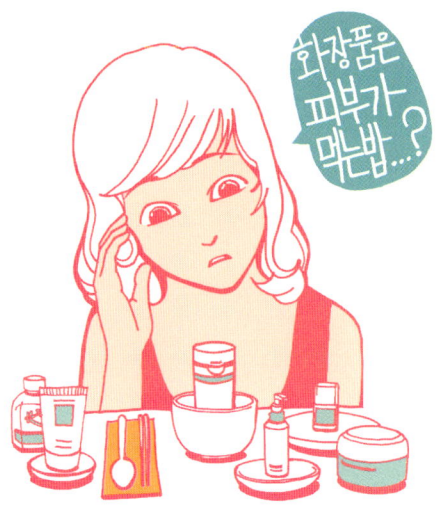

    너무나 풍요로운 사회에 살고 있어 피부에 고도비만이 걸린 상태라고. 피부의 건강을 한시라도 되찾고 싶다면 마음을 단단히 먹고, 오후의 간식이나 야식의 유혹을 뿌리치고 철저한 단식에 들어가야 한다고.

    하루의 식사 중 가장 중요한 식사는? 그렇다. 든든한 아침식사가 무엇보다 중요하다. 그러므로 아침에 자외선차단제를 듬뿍 발라주는 것만큼은 절대로 빼먹지 않도록 하자.

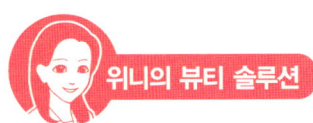

Q 화장품 다이어트, 너무 어려워요!

    오랫동안 여드름으로 고생해왔어요. 지금까지 수분에센스, 로션, 크림 모두 바르다가 위니 님 말씀처럼 수분로션 딱 하나만 사용하려고 하니 너무 허전하네요. 얼굴이 막 당기는 것 같고 각질도 일어나고요. 그래서 결국 수분크림을 덕지덕지 발랐더니 피부도 훨씬 편안한 느낌이에요.

옷을 입을 때 보온성을 높이려면 속옷부터 겉옷까지 여러 개를 겹쳐 입는 것이 더 효과적인 것처럼, 화장품도 다양하게 사용해야 하지 않나요? 화장품을 하나만 바르는 건 정말 실천하기 힘들어요.

A 보습제를 겹쳐서 바르기보다 피부가 필요로 하는 보습제를 딱 하나만 선택해서 사용하세요.

전형적인 화장품 금단증세를 보이네요. 무엇이든 한꺼번에 끊기는 어렵죠. 왠지 피부가 건조한 듯 당기고 뭔가 하나를 더 발라야 할 것 같은 불안감이 생기죠. 피부가 한겨울(건성피부)이라면, 겹겹이 입는 것이 반드시 나쁘다고 할 수는 없죠. 그래도 방한 효과가 떨어지는 폴리에스테르 소재의 티셔츠에 남방을 겹쳐 입기보다는, 촘촘하고 두툼하게 직조된 메리노 울 스웨터를 권해드리고 싶어요. 게다가 님의 피부는 현재 한여름이랍니다. 후덥지근한 날씨에 겹겹이 옷을 입어 땀띠가 주르륵 난 상태나 마찬가지에요.

왜 피지는 번들거리는데 피부는 쪼이는 느낌이 드는 걸까요? 지금까지의 화장품 사용 습관에 따른 심리적인 허전함 때문일 수 있어요. 정말 수분로션 하나로는 부족했을 가능성도 있죠. 하지만 다시 모이스처라이저(피부에 수분을 주는 제품으로 로션이나 세럼, 크림 등 어느 제형도 다 해당될 수 있다)를 겹겹이 바르지는 마세요. 그 허전함의 원인은 전혀 다른 것이랍니다.

피지가 많고 여드름이 잘 나는 피부는 지루성 각질이 있는 경우가 많아

수분부족형 지성피부의 화장품 바르는 순서

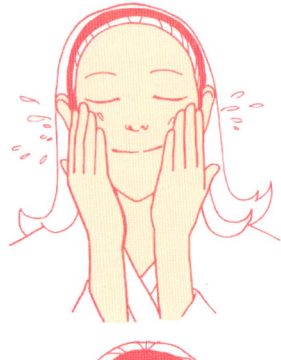

① 세안을 한다.

② 각질제거 기능의 토너를 사용한다.

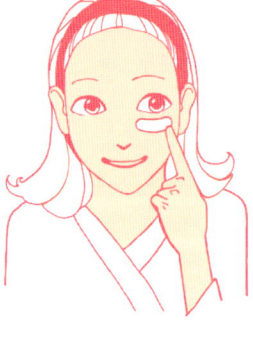

③ 눈 주위에 광대뼈 위쪽까지 넓게 아이크림을 바른다.

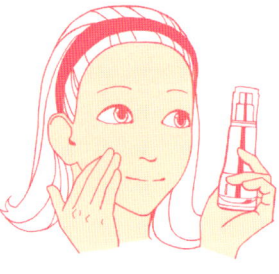

④ 자신의 피부에 맞는 에센스 혹은 모이스처라이저를 사용한다.

⑤ 부분적으로 번들거리는 T존 부분은 피지컨트롤 젤을 콧등에 발라준다(옵션).

요. 혹시 콧망울이나 콧등에 비늘 같은 각질이 벗겨지지 않나요? 이 각질들은 건조해서 생겨난 각질이 아니에요. 오히려 피지가 너무 많아 생긴 각질이죠. 이 각질은 피부에 수분이 공급되는 것을 방해하기도 해요. 그래서 로션 하나만 바르면 피부가 당긴다고 느끼죠. 그러나 유분이 들어간 크림을 바르면 오히려 이 각질상태를 악화시킬 수 있으므로 절대 안 돼요!

무작정 수분을 주려고 하기보다 일단 각질을 제거해주는 에센스나 로션을 사용해보세요. 크리니크의 '턴어라운드 로션'과 같은 '살리실산'[부록 3 참조] 성분의 로션은 피지로 인한 지루성 각질을 제거하는 데 효과적이에요. 각질이 떨어지면서 피부의 수분공급력은 훨씬 높아지고 피부가 편안해지는 것을 느낄 거예요.

또 다른 원인은 눈가의 건조예요. 화장품 단식 초기에는 얼굴이 마구 당기는 느낌이 들기도 하지만 실제로는 얼굴 전체의 당김이 아니라 눈가의 당김이 얼굴 전체로 느껴지는 경우가 많거든요. 얼굴 전체에 사용하는 모이스처라이저를 가볍게 사용할 때는 아이크림은 보습력이 좋은 것을 사용해보세요.

또한 화장품 바르는 순서도 중요해요. 세안을 한 후 제일 먼저 눈 주위에 다소 넓게 광대뼈 위쪽까지 보습력 좋은 아이크림을 먼저 바르세요. 그리고 다음 단계로 모이스처라이저나 에센스를 사용하세요. 아이크림을 언제 바르느냐에 따라 피부가 느끼는 편안함의 차이는 굉장히 크답니다.

보습 위주의 화장품을 단계별로 사용했던 사람들이 하루아침에 그 습관을 고치기란 쉽지 않아요. 그러니 욕심을 부리지 말고 하나씩 줄여나가도록 하세요. 피부도 적응할 시간이 필요할 테니까요.

거짓말 02

피부 깊숙이
영양이 쏙쏙

Myth 화장품은 피부 속 깊숙이 침투하여 피부를 근본적으로
변화시킨다.

Truth 화장품은 진피까지 침투하지 못한다.
화장품으로 인한 피부개선 효과는 극히 한정적이며,
주름을 없애지도 피부 기능을 바꾸지도 못한다.

'피부 깊숙이'란 말은 화장품 광고마다 빠짐없이 나오는데 도대체 얼마만큼 깊숙이 화장품이 피부에 침투된다는 말일까? 책을 읽다 종이에 베인 경험은 누구나 있을 것이다. 눈에 보이지 않을 정도로 아주 살짝 베인 것 같은데도 상처 틈으로 피가 송송 맺힌다. 피가 보인다면 진피까지 상처를 입었다는 뜻이다. 진피는 피부 표면으로부터 불과 0.2mm 깊이밖에 되지 않는다. 하지만 화장품은 진피까지 도달하지 못한다. 외부의 이물질이 피부를 통과하지 못하도록 막는 것이 바로 표피의 역할이다.

피부 관리실에서는 초음파기나 이온영동법기기(이온을 이용하여 미용액을 투입하는 기기. 주로 비타민C 침투에 많이 사용) 같은 기계를 이용해서 더 강력한 화장품 침투를 시도하기도 한다. 피부과에서는 필링이나 MTS(미세한 핀이 달려 있는 롤러. 피부에 아주 미세한 구멍을 낸다)를 이용하여 더 깊은 화장품의 침투를 유도하고 있다. 그런데 단순히 손으로 쓱쓱 문지르는 화장품이 진피층까지 바로 흡수될 거라고 생각한다면, 그건 너무 큰 환상이다.

물론 화장품회사는 어떻게든 효과적인 침투를 유도하기 위해서 나노화 공법(유효 성분을 나노 사이즈로 최소화하여 전달하는 기술)이나 리포좀(유효 성분을 담아 피부 속까지 안정적으로 전달해주는 공법)과 같은 전달체계에 대한 연구를 거듭하고 있다. 그러나 이 전달기법으로 표피의 제일 마지막 층인 기저층까지 확실하게 도달하는 데 성공한다면 화장품회사들은 만세를 외칠 것이다.

진피에 도달하는 그 순간부터 그 제품은 화장품이 아닌 '약품'으로 등록되어 관리되어야 한다. 피부에 좋은 영향을 줄 수도 있지만 진피 내 혈액을 통해 신체 전체로 퍼져나가 큰 영향을 미치므로 위험을 초래할 수 있기 때문이다. 가장 대표적인 예로 임산부가 사용할 경우, 태아에 영향을 끼칠 수도 있다. 당신이 가장 아끼는 주름개선용 레티놀 에센스를 임신기간 동안은 절대 손도 대지 못하게 될 것이다. 하지만 화장품 중에서 '임산부와 수유기의 여성은 사용을 금합니다'라는 경고문구가 붙어 있는 것을 본 적이 있는가?

그럼 화장품은 과연 피부의 어디까지 침투를 하는지 이해하기 쉽게 아래 그림을 보며 살펴보자. 에센스의 경우 정말정말(매우 강조하는 것은 이만큼도 어렵다는 말이다) 노력한다면 표피의 제일 아래인 기저층까지 침투가 가능하다. 이 기저층에는 멜라닌을 만드는 세포가 존재한다. 안티링클(주름개선) 제품보다는 화이트닝(미백) 제품이 좀더 가시적인 효과를 주는 이유

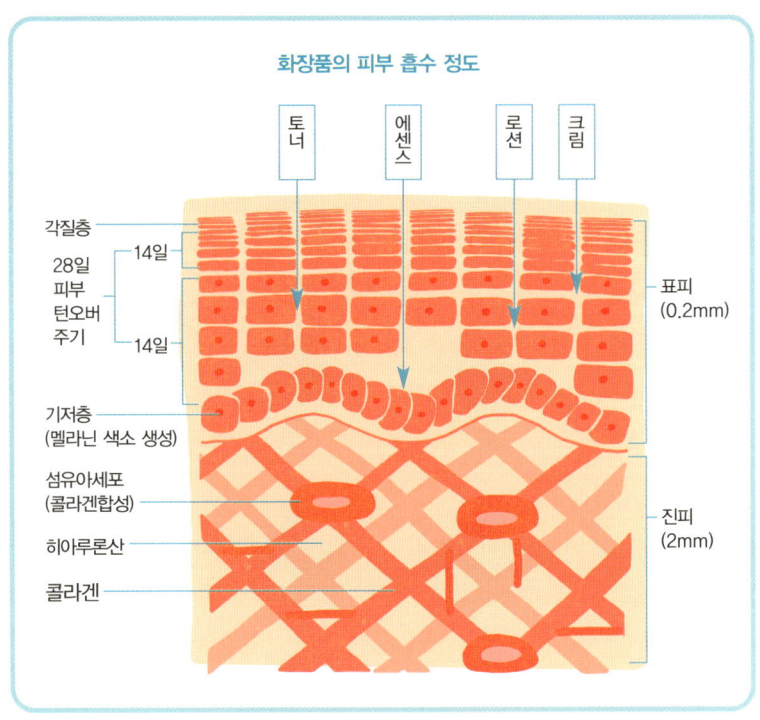

도 여기에 있다. 하지만 에센스의 유효 성분이 모두 이 기저층까지 도달하는 것도 아니다. 정말 손으로 바르는 것만으로 유효 성분의 50% 이상이 마지막 기저층까지 들어가는 것이 확실한 화이트닝 제품이 있다면, 지금까지 화이트닝 화장품에 콧방귀를 뀌었던 내 과거를 백배사죄하며 적극적으로 그 제품을 추천할 것이다.

크림의 침투력은 생각보다 낮다. 대부분의 크림이 함유하는 보습 성분이나 유분들은 피부 침투력이 낮기 때문에 보습과 보호 역할이 주기능이지, 피부 침투로 인한 피부개선 효과는 상대적으로 약하다고 할 수 있다. 화장품을 바를 때 제형이 묽은 순서대로 토너, 세럼, 로션, 크림을 사용하는 이유도, 침투력이 우수해서 피부에 변화를 줄 수 있는 제품을 먼저 사용하고, 뒤로 갈수록 먼저 사용한 제품이 피부 속에서 오래 머무를 수 있도록 외부의 반창고, 즉 실러(sealer) 기능을 하게끔 하기 위함이다.

여성들은 '피부 깊숙이'라고 하면 정말 '깊숙이', 2mm의 진피층까지 화장품의 유효 성분이 들어갈 것을 기대하지만, 화장품에 대해 조금이라도 기초지식을 가지고 있는 사람이라면 '피부 깊숙이'의 최대치가 표피 0.2mm에 불과하다는 사실을 알 것이다.

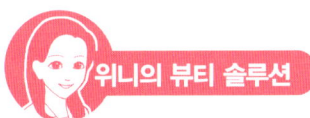

Q 비싼 크림을 사는 건 다 돈 낭비인가요?

크림의 효과가 이렇게 약하다는 걸 처음 알았어요. 크림의 효과를 믿고 지금까지 엄마에게 비싼 제품을 자주 사드렸거든요. 결국 싼 크림이나 비싼 크림이나 효능 면에서 별 차이가 없는 건가요?

A 가격을 떠나 피부가 필요로 하는 기능에 따라 화장품을 선택하세요.

무작정 비싼 화장품을 사봤자 피부에 좋은 것은 결코 아니지요. 하지만 '크림이 피부 깊숙이 흡수되지 못하므로 화장품은 다 거기서 거기다. 그러니 아무거나 사용해도 된다'라는 뜻은 아니에요. 화장이 들뜬다, 피부가 푸석하다, 얼굴이 당긴다, 각질이 생겼다, 피부 톤이 칙칙하다 등 시각적으로 보이는 대부분의 문제는 표피의 문제라고 할 수 있어요.

젊은 피부라면 항산화 성분이 풍부한 크림을 바르는 것을 권해드려요. 피부세포의 산화를 막아주어 노화진행을 조금이라도 늦출 수 있거든요. 노화 피부라면 탄력크림이나 리프팅크림을 많이 사용하죠. 아마 어머님께 사드린 크림도 이런 종류겠죠?

이 크림들이 피부 진피층으로 침투해 탄력을 더해줄 수 없음에도 불구하고 장점은 분명히 있어요. 주름진 얼굴에 아주 얇은 랩을 코팅하듯이 바른다고 생각해보세요. 그러면 늘어진 모공도, 자글자글한 주름도 사라진 듯 보이겠지요? 나이가 들면서 점점 처치는 엉덩이에 패드가 들어가 엉덩이를 바짝 끌어올리면서 배를 살짝 눌러주는 기능성 거들이나 고가의 안티에이징(노화방지) 크림들이 바로 이런 기능을 한다고 보면 돼요. 그러므로 '시각적인' 안티에이징을 원한다면 크림에 투자를 하는 것도 나쁜 방법은 아니에요. 단점이라면 리프팅크림류는 피부를 팽팽하게 잡아줘야 하기 때문에 오히려 피부가 당기는 느낌이 들고 촉촉함이 떨어지는 경향이 있어요. 그러므로 단지 비싼 크림이냐 아니냐를 떠나서 어머니의 피부가 원하는 작용을 하는지를 잘 따져보세요.

만약 어머니의 피부가 탄력도 좋고 주름도 없지만 심한 건성이라면 보습 위주의 크림을 선택해야겠죠. 희소식은, 보습 성분들은 그리 고가가 아니라도 그 역할을 충분히 해내는 제품들이 많다는 거예요. 그러므로 가격에 상관없이 어머니의 피부에 가장 편안함을 주는 제품 위주로 선택하는 것이 좋을 듯해요.

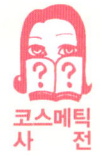

퍼밍(firming) VS 리프팅(lifting) 퍼밍과 리프팅, 이 두 단어는 화장품에서 거의 같은 의미로 혼용되어 사용하지만 실제로는 미묘한 차이가 있다.

	퍼밍(탄력) 제품	리프팅 제품
피부상태	바람이 빠진 풍선.	다리에서 흘러내리는 스타킹.
원리	피부 안팎에서 탱탱함을 부여.	피부의 최표면을 위로 팽팽하게 끌어당기는 작용.
사용감	물이 차오른 듯한 촉촉한 느낌.	피부가 경직된 듯한 뻣뻣한 느낌, 건조감.
주름에 작용	**피부 내부** 콜라겐 재합성 촉진. **피부 외부** 주름과 주름을 메워주는 필러(filler), 플럼프(plump) 효과.	표정 주름의 생성을 둔화시켜주는 유사 보톡스 효과.
주요 성분	비타민C, 펩타이드(펜타펩타이드), 콜라겐, 히아루론산.	펩타이드(아지렐린), 폴리머(피부 위에 막 형성).
유사효과의 쁘띠성형	필러(레스틸렌), 미세지방이식.	보톡스.

거짓말 03

피부엔 역시 식물성화장품

Myth 채식이 몸에 좋듯이 화학 성분의 화장품보다는 식물성화장품이 피부에 더 좋다.

Truth 백퍼센트 식물성화장품은 존재하지 않으며 화학·합성 성분의 화장품이 오히려 피부에 더 안전한 경우가 많다.

가공식품보다는 신선한 야채를 먹는 것이 좋고 유전자조작 식품보다는 유기농 식재료를 선호하는 현실에서, '천연화장품'을 둘러싼 수많은 거짓말들이 만들어지고 있다.

- 가공식품이 몸에 나쁜 것처럼 피부를 생각한다면 화장품도 천연화장품을 써야 해요.
- 저는 피부가 너무 예민해서 식물성화장품만 써요.
- 피부가 칙칙해진 건 화학 성분을 함유한 화장품 때문에 피부가 숨을 못 쉬기 때문이에요.
- 피부트러블이 난다고요? 그게 다 화학 성분의 독성 때문이라니까요.

인터넷 화장품 카페나 네이버 지식iN에서 이런 글을 아마 하루에도 몇 번씩 접할 수 있을 것이다. 마치 화장품으로 인한 피부트러블은 모두 끔찍한 화학 성분 때문이고 이 모든 문제의 해결은 '천연 재료'에 있다는 주장이 대부분이다. 이 모든 이론은 '화장품은 피부가 먹는 밥'이라는 대전제에서 나온다.

천연·식물 콘셉트를 내세우는 화장품회사는 시슬리, 클라란스와 같은 고가 브랜드부터 이니스프리, 더페이스샵과 같은 저가 브랜드들까지 매우 다양하다. 이들 제품들을 구성하는 성분들을 보면 식물추출물 성분 이외에는 대부분 합성 성분과 보조 성분(점증제, 유화제, 방부제, pH 안정제) 등이다. 천연화장품회사들이 '화학 성분투성이의 브랜드'라고 매도하는 다른 회사(에스티로더, 랑콤, 디올)의 화장품 성분들과 비교해도 도토리 키재기일 뿐, 본질은 전혀 다르지 않다. 지금이라도 당신의 화장대를 자랑스럽게 차지하는 식물성화장품의 성분 목록과 비식물성화장품의 성분 목록을 비교해 살펴보면 쉽게 이해가 갈 것이다.

　식물성 성분의 효능에 대해서도 이야기해보자. 녹차, 화이트티, 카모마일 등 화장품 성분으로써 우수한 식물성 성분들은 수없이 많다. 하지만 화장품 성분은 하나하나의 효능도 중요하지만 그 성분이 효과적인 기능을 발휘하기 위한 적정 농도도 무척 중요하다. '식물추출물'이란 애매한 표현은 그 유효 농도를 가늠하기가 무척 어렵다. 더군다나 그 성분들이 성분표에서 중간 이후에 자리 잡고 있다면, 대부분 함량이 0.1%조차 안 된다는 것을 의미한다. 이건 마치 당신이 다른 사람들과 동일한 음식들을 다 먹으면서도 새끼손톱만 한 크기의 20여 종류의 이름 모를 풀잎들을 먹고 '나는 채식주의자'라고 주장하는 것과 전혀 다를 바가 없다.

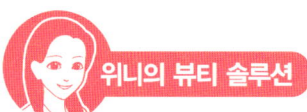
위니의 뷰티 솔루션

Q 시슬리는 순 식물성화장품이라는데요?

식물성화장품의 효과를 믿고 있어요. 그래서 요즘 시슬리 제품을 쓰는데, 정말 피부가 좋아지는 걸 느꼈거든요. 이 제품은 순 식물성화장품이라고 하더라고요. 굉장히 오랫동안 연구를 해서 탄생한 브랜드라서 그런지 믿음이 가요. 이왕이면 모든 성분들이 식물성으로 이루어진 게 좋지 않겠어요?

A 시슬리 화장품은 광물성 성분의 집합체예요.

시슬리는 '순 식물성'임을 마케팅의 첫번째 요소로 밀고 있는 대표적인 브랜드이며 식물성화장품을 화장품 시장의 주류에 편승시킨 일등공신이라고 할 수 있죠. 여러 매체 등에 배포한 시슬리의 소개글을 잠깐 발췌하면 "무화학 첨가제, 무화학 방부제, 무인공 색소, 무화학 성분을 내세우며 채소, 식물, 과일, 꽃, 허브에서 추출한 식물 성분으로 만든 천연식물화장품"이라고 되어 있네요. 여기까지 읽으면 정말 백퍼센트 식물화장품임을 의심할 수 없군요!

식물 성분만으로 화장품을 만든다는 것은 매우 힘든 일이기에 식물학자와 백작부부의 13년간의 오랜 연구 끝에 탄생한 브랜드라는 감동 스토리는 시슬리의 어마어마한 가격에 대한 당위성까지 부여해주는군요. 최고의 마케팅이에요!

여기에 대해 이러쿵저러쿵 입 아프게 따지기보다 우선 화장품의 성분을 밝혀주는 성분표를 보도록 하죠.

시슬리 꽁뽀르 엑스트렘므 나이트크림 50㎖(17만 원대) 성분표

Water, 페트로라텀, Stearic Acid, Propylene Glycol, Squalane, Prunus Amygdalus Dulcis(Sweet Almond) Oil, 미네랄오일(Paraffinum Liqui-dum), Cetyl Alcohol, Echinacea Angustifolia Extract, Butyrospermum Parkii(Shea Butter), Triethanolamine, Arnica Montana Flower Extract, Cetyl Phosphate, Fragrance(Parfum), Triticum Vulgare(Wheat) Germ Extract, Tocopheryl Acetate, 페녹시에탄올, 소듐메칠파라벤, 테트라소듐이디티에이, 메칠파라벤, 부

틸파라벤, 에칠파라벤, 프로필파라벤. (cont. alpha-methyl ionone, linalool, limonene, hydroxycitronellal, geraniol, eugenol, citronellol, citral, benzyl salicylate, benzyl benzoate, amyl cinnamal).

여기서 가장 눈에 띄는 성분이라면 '페트로라툼'과 '미네랄오일'을 들 수 있겠네요. 두 성분 모두 석유에서 추출한 보습 성분이에요. 페트로라툼은 일반적으로 바셀린으로, 미네랄오일은 존슨즈베이비오일로 더 많이 알려져 있죠. 뒤에 이어지는 파라벤 사총사도 화장품에서 가장 일반적으로 쓰이는 합성방부제이지요. 이 성분표를 보면 시슬리가 주장하는 '무화학

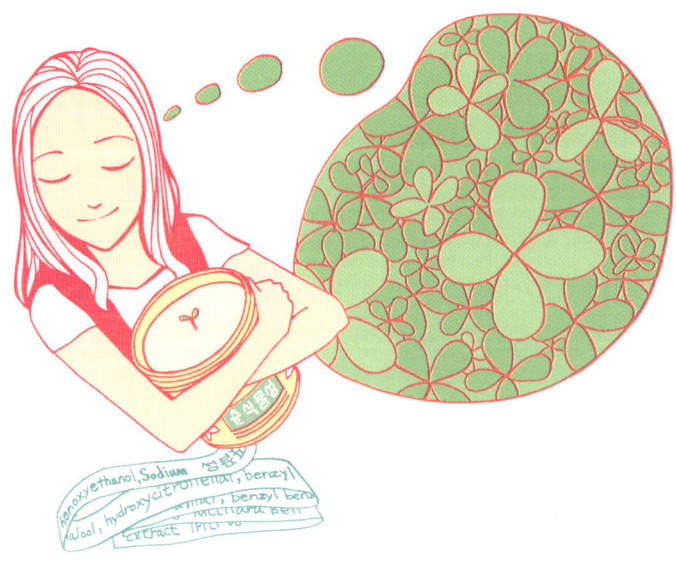

첨가제, 무화학 방부제' 화장품이라는 말과 완전히 어긋나죠. 오히려 시슬리는 미네랄오일, 페트로라텀, 프로필렌 글라이콜 등 석유계 성분을 주성분으로 사용하는 매우 대표적인 고가 브랜드예요. 사실 고가 브랜드 중 이렇게 클렌저, 아이크림, 나이트크림, 로션 등 전 라인에 걸쳐 미네랄오일과 페트로라텀을 사용하는 곳을 찾기가 어려울 정도니까요.

점증제 & 유화제 점증제는 제품에 화장품 특유의 질감을 부여해주는 성분이다. 크림과 같은 진한 보습력을 주거나 화장품의 불투명함을 만들어준다. 유화제는 화장품 내에서 물과 오일과 같이 일반적으로 섞이지 않는 성분들을 서로 결합해주는 성분들이다. 점증제와 유화제는 서로 겹치는 것들이 대부분이며, 한 성분이 두 가지 역할을 하는 경우가 많다.

점증제와 유화제의 종류 비즈왁스, 칸데릴라 왁스, 카나우바 왁스, 잔탄검(천연 점증제, 유화제), 세틸알코올, 라놀린 알코올, 글라이콜 스테아레이트, 피이지-150디스테아레이트, 스테아릭애씨드, 스테아릴 팔미테이트, 소르비톨

pH 안정제 완성된 제품의 pH(용액의 수소이온 지수. 용액의 산성도를 가늠하는 척도)가 산성이나 알칼리성으로 완전히 기울지 않도록 조절해주는 성분.

거짓말 **04**

한방화장품은 피부의 보약

Myth 한방 성분이 풍부하게 들어간 화장품은 피부에 기를 되살려주며 피부에 보약의 역할을 한다.

Truth 한의학과 한방화장품은 구분해서 생각해야 한다. 대부분의 한방화장품 역시 주요 성분은 일반 화장품과 별 차이가 없다.

미국에서 공부하던 시절 한인 가게에 가면 아모레, 쥬단학, 피어리스 등의 국산 화장품을 한국보다 두세 배가 넘는 가격으로 판매하는 것을 쉽게 볼 수 있었다. 화장품 천국인 미국에서 왜 한국 여성들은 굳이 몇 배나 비싼 국산 화장품을 살까 의아해했었다. 그러나 곧 어머니들 세대에게 '한국 사람에게 외국산 화장품은 피부에 독하고 국산 화장품이 피부에 잘 맞는다'라는 믿음이 널리 퍼져 있다는 것을 알게 됐다.

이 믿음은 수입 화장품이 한국에 밀려들어오면서 점차 흐려지는 듯했으나 한방화장품이 부상하면서 다시 한번 강한 힘을 발휘하였다. 대한민국 국민이라면 양약(서양 화장품)이 단순히 그 증상만을 치유하는 것이라면 한의학(한방화장품)은 기와 혈을 보하고 신체(피부)를 근본적으로 변화시킨다는 한의학의 주장에 매료되는 것은 당연하다.

수천 년간 내려오는 한방 '비법'의 신비로움도 화장품에 대한 환상을 키우며 '한방화장품은 피부의 보약'이라는 믿음을 더욱 확고히 하는 데 한몫했다. 하지만 '비법'은 다른 말로 '과학적으로 인정받지 못한 방식'으로 풀이될 수 있다. 용한 한의사와 용한 점쟁이는 있지만 용한 뇌신경외과의라는 표현은 들어본 적이 없지 않은가.

식약청에서는 한방화장품을 '『동의보감』을 포함한 11대 한방서적에 언급한 한방 성분을 함유한 화장품'이라고 정의하고 있다. 너무나도 막연한 식물성화장품과 천연화장품보다는 구체적으로 정의되어 있으나 다른 시각에서 보자면 이 한방 성분들을 함유하고 있다면 어느 정도 들어 있건 전체 성분 내에 '비한방 성분'을 함유하고 있으면 모두 한방화장품으로 불릴 수 있다는 것이다. 한약에 아스피린을 넣건, 게보린을 넣건 여전히 한약으로 불리는 꼴이다. 만약 그 제품이 노화방지 및 개선에 대한 기능성화장품으로 인정받고자 한다면 한방화장품도 예외 없이 식약청의 심사를 통해 노화 기능성 인증을 받아야 한다. 아무리 한의학적으로 해석해서 기와 혈, 윤과 조, 진과 보 등으로 표현한다 할지라도 화장품의 사용으로 피부개선 효능을 증명하기 위해선 결코 이 단계를 건너뛸 수 없다.

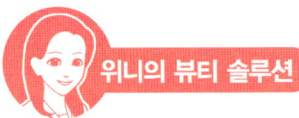
위니의 뷰티 솔루션

Q 윤조에센스의 한방 원리에 대해 알려주세요.

저와 엄마는 윤조에센스 없이는 못 살 정도로 이 제품을 정말 좋아해요. 이걸 발랐더니 어떤 수분크림을 발라도 건조하던 제 피부가 정말 촉촉하고 부드러워졌어요. 단순한 수분에센스라기보다는 피부 자체에 생기를 불어넣어주는 제품 같아요. 하지만 한약도 너무 오래 먹으면 좋지 않잖아요. 가끔 철마다 먹어주는 것처럼 이 제품도 한 번씩 쉬어주는 게 좋지 않을까요?

A 피부를 촉촉하게 해주는 스킨 컨디셔너예요.

윤조에센스가 님의 피부에 잘 맞는다면 앞으로도 열심히 사용해도 무방해요. 그러나 한방화장품과 한약을 절대 혼동하지는 마세요. 일단 설화수 홈페이지에 나와 있는 윤조에센스에 대한 설명문부터 읽어볼까요.

"조(燥)한 피부를 윤택하게 다스려주는 한방 에센스입니다. 황기 성분이 피부의 흐름을 좋게 하여 깊은 윤택함을 주며 맥문동, 감초추출물은 피부

갈증을 해소하고, 여러 한방 성분들이 조화롭게 작용할 수 있도록 해 피부를 건강한 윤택함으로 빛나게 해줍니다."

이 설명문구만 읽으면 한방 성분의 힘으로 피부가 촉촉함을 되찾을 듯 보여요. 하지만 화장품은 설명서만 읽으면 안 되는 거 아시죠? 성분표도 함께 살펴보도록 하죠.

설화수 윤조에센스 60㎖(8만 원대) 성분표

정제수, 낫토검, 에탄올, 소듐하이알루로네이트, 글리세린, 베타인, 부틸렌글라이콜, 녹차추출물, 작약추출물, 연꽃추출물, 옥죽추출물, 백합꽃·잎·줄기추출물, 지황추출물, 시호추출물, 인동덩굴꽃추출물 등(일부 생략)

식물·한방 성분 앞에 나와 있는 이 성분들의 정체가 궁금하지 않나요? 대한화장품협회(www.kcia.or.kr)의 '화장품 성분 사전'에서 이 성분들을 검색해보면 다음과 같이 설명하고 있어요.

낫토검 점증제(에센스의 쫀득함을 주는 역할)
에탄올 알코올
소듐하이알루로네이트 피부 컨디셔닝제
글리세린 변성제, 향료, 모발 컨디셔닝제, 보습제, 피부보습제, 피부보호제
베타인 모발 컨디셔닝제, 피부보습제
부틸렌 글라이콜 향료, 피부 컨디셔닝제, 용제, 점도감소제

컨디셔닝, 모발 컨디셔닝…… 그렇다면 린스?

컨디셔닝의 의미를 아시죠? 샴푸를 하고 뻣뻣해진 모발에 컨디셔너(린스)를 발라주면 이내 보들보들하고 매끈매끈한 모발로 바뀌죠. 컨디셔너는 모발에만 해당하는 것이 아니라 클렌징 후 얼굴이 당길 때도 필요하죠. 그러나 이 '컨디셔닝'의 주기능을 담당하는 성분들은 전혀 한방스럽지 않다는 것이 놀랍지 않나요? 한방 성분들이 피부의 건조감을 해소하고 윤택함을 준다는 설명서 그대로라면 이렇게 헤어 린스에 사용하는 성분들을 에센스란 이름의 고가 제품에 넣었을 리 없겠죠.

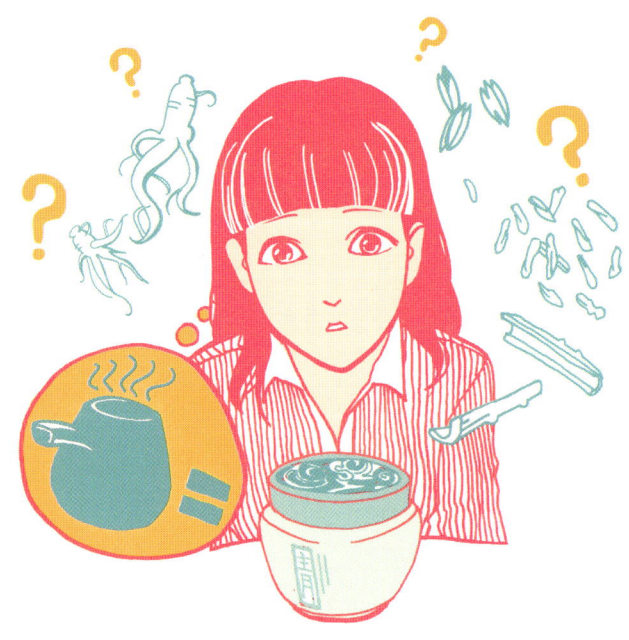

헤어 컨디셔너를 필요로 하는 모발은 앞으로도 꾸준히 컨디셔너를 사용해야만 매끄러운 상태를 유지할 수 있는 것처럼, 스킨 컨디셔너 역시 사용을 중단하면 강한 세안제로 손상된 피부가 거칠어지는 것은 시간문제예요. 그러니 마음에 드는 제품, 내 피부에 맞는 제품이라면 꾸준히 사용하세요.

컨디셔너(conditioner) 모발, 스킨, 입술, 속눈썹 등 피부와 모발에 작용하여 본연의 기능을 되찾을 수 있도록 가꿔주는 제품들을 말한다. 주로 보습 성분과 보호막형성 성분으로 이루어져 있다. 스킨케어 제품의 경우, 다음에 사용할 제품의 효과를 높이기 위한 준비단계의 제품이란 의미로 부스터(booster)라고도 불린다. 주로 보습토너나 묽은 액상 제형의 세럼(에센스)이 여기에 해당한다.

컨디셔너·부스터 기능의 스킨케어 제품 예
- 이니스프리 올리브 리얼 스킨
- 설화수 윤조에센스
- 코스메데코르테 모이스처리포좀
- 클라란스 하이드라퀀칭(파란 에센스)
- 잇츠스킨 페이셜테라피 에센스 스킨

거짓말 **05**

내 피부를 위한
이유 있는 사치

Myth 화장품 값이 비싼 것은 다 이유가 있다.
이왕이면 비싼 제품이 더 좋을 것이다.
Truth 고가화장품 못지않은 우수한 품질을 자랑하는
저가화장품이 꽤 많다.

화장품 매장에서 두 개의 수분에센스를 앞에 두고 고민하다가 '에이, 그래도 역시 더 비싼 것이 더 좋겠지'라며 비싼 제품을 선택해본 경험은, 누구나 한두 번쯤 있을 것이다. 뭐가 더 좋은지는 모르겠으나 그래도 한쪽이 더 좋을 것 같은 막연한 기대감은 성분표의 비교보다 가격표의 비교에서 오는 것이다.

대기업일수록 화장품 개발에 오랜 시간과 엄청난 금액을 투자한다. 그 기업이 고가와 저가의 브랜드를 모두 가지고 있다면, 저가 브랜드는 고가 브랜드와 함께 연구 투자 및 고가 성분의 혜택을 그대로 받을 수 있는 큰 장점이 있다. 한국 화장품회사의 경우 설화수와 이니스프리, 에뛰드 등을 만드는 태평양이 대표적이다. 그리고 고가 브랜드와 저가 브랜드는 언제나 상호간 모방 제품들을 만들어 서로의 기술력을 은근히 상호교환하고 있다.

미국에서 지난 10여 년간 각종 패션잡지의 화장품 상을 석권한 올레이(OLAY)의 '토털 이펙츠(마몽드에서 '토털 솔루션'이라는 이름으로 벤치마킹했다)'라는 안티에이징 크림이 있다. 주성분은 프로비타민 B5, 비타민 B3, 비타민E를 혼합한 '비타니아신'이다. 7가지 노화의 사인(signs)을 관리해준다고 주장한다. 드럭스토어 제품이라는 출신 탓에 토털 이펙츠의 가격은 50g에 약 2만 원으로 저렴한 편이다. SKⅡ의 '사인즈 트리트먼트 토털리티'라는 안티에이징 크림의 주성분 역시 프로비타민 B5, 비타민 B3, 비타민E이다(물론 SKⅡ의 자랑스러운 '피테라' 역시 포함된다). '연쇄적으로 나타나는 노화 사인'을 관리해준다고 말한다. 가격은 80g에 약 15만 원이다.

미국의 드럭스토어 브랜드와 일본의 백화점 브랜드. 얼핏 보기엔 전혀 상관없어 보이는 이 두 브랜드는 무슨 관계가 있을까? 올레이는 미국 1위의 생활용품 제조사인 P&G 산하의 화장품 브랜드이다. P&G는 일본에서 'P&G 맥스팩터 합동회사'란 이름의 화장품회사를 소유하고 있는데, SKⅡ가 바로 그 회사의 대표적인 브랜드이다. 비록 국가는 다르지만 같은 모기업 아래의 두 화장품 브랜드가 유사한 이름과 동일한 주요 성분 그리고 같은 기능의 제품을 판매하는 것이 과연 우연일까? 이러한 예는 고가와 저가의 브랜드를 모두 갖추고 있는 화장품회사에서 어렵지 않게 찾아볼 수 있다. 랑콤의 '하이드록시 플래티넘 칼슘' 리스토어링 크림과 로레알의 '에이지 퍼펙트 프로칼슘' 라인 제품 모두 피부에 칼슘을 공급함으로써 노화피부를 개선한다고 말하고 있다.

지금 당신의 화장대 위에 같은 회사에서 나온 저가 브랜드와 고가 브랜드 제품이 같이 있다면 한번 비교해보길 바란다. 같은 핵심 성분을 사용했음에도 판매 장소에 따라 제품의 가격에 얼마나 큰 차이가 나는지 알게 된다면, 예전처럼 백화점표 화장품에 지갑을 쉽게 열지는 못할 것이다.

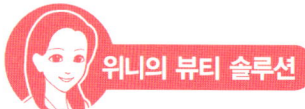

Q 윤조에센스도 저렴한 버전이 있을까요?

엄마가 이제부터 윤조에센스 쓰고 싶으면 자기 돈으로 사서 쓰라고 하시네요. 지금까지는 엄마 화장품을 슬금슬금 잘 썼는데 직접 사서 쓰려니 가격의 압박이 몰려오네요. 위니 님 말씀대로라면 아모레 브랜드 중에서도 윤조에센스랑 비슷한 제품이 나오지 않을까요? 아니면 다른 회사의 한방

브랜드를 찾아봐야 할까요?

A 윤조에센스와 올리브 리얼 스킨은 주성분이 동일해요.
앞에서 윤조에센스의 촉촉함을 주는 스킨 컨디셔닝 성분들에 대해 설명했죠. 이 성분들이 어떤 다른 제품들에 있는지 찾아보는 것이 가장 좋겠죠? 올리브 리얼 스킨은 어떨까요. 이 제품은 비록 '에센스'라는 이름을 가지고 있지는 않지만 세안 후 피부를 촉촉하게 해주는 제품으로 아주 인기가 높아요.

이니스프리 올리브 리얼 스킨 125㎖(1만2천 원대) 성분표

정제수, 낫토검, 에탄올, 소듐하이알루로네이트, 글리세린, 베타인, 올리브오일, 바이오사카라이드검-1, 라벤더꽃·잎·줄기추출물, 박하잎추출물, 캐모마일꽃추출물, 토코페릴아세테이트, 카카오씨추출물, 덱스트란, 글리세릴폴리메타크릴레이트, 부틸렌글라이콜, 비스-피이지-18메칠에텔디메칠실란, 셀룰로오스검, 포타슘카보머, 프로필렌글라이콜, 피이지/피피지-17/6코폴리머, 피이지-60하이드로제네이티드캐스터오일, 벤조페논-5, 디소듐이디티에이, 페녹시에탄올, 메칠파라벤, 프로필파라벤, 향료, 황색4호, 청색1호

설화수 윤조에센스 60㎖(8만 원대) 성분표

정제수, 낫토검, 에탄올, 소듐하이알루로네이트, 글리세린, 베타인, 부틸렌글라이콜, 녹차추출물, 작약추출물, 연꽃추출물, 옥죽추출물, 백합꽃·잎·줄기추출물, 지황추출물, 시호추출물, 인동덩굴꽃추출물, 의이인추출물, 행인추출물, 차전초추

출물, 황기추출물, 대추추출물, 호두껍질추출물, 구주소나무싹추출물, 마치현추출물, 쇠뜨기추출물, 캐모마일꽃추출물, 카카오씨추출물, 베타-글루칸, 피이지/피피지-17/6코폴리머, 프로필렌 글라이콜, 페닐트리메치콘, 피이지-60하이드로제네이티드캐스터오일, 비스-피이지-18메칠에텔디메칠실란, 카라기난, 하이드로제네이티드레시틴, 바이오사카라이드검-1, 셀룰로오스-검, 글리세릴폴리메타크릴레이트, 포타슘카보머, 덱스트란, 디소늄이디티에이, 벤조페논-5, 메칠파라벤, 프로필파라벤, 페녹시에탄올, 향료

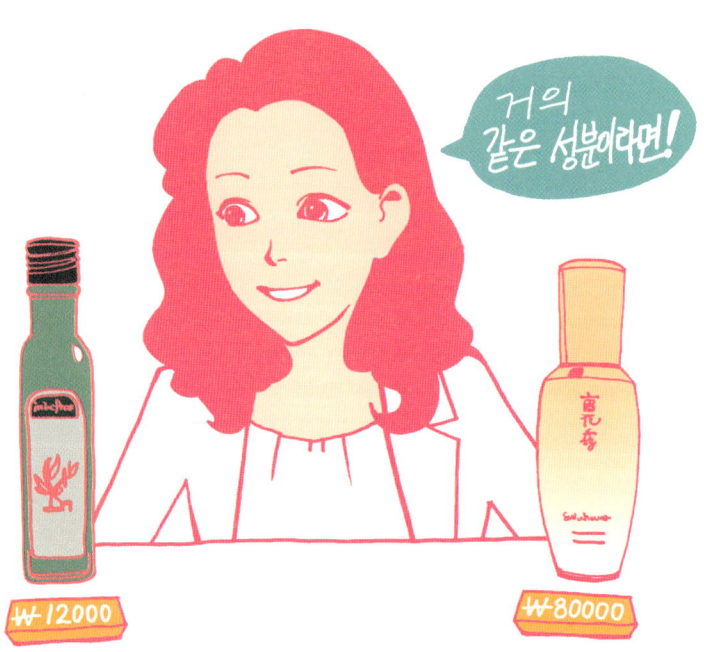

화장품 성분표에서 제일 처음 나오는 6가지 성분(컨디셔닝 성분)이 정확히 일치하죠? 나머지 일치하지 않는 검은 글자의 성분들이 한방 성분이냐 허브냐 그 차이겠죠(둘의 차이는 도대체 뭐죠? 서양의 식물은 허브, 한국의 식물은 한방 성분이라는 뜻?). 나머지 공통 성분 역시 거의 순서까지 동일한 것을 알 수 있어요. 이 성분표가 없었다면 한방화장품인 설화수에 카카오가 들어 있을 줄 누가 상상이나 할 수 있었겠어요?

물론 아모레퍼시픽에서는 설화수를 만들 때 설화수만의 한방 추출법이나 제조공법으로 성분표에서는 보이지 않는 차이를 만들 수 있다고 생각해요. 하지만 원하는 기능이 뭐였죠? 세안 후의 촉촉함 아닌가요? 적어도 그 역할만큼은 이니스프리 제품으로도 충분할 듯하네요. 용량은 2배이지만 가격은 1/6밖에 되지 않아요!

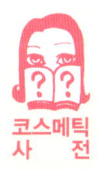

식물 성분명
서양식 허브명 = 국내 한방 성분명
샌달우드 = 백단향
리코라이스 = 감초
이브닝프라임로즈오일 = 달맞이꽃유
센텔라 아시아티카 = 병풀추출물
에델바이스 = 아약뿌리
안젤리카 = 당귀

거짓말 06

클렌징을 제대로 하려면
무조건 이중으로

Myth 1차로 유성의 더러움을 닦고, 2차로 피부를 깨끗이 씻는
이중세안이 필수다.

Truth 세안은 마일드하게 하는 것이 원칙!
개개인의 라이프스타일에 따라 세안법은 달라야 한다.

혼란 1 클렌징 오일이란 화장품이 등장했다. 어느 잡지는 오일이 들어 있으니 건성피부에 맞다고 하고, 또 어떤 잡지는 오일로 피지를 제거하니 지성피부에 적합하다고 한다. 지금까지는 모두 클렌징 크림이나 로션, 그 후에 포밍 클렌저를 사용해왔다. 클렌징 오일을 쓴다면 이중세안을 해야 하나, 말아야 하나.

혼란 2 잡지사에서 종종 건조피부 관리법에 대한 질문을 해온다. 아침 세안제로 클렌징 밀크를 추천하면 '클렌징 밀크만으로 괜찮아요? 그 다음에 포밍 클렌저는 안 하나요?'라는 반응을 보인다. 우리나라 여성의 뇌리에는 아침이더라도 세안은 무조건 비누나 포밍 클렌저와 같은 거품이 나는 제품으로 해야 한다고 각인되어 있기 때문이다.

클렌징을 둘러싼 혼란의 중심에는 대한민국의 미용법을 지배하는 어마어마한 세안법칙이 있다. 이름하여 이중세안. 이중세안 이론을 만든 화장품회사들은 소비자에게 "세안은 최소한 두 가지 이상의 클렌저로 두 번 이상 씻어야 한다. 그러지 않으면 피부 다 망친다"라고 으름장을 놓는다. 이중세안법은 흔히 두 단계로 진행된다. 1단계로 거품이 안 나는 클렌저(밀크, 오일, 크림)로 메이크업을 지운다. 2단계로 비누나 포밍 클렌저로 다시 한번 씻는다. 언제나 거품이 나는 제품으로 마무리한다.

심지어는 황사가 심한 날에도 이중세안을 해야 한다고 신문기사에 당당히 씌어 있다. 그러나 이러한 한국식 클렌징법을 아는지 모르는지, 외국계 화장품회사에서 다양한 형태의 클렌저(클렌징 밤, 클렌징 패드, 클렌징 리퀴드) 제품을 계속 출시했다. 그러니 지금껏 한국의 화장품회사에서 가르쳐준 클렌징법을 충실히 따른 소비자들은 혼란스럽지 않을 수가 없다.

"에라, 모르겠다. 요즘 제일 인기 있는 걸로 한 번 닦아내고 무조건 폼클렌저로 마무리하자. 화장은 하는 것보다 지우는 것이 더 중요하다잖아."
이게 바로 피부트러블의 첫번째 원인이다. 모든 스킨케어 과정 중에서 피부에 가장 자극과 손상을 주는 단계가 바로 '세안'이란 걸 제대로 인식하는 사람은 거의 없다. 잡지, 인터넷, 신문에서는 더블·트리플 세안으로 피부 표면에 티끌 한 점 없이 청결하게 하는 것이 가장 피부에 좋은 것인 양 지금까지 알려왔기 때문이다.

지난 10여 년간 가장 진보를 거듭한 부문이 클렌저 제품인데 왜 한국 여성들은 '무조건 세안은 두 번에 걸쳐 해야 한다'라는 철칙에서 벗어나질 못하는 걸까. 이중세안법은 클렌저 각각의 클렌징력 그리고 사용자의 라이프스타일과 피부타입을 전혀 고려하지 않은 잘못된 미용법이다.

메이크업을 거의 하지 않는 사람은 클렌저 하나로만 세안을 해도 되며, 워터프루프 타입의 자외선차단제를 바르거나 두꺼운 메이크업을 생활화하는 사람이라면 적절한 메이크업 리무버로 정돈한 후 클렌저로 세안하면 된다. 혹은 클렌징 오일이라는 아주 편리한 클렌저로 한 번에 모두 닦아낼 수도 있다. 여드름이 잔뜩 난 여성이 기름기 범벅의 클렌징 크림과 티슈로 메이크업을 벅벅 지우는 것도, 피부가 바짝바짝 조여 크림을 덕지덕지 바르지 않으면 얼굴에 표정조차 제대로 짓기 힘든 건성피부를 가진 여성이 포밍 클렌저로 마무리하지 않으면 개운해하지 않는 것도 모두 미친 짓이다.

이런 상황에서 윤조에센스가 나와 히트를 치는 것도 무리가 아니다. 한국에서 논포밍 클렌저는 두 번 생각할 필요도 없이 메이크업 리무버, 즉 '크린싱'으로 분류하지만, 이는 잘못된 방법이다. 포밍과 논포밍, 이 두 가지 제형의 클렌저는 모두 같은 목적으로 사용하며, 전통적 방식으로 세분하자면 논포밍은 예민·건성피부의 사람들이 많이 사용하며 포밍 클렌저는 중성·지성피부를 가진 분들이 선호해온 클렌저라 할 수 있다. 하지만 최근엔 포뮬레이션의 다양화로 큰 차이 없이 사용자의 편의에 따라 선택이 가능하다.

이중세안법은 클렌저가 콜드크림과 비누, 단 두 가지만 있을 때 만들어졌다. 비누만으로는 메이크업을 제대로 제거하지 못하고, 콜드크림은 절대로 물에 지워지지 않아 티슈로 닦고 비누로 한 번 더 남은 유분기를 제거해야 했다. 하지만 30년이 넘는 동안 세상엔 수많은 종류의 클렌저가 태어났다. 이제 어떠한 클렌저를 사용하는가는 소비자들의 선택에 달린 문제다.

내 피부에 피지가 많은가? 포밍 클렌저만 사용하면 얼굴이 화끈 달아오르는가? 하루 종일 워터프루프 자외선차단제를 사용하는가? 집에만 하루 종일 있는가? 100명의 여성이 있다면 피부상태와 라이프스타일도 100가지이다. "아침에 자외선차단제 하나만 바르는데 이중세안을 꼭 해야 하나요?" 같은 질문을 받으면 안타깝기 그지없다.

여성들이 이중세안법을 맹신하는 한 화장품회사는 어떻게든 당신에게 2가지 이상의 클렌저를 팔려고 할 것이다. 물론 얼마든지 사도 좋다. 내 욕실에는 10개 이상의 클렌저가 있으니까. 하지만 그 클렌저들을 한 차례의 세안에 모두 사용할 필요는 없다. 클렌징 밀크로 물세안을 하고 토너로 마무리를 하건, 포밍 클렌저로 한 방에 끝내고 토너를 생략하고 크림을 바르건, 자신의 피부가 가장 편안하게 느끼는 방법을 선택하면 된다.

　세안 후 피부가 뻣뻣하고 당기는지, 자극이 되는지, 미끌미끌한지 등 내 피부가 얼마나 편안하게 느끼는지 세심하게 관찰하고 거기에 맞춰 대응하는 것이 중요하다. 잡지나 책에서 소개한 세안법을 일방적으로 맹신한 채 내 피부가 느끼는 것을 무시하고 정해진 클렌징법에 따라 세안을 하는 것은 잘못된 일이다. 피부가 개기름 한 방울 없이 말끔히 제거돼야 건강해질 수 있다는 거짓말도 잊어라. 오히려 피부는 적당히 더러울 때 가장 건강해질 수 있다.

클렌징 코칭

1. 모든 1차 클렌저는 물의 헹굼성이 좋아야 한다. 티슈로 닦아내야 하는 클렌징 크림이라면 가죽지갑 닦는 데나 사용하자.
2. 1차 세안을 해보고 토너로 얼굴을 닦아보자. 파운데이션이 누렇게 묻어나오거나 자외선차단제의 잔여물로 피부에 뻣뻣한 막이 형성된 느낌이 들지 않다면, 1차 세안만으로 충분하다.
3. 건조감이 심한 피부일수록 밀크 타입이나 거품이 적은 제품을 사용한다. 특히 씻어낼 것이 별로 없는 아침에 포밍 클렌저를 사용하는 것은 전형적인 오버클렌징이다.
4. 이중세안을 해야 블랙헤드가 없어지고 여드름이 안 나는 것은 아니다. 차라리 세안은 1차로 끝내고, 일주일에 두세 번 딥클렌징을 해보자. 스크럽 타입, 마스크 타입 등 시중엔 꽤 괜찮은 딥 클렌저가 많이 나와 있다.

5. '미끄덩'한 느낌은 절대 덜 씻겼다는 의미가 아니며 '뽀드득'한 느낌은 피부가 아작 나는 비명소리다.

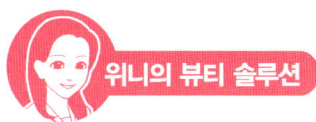
위니의 뷰티 솔루션

Q 콩기름 클렌징은 어떨까요?

클렌징 오일도 결국엔 물에 씻겨나가기 위해서 계면활성제가 들어 있다고 들었어요. 잡지에서 보니까 콩기름으로 메이크업을 지우면 효과가 좋다고 하더라고요. 게다가 천연 소재라서 피부자극도 없지 않을까요?

A 콩기름을 제거하려면 더 강한 계면활성제가 필요해요.

예를 들어 공대 남학생들이 MT 가서 원더걸스로 분장하고 장기자랑을 한 후에라면 식용유도 좋은 메이크업 리무버가 될 수 있지요. 하지만 일상생활에서라면? 글쎄요, 코를 찌르는 콩기름 냄새는 둘째 치고, 기름 범벅이 된 피부는 뭘로 지우려고요? 결국 그 기름기를 지우기 위해선 더 많은 양의 계면활성제나 비누 성분이 들어가야 해요. 그리고 콩기름은 매우 모공을 막기 쉬운 성분이에요. 남아 있는 오일이 모공을 막아 블랙헤드가 생기는 것을 원하지는 않겠죠? 내가 무엇을 위해 콩기름을 사용하는지 그것부터 천천히 생각해보세요.

코스메틱 사전

목적별 클렌저 분류 : 메이크업 리무버, 클렌저, 딥 클렌저

메이크업 리무버(makeup remover) 순수하게 메이크업을 지우는 목적으로 사용하는 제품. 우리나라에서는 포인트 메이크업 리무버, 아이 메이크업 리무버란 이름으로 특정 부위에 사용하는 것을 메이크업 리무버라고 한다. 하지만 그것은 반드시 특정 부위만 제거하는 것이 아니라 얼굴 전체의 베이스 메이크업까지 모두 포함해 지우는 것을 의미한다.

예) 랑콤 비파씰 더블 액션 아이 메이크업 리무버, 크리니크 테이크 더 데이 오프 메이크업 리무버, 시세이도 더 스킨케어 인스턴트 아이 & 립 메이크업 리무버, 베네피트 댓 워즈 퀵 오일프리 메이크업 리무버

클렌저(cleanser) 메이크업은 물론 피부의 더러움과 피지 등을 모두 제거하는 목적을 가진 제품으로 좀더 광범위한 포괄적 의미로 쓰인다. 거품이 있는 제품과 거품 없는 제품, 워터에서 오일까지 다양한 제형을 가지고 있다. 모두 메이크업과 피부의 더러움을 제거해주는 목적으로 만든 제품으로, 자신의 라이프스타일과 피부의 건조도, 피부 예민 상태 등에 맞춰 한 가지를 선택해서 사용하면 된다.

예) 클렌징 워터, 클렌징 밀크, 클렌징 크림, 클렌징 밤, 클렌징 리퀴드, 클렌징 오일 등

딥 클렌저(deep cleanser) 피부 표면에 묻은 메이크업이나 피지분비물보다는 각질제거 혹은 모공 속 피지제거 등을 관리하는 제품들을 말한다.

예) 스크럽, 효소마스크

제형별 클렌저 분류 : 포밍 클렌저, 논포밍 클렌저

포밍 클렌저(foaming cleanser) 좀더 강하고 다양한 계면활성제를 사용한 제품. 피부 표면의 천연 보습막을 많이 제거하는 경향이 있다. '뽀드득' 할수록 피부의 더러움이 깨끗하게 제거됐다고 생각하면 큰 착각이다.

예) 클렌징 클로스, 클렌징 젤, 클렌징 폼, 클렌징 무스, 클렌징 파우더(효소세안제)

논포밍 클렌저(nonfoaming cleanser) 마일드한 계면활성제를 사용한 제품. 피부 표면에 약간의 컨디셔닝 성분을 남겨 건성·예민성 피부를 보호하고 촉촉하게 유지시킨다. 이런 느낌을 '미끄덩' 하다고 표현하는데, 이때 포밍 클렌저로 깔끔하게 제거하려는 것은 난센스.

예) 클렌징 젤, 클렌징 밤, 클렌징 크림, 클렌징 밀크, 클렌징 오일, 클렌징 리퀴드, 클렌징 티슈

성분별 분류 : 비누(soap), 세정제(detergent)

대개 덩어리 형태로 되어 있으면 비누, 액체 및 크리미한 형태로 되어 있으면 세정제로 분류

한다. 하지만 시중에 판매되는 많은 미용비누들은 더 이상 비누(soap)라기보다는 바(bar) 형태의 세정제(detergent)라고 할 수 있다. 비누는 식물성(팜유)·동물성(우지) 오일에 알칼리 수용액이 결합한 형태로 음이온성 계면활성제를 함유한다. 센물에서는 비누때를 남기는 단점이 있다. 세정제는 이러한 단점을 극복하기 위해 개발한 제품으로 다양한 형태의 합성 계면활성제를 사용한다. 대부분의 포밍 클렌저 종류가 여기에 해당한다.

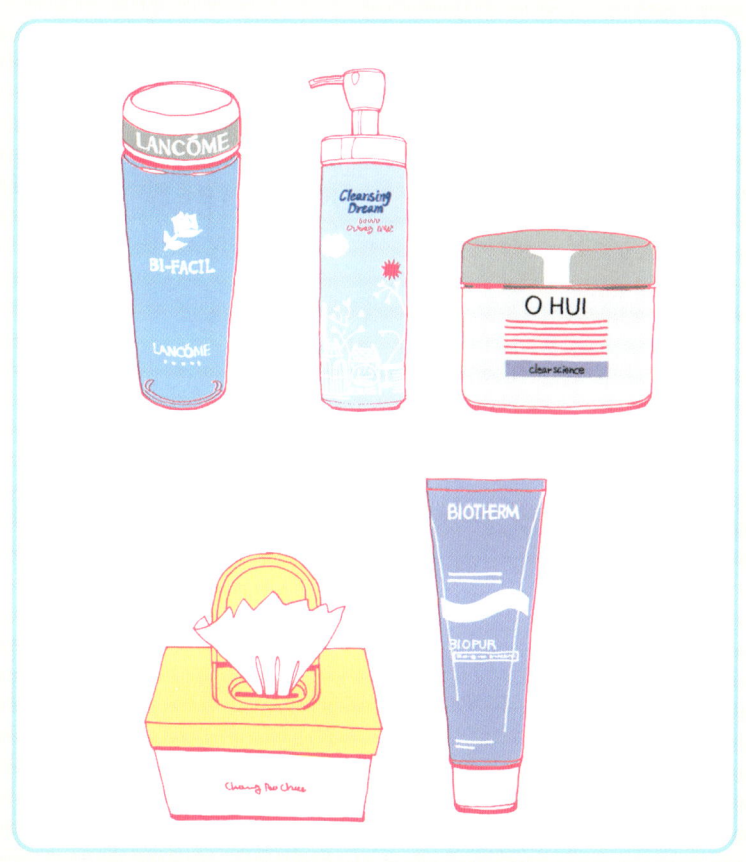

거짓말 **07**

기초화장품의 순서는
스킨-로션-에센스-크림

Myth 로션은 수분을 공급하고 크림은 영양을 공급하므로 함께 사용해야 한다.

Truth 로션과 크림은 모두 같은 모이스처라이저이므로 한 가지만 선택한다. 즉 스킨-에센스(또는 기능성화장품)-로션 또는 크림(보습제) 순으로 사용하는 게 더 효과적이다.

우리나라 화장품회사에서 유독 끝까지 포기하지 않는 화장품 사용법이 있다. 바로 로션과 크림을 함께 사용하라는 것. 화장품의 주 소비층이 40대 이후의 어머니들이라면 이 법칙은 결코 빠지지 않는다. 미샤, 라끄베르, 설화수, 헤라, 심지어 홈쇼핑에서 판매하는 피부과 의사가 만들었다는 코스메슈티컬 화장품에도 예외는 없다. 이렇게 한 번에 두 가지의 모이스처라이저를 판매할 수 있는 방법을 외국계 화장품회사에서 놓칠 리가 없다. 10여 년 전 로레알 화장품이 처음으로 한국에서 론칭했을 때 나는 어디에서도 발견하지 못했던 새로운 로레알 화장품을 보았다. 처음에 샴푸병으로 착각했을 정도로 용량이 150㎖ 가까이 되는 로션 제품이 바로 그것!

서양 브랜드의 모이스처라이저의 경우, 로션과 크림은 50㎖ 전후의 동일한 용량을 기본 틀로 하고 '무향 로션' '자외선차단 성분 함유 로션' '향 함유 로션' '크림' 등 소비자에게 다양한 선택의 기회를 제공한다. 하지만 한국 화장품 시장에 대한 사전 공부를 열심히 한 로레알은, 한국 여성은 로션과 크림을 모두 다 사용해야 한다고 믿고 있으며 로션은 스킨로션과 동일한 용량으로 판매된다는 것을 파악한 것이다. 그래서 로레알은 프랑스에도 없고 미국에도 없는 대용량의 에멀전을 '로션'이라고 이름 붙여서 판매했다. 그리고 최고의 히트는 바로 이것! 미국에서 로션으로 판매하던 바로 그 50㎖ 제품을 '에센스'라는 이름을 붙여 한국에서 판매한 것이다(게다가 용기조차 똑같았다). 로레알의 탁월한 마케팅에 혀를 내두르지 않을 수 없었다. 그리하여 미국, 프랑스 여성은 '토너-로션 혹은 크림' 단 두 단계로 끝나는데, 한국에선 '토너-로션-에센스-크림'의 사용으로 화장품회사가 단숨에 2배의 판매고를 기록하게 된다. 한국 여성은 거의 동일한 성분을 가진 세 가지 종류의 모이스처라이저를 겹쳐 바르는 것이다.

지금 당신의 화장대 위를 잘 살펴보라. 어쩌면 당신은 로션이나 크림과 크게 다를 바 없는 '에센스'란 이름의 모이스처라이저를, 용량은 1/4 정도로 적은데도 최소 3배 이상의 돈을 주고 사용하고 있는지 모른다.

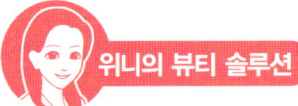

Q 에센스는 로션 전 혹은 로션 후에 발라야 하나요?

국산 화장품과 수입 화장품을 반반씩 사용하는 편이에요. 여러 브랜드 제품을 혼용해서 사용하다보니 바르는 순서가 너무 헷갈려요. 대부분 수입 화장품회사에서는 에센스를 로션이나 크림 전에 사용하라고 하잖아요. 그런데 전 국산 로션을 쓰거든요. 국산 화장품회사에서는 로션 후에 에센스를 바르라고 하고요. 에센스를 대체 언제 사용해야 하죠?

A 에센스는 모이스처라이저 전 단계에서 사용하세요.

화장품의 사용 순서는 사실 알고보면 너무 간단해요. 외국제품이든 한국제품이든 간에 상관없이 적용할 수 있지요.

1. 묽은 화장품 순으로 사용하세요. 진한 제형일수록 유분의 막을 형성하죠. 나중에 바르는 화장품은 흡수가 거의 불가능해요. 보습제 이상의 의미는 없다고 봐야 해요.

2. 원하는 기능의 제품을 먼저 바르세요. 각질제거나 화이트닝, 보습제 이상의 목적을 가지는 기능성제품을 먼저 사용하세요.

3. 수용성 성분의 제품을 먼저, 지용성 성분 제품은 나중에 바르세요. 비타민C는 수용성이고, 비타민E와 레티놀은 지용성이에요. 그렇기 때문에 주로 비타민C는 물 같은 세럼으로 되어 있고 레티놀은 크림 제형이죠.

이 세 가지 원칙을 살펴보면 결국 '에센스(또는 기능성제품) → 로션 또는 크림(보습제)'의 순으로 사용하는 것이 효과적이란 것을 알 수 있죠. 그럼 에센스는 언제나 보습제로 마무리해야 하는가? 그건 아니에요. 외국 화장품의 사용설명서를 보면 "단독으로 사용하거나, 모이스처라이저 혹은 파운데이션 메이크업 전에 사용하세요(Use alone or before applying moisturizer or foundation makeup)"라고 씌어 있는 것을 쉽게 발견할 수 있지요.

그런데 왜 국산 화장품은 '로션-에센스-크림' 순으로 정해놨을까요. 아마 양심상 똑같은 보습제를 두 개 연속해서 바르라고 하기는 좀 찔렸나 보죠. 그래서 슬쩍 에센스란 제품을 만들어 중간에 집어넣은 거죠. 사용감도 비슷하고 성분은 더더욱 비슷한데 말이에요.

코스메틱 사전

에멀전(emulsion) 대부분의 모이스처라이저는 오일과 워터가 일정 비율로 섞여 있는데, 물과 오일이 유화제에 의해 결합한 제형을 에멀전이라고 한다. 물과 오일의 함량 비율에 따라 로션, 젤크림, 밤 등 다양한 형태의 에멀전이 만들어진다. 화장품업계에서는 '로션'을 고급스럽게 부를 때 '에멀전'이란 이름을 사용하지만 '크림' 역시 진한 형태의 에멀전이라고 할 수 있다.
로션과 크림의 주요 성분에는 큰 차이가 없고, 로션은 물과 수용성 성분 함량이 좀더 많으며, 크림은 오일의 함량과 제형을 단단하고 진하게 만드는 점증제의 함량이 많다. 이 점증제들은 피부에 리치한 사용감과 보습력을 준다. 로션을 선택하건 크림을 선택하건 모두 다 같은 모이스처라이저이므로 개인의 취향이나 피부 건조도에 따라 선택하면 된다.

거짓말 08

피부에
물을 주세요

Myth 피부가 건조하다는 것은 수분이 부족하다는 증거. 수분화장품으로 피부를 관리해야 한다.

Truth 가장 이상적인 보습 관리는 수분과 유분을 함께 공급하는 것이다.

피부가 건조해지고 거칠어졌다. 부슬부슬 각질이 일어나고 세안 후 당기는 느낌이 든다. 당신은 어떠한 제품을 선택할 것인가? 아마 10명 중 8~9명은 수분에센스와 수분크림을 바르겠다고 말할 것이다. 화장품의 이름이 주는 이미지는 매우 강력해서 여성들은 대개 그 이름대로 화장품의 기능을 단순하게 받아들인다. 영양크림은 피부에 영양을 줄 것이고 화이트닝 크림은 피부를 환하게 하며 수분크림은 수분을 주어 피부를 촉촉하게 해줄 것이라고 생각한다.

그러므로 피부가 건조하다면 일단 수분크림을 선택하게 된다. 또한 '유분'에 대한 부정적인 이미지도 한몫을 한다. 오일은 모공을 막고 피부트러블을 일으키기 쉽다고 여긴다. 오일이 많이 들어간 크림을 바르면 피부가 피지를 만들어내는 작업을 게을리하여 더욱 건조해진다고 하는 사람도 있고, 심지어는 무거운 크림으로 인해 피부가 늘어진다고 말하는 이도 있다. 물론 모두 사실이 아니다.

피부의 건조와 보습에 관한 키워드를 꼽자면 '경피수분손실(TEWL, trans epidermal water loss)'을 꼽을 수 있나. 에어컨, 히터, 황사 등 건조한 환경에 놓일수록, 그리고 노화, 일광손상, 선천적 피지분비량 저하(건성피부)일수록 이 경피수분손실은 급속도로 증가한다.

피부의 최전방인 각질층은 벽돌(각질세포)와 아교(지질)로 이루어진 벽이라고 생각하면 이해가 빠를 것이다. 튼튼한 각질층이 있기 때문에 우리 피부는 수분의 증발을 막아 피부를 보호할 수 있는데, 이 아교 부분(지질)이 손상을 받으면 피부 내부의 수분 증발이 가속화된다.

지질이 손상을 받는 원인은 다양한데 '티끌 한 점 없는 피부'를 목표로

과도하게 이루어지는 세안도 큰 몫을 한다. 그러므로 황사가 심한 때일수록 철저한 이중세안을 하라는 미용법이 얼마나 어처구니없는 것인지 이해할 수 있을 것이다.

많은 여성들이 선호하는 수분에센스, 수분로션, 수분크림들은 대개 휴멕턴트(humectant) 성분들로 이루어져 있다. 휴멕턴트는 공기 중의 수분을 피부로 끌어당겨주는 방식으로 피부에 수분을 공급해준다. 그런데 휴멕턴트를 단독으로 사용할 때는 그 보습효과를 장담하기 어렵다. 그 이유는 다음과 같다.

1. 실내 습도가 낮은 건조한 환경에서는 피부로 끌어당길 수분이 충분치 않다.

2. 건조한 환경에 놓인 피부의 수분손실 속도가 수분을 잡아두는 휴멕턴트의 기능을 앞선다.

그러므로 가장 효과적인 보습은 아래 사항을 스텝 바이 스텝으로 한 단계씩 잘 지켰을 때 이루어질 수 있다.

step 1. 가습기를 늘 켜둠으로써 실내 공기의 수분 함유율을 높인다.

step 2. 실내 공기 중의 수분을 피부로 끌어당기는 기능을 하는 휴멕턴트 성분의 에센스 등을 바른다.

step 3. 피부에 끌어당긴 수분을 표면에서 막을 형성하는 실링(sealing) 작용을 하여 상피수분 증발을 막는 오클루시브 성분의 크림을 발라 마무리한다.

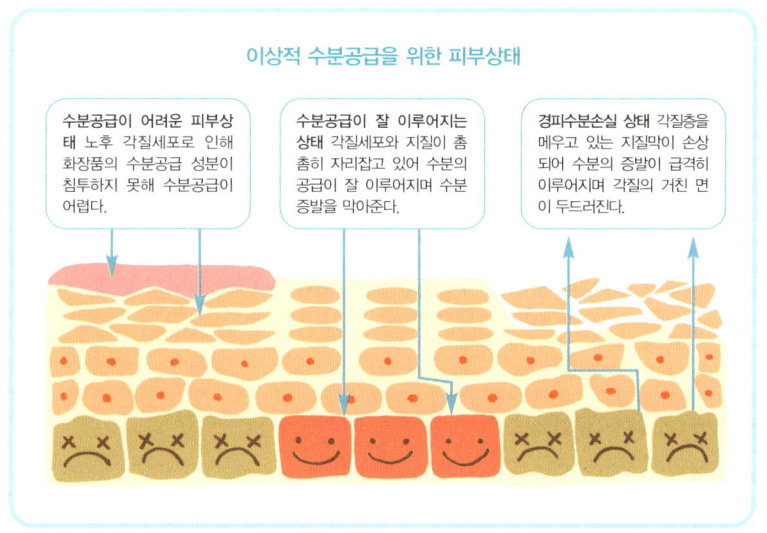

　피부의 수분공급에 대해 쉽게 이해할 수 있도록 도와주는 그림을 살펴보자. 위 그림을 보면 이런 점을 알 수 있다. 때수건 같은 것을 이용한 과도한 각질제거는 각질층에 상처를 주어 경피수분 증발을 촉진하지만, 또 반대로 제때 탈락하지 않은 죽은 각질세포 역시 수분의 효과적 침투를 방해한다는 사실 말이다. 이때는 각질제거 효과를 가져오면서 동시에 수분을 공급해주는 AHA의 일종인 젖산 성분이 들어간 제품을 이용해서 각질 관리와 보습 관리를 동시에 해주는 것이 효과적이다. 내 피부의 가장 큰 고민이 건조함이라면 '수분'이란 이름에 연연하지 않고 적극적으로 유분이 들어간 제품을 선택하도록 하자. 아무리 수분을 피부에 집어넣더라도 건조한 실내외 환경에서 수분이 증발해버리면 아무 소용 없는 것이다.

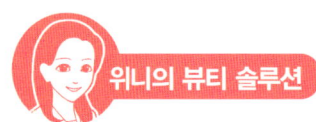 **위니의 뷰티 솔루션**

Q 수분크림을 발랐는데도 왜 피부가 더 건조해지죠?

수분크림을 바르면 정말 시원하고 산뜻해져요. 정말 수분을 백퍼센트 공급받는 것 같아요. 그런데 얼마 지나지 않아 금방 마르는 것 같아요. 바르는 양이 부족한가요 아니면 그 전에 수분에센스를 발라야 하나요? 어떨 땐 좀 가려운 느낌도 들고 화끈하기도 해요. 제 피부에 맞지 않는 걸까요?

A 수분크림에 알코올이 들어 있지 않은지 확인해보세요.

수분크림의 텔레비전 광고를 보면 브랜드는 달라도 모델의 얼굴에 물 한 바가지를 확 끼얹은 장면은 절대로 빠지지 않죠. 수분크림엔 수분만 들어 있다는 이미지를 주기에 충분하죠. 집에서 실험 삼아 얼굴에 찬물을 끼얹고 10분만 기다려보세요. 처음엔 시원하고 상쾌하지만 곧 당기지 않나요? 세안을 했을 때보다 더 건조하게 느껴지지 않나요?

수분크림은 절대 수분 백퍼센트로 이루어진 게 아니에요. 특히나 바르는 순간 피부에 쏙 스며들고 시원한 '아쿠아'의 느낌을 주는 그런 크림이라면 더더욱 말이죠. 상식적으로 냉장고에 보관하며 사용하는 크림도 아닌데 바르는 순간 어떻게 시원한 느낌이 들까요? 물이라면 당연히 실온에선 미적지근해야 할 텐데 말이에요. 수분에센스, 수분크림들 중에는 피부에 닿는 산뜻함, 차가운 물의 느낌을 주기 위해서 알코올이 들어간 경우가 종종 있어요. 바르는 순간만큼은 끈적임을 전혀 남기지 않고 피부에 쏙 스며드는 것 같죠. 그러나 그 쏙 스며드는 느낌은 알코올이 증발하는 느낌일 수도 있어요. 촉촉함은 결코 오래 남지 않지요.

돌아서면 언제 크림을 발랐냐 싶게 피부가 건조해진다면 성분표에 알코올이 들어 있지 않은지 확인해보세요. 특히 예민한 피부를 가졌다면 슬금슬금 벌레가 기어가는 듯한 간지러움이나 피부가 빨갛게 변하는 자극도 느낄 수 있지요. 그러므로 수분제품을 선택할 때 성분표의 처음 나오는 5~6개 성분 중에 알코올(에탄올, SD40 알코올)이 포함되지 않은지 확인해보세요.

🌹 알코올을 함유하고 있는 수분크림 예

- 로레알 계열(로레알, 비오템, 랑콤)의 수분크림
- 이니스프리 그린티 퓨어 크림
- 오휘 스킨 사이언스 아쿠아 크림

코스메틱 사전

보습 기능을 갖는 성분(※ 부록 3 중 보습 성분 참조)

휴멕턴트(humectant) 수분을 공급하는 성분. 피부 안쪽에서는 진피로부터, 피부 바깥 쪽에서는 공기로부터 각질층으로 수분을 끌어당긴다. 휴멕턴트는 수분에센스, 수분로션, 수분크림 등에 주로 함유되어 있다. 모공을 막을 가능성이 적지만 주변 환경에 수분이 부족할 때에는 보습 효과가 떨어질 수 있다.

에몰리언트(emollient) 유분을 공급하는 성분. 피부 세포간극 사이사이에 유분이 스며들게 한다. 건성용 에센스, 로션, 크림에 함유되며 보습막을 형성한다. 오일이나 왁스가 대표적인 에몰리언트 성분이며 종류에 따라 모공을 막을 가능성이 약간 있다.

오클루시브(occlusive) 성분 보습막을 형성하는 성분. 표피 위를 오일로 덮음으로써 수분이 증발하는 것을 막는다. 베이비오일, 바셀린과 같은 광물성 오일이 대표적인 오클루시브 보습제.

거짓말 **09**

지성피부라도
크림은 반드시!

Myth 지성피부라도 수분은 공급해줘야 하므로 수분크림을
마지막에 꼭 발라줘야 한다.

Truth 크림은 보습막을 더욱 강력하게 만드는 보습제일
뿐이다. 보습 기능이 있는 것이라면 에센스든 로션이든
크림이든 내 피부에 맞는 것을 골라서 발라주면 된다.

지성피부에도 수분이 필요할까? 그야 물론이다. 그럼 수분을 공급하는 데 꼭 크림을 사용해야 하나? 오~노!

애초에 피지가 부족한 건성피부라면 유분이 넉넉한 크림을 발라주면 된다. 하지만 지성피부라면 세안을 한 지 얼마 지나지 않아 유분막이 피부 전체를 뒤덮을 것이다. 크림의 역할을 개기름(피지)이 충실히 해준다. 천연 화장품이 피부에서 펑펑, 다소 과잉으로 분비되는 것이 바로 지성피부. 극단적으로 표현하자면 세안 후 별 불편함이 없는, 그러니까 아무것도 바르지 않아도 큰 문제가 되지 않는 것이 바로 지성피부의 최대 장점이라 할 수 있다.

하지만 피지로 얼굴이 번들거리더라도 피부 안쪽으로 당김을 호소하는 사람들이 생겨났다. 그 원인은 다양하다. 피지를 뽀득뽀득 씻기 위해 강한 포밍 클렌저나 비누를 사용하면서 피부의 천연보습막이 파괴되기도 하고, 나이가 들어가면서 피부 표피의 수분 보유력이 떨어지기도 한다. 이렇게 저하된 수분 보유력을 높이기 위해 만든 제품들이 유분을 줄이고 수분공급을 늘리는 성분으로 구성된 수분에센스 혹은 수분로션이다. 물론 크림을 사용해도 수분 보유력을 높일 수 있다. 기존에는 '지성용 피부에는 로션, 건성용 피부에는 크림' 식으로 보습제를 나누었지만, 최근엔 성분과 제형을 다양화하여 크리니크 노란 로션 같은 진한 유분감을 가진 에멀전 형태의 로션도 나왔으며, 비오템 아쿠아수르스 같은 젤 타입의 크림들도 나오고 있다.

이렇듯 크림은 보습제의 한 종류로 개인의 취향에 따라 고를 수 있는 한 제형의 제품일 뿐, 결코 '수분크림'만이 수분을 공급하는 것은 아니다. 게

다가 대부분의 '수분크림'에는 좀더 강력한 보습(수분증발 억제)을 위해 오일 혹은 지방산을 함유한 것이 많으므로 '수분크림은 수분으로만 이루어져 있다'는 화장품회사가 만들어낸 환상은 버리는 것이 좋다.

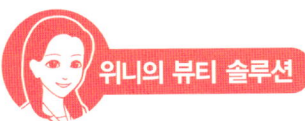

Q 에센스 하나만 발라도 되나요?

전 정말 남들이 다 알아주는 지성피부를 가졌어요. 하지만 30대에 넘어오니 슬슬 피부가 당기는 게 느껴지더라고요. 하지만 수분크림을 바르진 못하겠어요. 아무리 산뜻하다 하더라도 나중에 피지랑 뒤섞여버리면 정말 번들번들해지거든요. 그래서 요즘 발견한 게 비쉬의 '아쿠알리아 떼르말 수분에센스'예요. 하지만 왠지 딱 하나 선택한 것이 에센스라는 게 마음에 걸려요. 친구는 에센스만 바르고 크림을 안 바르는 건 비타민만 먹고 밥을 안 먹는 거나 마찬가지라고 하더라고요. 보습이 목적이니까 차라리 수분로션을 선택하는 것이 나을까요?

A 물론이죠! 수분에센스도 결국 보습제의 하나예요.

에센스란 이름에 흔들리지 마세요. 이름은 그저 박스 위에, 그리고 제품 위에 찍힌 글자에 불과해요. 화장품 속에 들어간 성분을 꼼꼼히 보셔야지요. 성분표 중간에 나와 있는 '캐스터 오일'도 발견하셨나요? 네, 맞아요. 수분제품이라고 모두 수분만 들어간 것은 아니랍니다. 이 제품에는 '물, 실리콘, 오일'이 들어가 있어요. 물과 오일이 들어간 것은 결국 에멀전을 형성

한다는 것이고, 간단히 말해서 모이스처라이저의 기능을 발휘하는 핵심 요소는 다 갖추었다고 할 수 있죠.

수분에센스는 가장 라이트한 에멀전이라고 보시면 돼요. 수분에센스만 단독으로 사용하는 게 모든 피부에 다 적합하다고 할 순 없지만, 수분에센스는 지성피부에 충분한 모이스처라이저가 될 수 있죠. 잡지나 화장품회사에서 수분에센스 위에 크림을 덧발라야 한다는 거짓말에는 신경 쓰지 마세요. 개인마다 피부에서 나오는 피지의 양은 모두 달라요. 그러므로 필요한 모이스처라이저는 본인만이 가장 정확한 제품을 선택할 수 있는 거예요.

실리콘(silicon) 실리콘은 화상품에서 주로 컨디셔닝, 싱분진달, 용해, 보습 등의 역할을 한다. 화장품 성분표에서는 사이클로테트라실록산, 사이클로펜타실록산, 사이클로헥사실록산(사이클로메치콘), 디메치콘, 디메치코놀 등으로 표시되어 있다. 실리콘은 아래 제품들에 주로 쓰인다.

모이스처라이저 오일을 대신해 화장품이 끈적임 없이 부드럽게 펴 발라지도록 도와주고 수분증발을 막아주기 때문에 특히 지성용 모이스처라이저나 수분제품에서 많이 볼 수 있다.
헤어에센스, 헤어컨디셔너, 립글로스 표면에 윤기 나는 막을 형성해준다.
선스크린, 팩트 피부 표면이나 파우더 등을 코팅하는 방수기능이 있다.
안티에이징 에센스, 프라이머, 파운데이션, 컨실러, 모공에센스 모공, 주름 등의 요철을 메어주어 매끄러운 제2의 피부를 만들어준다.

거짓말 **10**

메이크업베이스로
완벽한 피부 보호를!

Myth 파운데이션 전에 메이크업베이스를 발라 피부를
보호해야 한다.

Truth 메이크업베이스는 피부색 보정을 위한 컬러만 다른,
파운데이션과 같은 메이크업 제품일 뿐이다.

세상에, 아직도 메이크업베이스에 대한 이런 케케묵은 이야기를 신봉하는 사람이 있을까. 만약 당신이 그렇다면 당장 당신의 집에 쳐들어가 최근 본 미용잡지가 몇 년도 것인지 확인해보고 싶다. 혹시 2000년 이후엔 잡지를 전혀 보지 않은 건 아닌지 모르겠다. 나는 지난 10년간 메이크업베이스의 불필요성에 대해 기회가 있을 때마다 지겨울 정도로 떠들고 다녔다. 다행히 약 5~6년 전부터는 잡지에서도 메이크업베이스의 사용에 대해선 더 이상 이런 언급을 하지 않게 됐다. 프라이머의 등장 덕분이기도 하다.

물론 옛날 방식대로 뉴트럴라이저, 코렉터 같은 메이크업베이스를 이용한 피부보정이 필요한 사람도 분명 있을 것이다. 그러나 우리나라에서는 메이크업베이스의 사용법 자체가 잘못 알려져 있다. 초록색과 보라색 메이크업베이스를 얼굴 전체에 사용하는 건 정말 무식한 방법이다. 붉은 볼에는 푸른 계열을, 칙칙한 눈꺼풀에는 보라색을, 다크 서클이 있는 눈 밑에는 노란색을, 하이라이트 효과를 위해서는 흰색을 광대뼈나 콧등에 터치하는 식으로 메이크업베이스를 불균등한 피부색에 맞춰 부분적으로 사용하면 피부의 얼룩덜룩한 결점을 기비하면서 깨끗한 피부표현을 할 수 있다. 비단 메이크업베이스뿐만 아니다. 인터넷의 화장품 카페에 올라오는 몇몇 글들을 읽다보면, 특정 제품을 얼굴에 직접 바르면 금방이라도 얼굴에 독이 오를 것처럼 과장해서 표현하는 경우가 많다. 몇 개만 추려서 정리해보자.

- 자외선차단제를 맨 얼굴에 직접 바르면 안 된다. 그 독한 자외선을 막아내는 자외선차단제는 얼마나 더 독하겠는가. 스킨케어 제품을 꼼꼼

히 바른 후 자외선차단제를 발라야 한다.

- 파운데이션과 색조화장품을 피부에 직접 바르면 안 된다. 색소가 피부에 물들기 때문이다. 반드시 메이크업베이스를 먼저 발라줘야 한다(김남주가 라끄베르 광고에서 삶은 달걀의 뽀얀 맨살에 유성매직으로 낙서를 하는 그 장면을 여성들은 아직도 머릿속에 생생히 기억한다).
- 파운데이션을 바른 다음에는 꼭 파우더로 눌러줘야 한다. 그렇지 않으면 온갖 먼지와 공해물질이 피부에 다 달라붙는다.

단독으로 사용할 때 피부에 해가 될 정도로 강한 독소를 함유한 화장품이라면 그 아래에 바른 모이스처라이저 정도로는 피부보호가 불가능하다. 베이지색 색소가 들어간 파운데이션은 피부에 착색된다는 말들을 아무 의심 없이 믿으면서 어떻게 초록 색소나 보라 색소가 들어간 메이크업베이

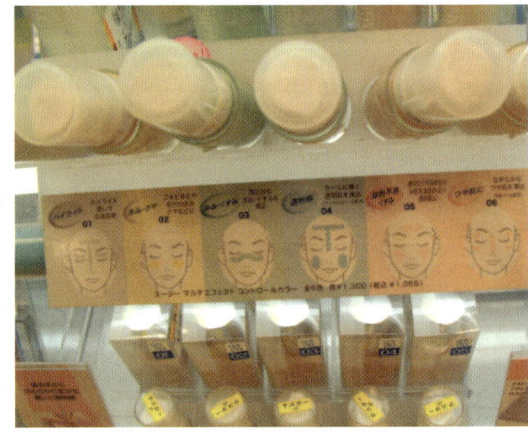

일본 화장품 매장에서 판매하는 다양한 메이크업베이스(피부 보정제품)

일본에서는 하이라이트, 다크서클 커버, 홍조 커버 등 목적에 따라 다양한 컬러들의 메이크업베이스를 부분적으로 사용한다.

스는 맨 피부에 발라도 된다고 생각하는지, 빨강 색소가 들어간 립스틱은 아무런 베이스 없이 어떻게 입술에 척척 바르는지 잘 이해가 가지 않는다. 모순이라고 생각하지 않는지?

지금까지 여성들의 머릿속에 집어넣은 이 거짓말들. 화장품의 독성으로부터 피부를 보호하기 위해서 여러 겹의 화장품을 발라야 한다는 이 거짓말은 이 시간 이후로 머릿속에서 지우도록 하자.

메이크업베이스가 필요하지 않은 4가지 이유

1. 메이크업베이스를 바르지 않고 파운데이션을 발라도 피부는 절대 썩지 않는다.
2. 메이크업베이스를 바르지 않고 파운데이션을 발라도 절대 피부는 착색되지 않는다.
3. 메이크업베이스를 파운데이션 대신 사용하면 피부에 더 좋을 거라고 생각하지 말자. 결국 색소가 들어간 건 마찬가지다.
4. 요즘 나오는 메이크업베이스는 프라이머에 색소 한 방울 넣은 것일 뿐, 피부보정 효과는 전혀 없다.

메이크업베이스 코칭

1. 메이크업베이스를 바른 자신의 피부를 '흰색의 캔버스' 정도로 여기는 것은 큰 착각이다. 메이크업은 최대한 자신의 실제 피부색에 맞춰해야 한다.
2. 메이크업베이스를 바르고 하얗게 변한 피부에 맞춰 밝은 색의 파운데

이션을 바르면, 결국 얼굴과 목 사이에 경계가 생겨 얼굴만 둥둥 떠다니는 효과를 불러온다.
3. 자신의 피부색보다 밝은 파운데이션을 사용하면 시간이 지날수록 파운데이션이 지워지면서 자신의 어두운 피부색이 드러나, 결국 피부톤이 회색빛으로 보이게 된다.
4. 자연스러운 생얼 효과를 원한다면 차라리 틴티드 모이스처를 사용하라.
5. 초록색이나 파란색 메이크업베이스는 딸기코가 있는 주사 피부용 커버 색상이다. 한국인의 노르스름한 피부엔 제일 필요 없는 색이다.

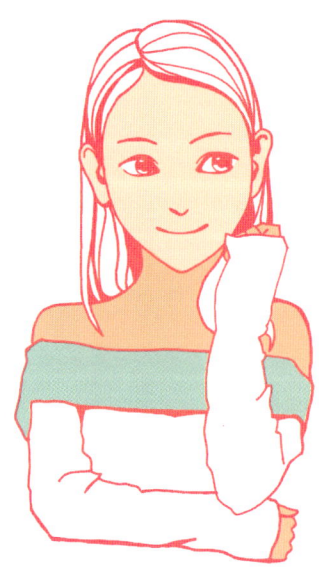

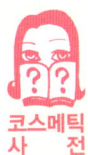

프라이머(primer) 2000년을 기점으로 로라 메르시에나 바비브라운과 같은 많은 메이크업 전문 외국 브랜드들이 들어왔고, 대부분 프라이머를 메이크업베이스 대신으로 사용하고 있다. 프라이머는 파운데이션과 피부 사이에 이 둘이 잘 밀착하도록 도와주는 일종의 접착제 역할을 한다. 지성피부의 경우는 피지흡착, 건성피부에는 보습, 주름과 모공 등 피부 결에 문제가 있는 피부는 요철완화 등의 역할을 수행한다. 이러한 기능적 특성으로 인해 대부분의 프라이머는 실리콘이 주성분이다.

주름, 모공 요철 완화 효과 기능의 프라이머 예
- 랑콤 라바즈 프로
- 시세이도 더메이크업 스무딩베일

피지흡착 기능의 프라이머 예
- 스매쉬박스 안티샤인
- 메이크업포에버 올매트

보습효과를 가진 프라이머 예
- 로라메르시에 파운데이션 프라이머 하이드레이팅
- 스틸라 하이드레이팅 프라이머

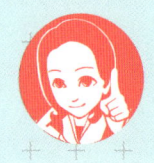 ## 이것만은 꼭 알아두자!

- 🌹 화장품은 밥이 아니고, 피부는 밥을 먹지 못한다. 기초화장품의 수가 당신의 피부를 아름답게 해주는 기준이라는 착각은 버려라.

- 🌹 화장품은 밥도 아니고, 약은 더더욱 아니다. 우리나라 화장품법에서는 화장품을 '피부에 미치는 영향이 경미한 제품'으로 정의한다.

- 🌹 화장품은 피부의 진피층까지 도달할 수 없다. 만약 그렇다면 그때부터는 화장품이 아닌 약품으로 분류해야 한다.

- 🌹 화장품 성분은 그 원료를 천연 성분에서 추출했건 연구실에서 합성했건 효과엔 차이가 없다.

- 식물추출물보다는 유효 성분만을 합성해놓은 성분이 훨씬 더 피부에 효과적으로 작용하는 경우가 많다(예를 들어 지성피부 및 기미·주근깨·여드름 개선 등에 효과를 갖는 'AHA[알파 하이드록시 애씨드] 성분'의 한 종류인 글리콜산과 사탕수수추출물의 경우, 글리콜산이 사탕수수추출물보다 효과가 더 높다).

- 화장품의 유해성으로부터 피부를 보호하기 위해 또 다른 화장품을 이용할 필요는 없다. 피부트러블이 생길 가능성은 오히려 사용하는 화장품의 수가 늘어날수록 더 높아진다.

- 회사를 조퇴하고 싶다면 파운데이션을 바르지 말고 초록색 메이크업베이스만 바르고 출근하라. 당신이 '뽀얗고 환하다'고 착각하는 그 피부 톤을 대다수의 남자 상사들은 '아파서 허옇게 질린' 피부로 볼 것이다.

part 02

넌 뭘 믿고
아이크림을 안 바르니?

안티에이징에 대한 친구들의 거짓말

"저는 여대를 다녀요. 주위 친구들은 대부분 백화점의 명품화장품을 사용하죠. 제가 쓰는 미샤나 더페이스샵의 화장품을 보더니 그런 걸 계속 바르면 얼굴이 썩는다나요? 제가 꼭 비싼 화장품만 좋은 게 아니라고 말하면 완전 대책이 안 서는 여자라는 눈길을 받는다니까요."

화장품이나 미용법에 대해 해박한 지식을 자랑하는 여자가 주변에 꼭 한두 명 있다. 많은 여자들이 자칭 화장품 박사인 그녀에게 자신의 피부고민 상담을 하며 화장품 구입에 관해서도 조언을 구한다. 그녀들은 화장품회사의 뷰티 클래스 초청 1순위의 최고의 고객이다. 그녀들은 화장품회사가 만들어낸 거짓말을 주변 여성들에게 널리 전파해주는 역할을 담당하기 때문이다.

정확히 말하면 그녀는 거짓말을 하지 않는다. 그녀 역시 속고 있는 것이다. 그녀는 절대로 당신보다 화장품이나 뷰티 케어에 대해 더 많이 알고 있지 않다. 단지 화장품회사가 뿌리는 거짓 정보를, 인터넷에서 떠도는 엉터리 정보를 더 많이 외운 사람일 뿐이다. 고의는 아니지만 친구들이 당신에게 주는 안티에이징에 대한 잘못된 정보의 실체를 지금부터 알아보고, 제대로 된 안티에이징 방법을 찾아보자.

거짓말 11

눈가 주름 방지엔 아이크림이 필수!

Myth 눈가 주름 막으려면 스무 살 때부터 아이크림을 열심히 발라야 한다.

Truth 주름이 생기기 쉬운 눈가에 자외선차단제를 꼼꼼히 바르는 것이 더 중요하다. 하루 종일 눈가가 건조하지 않다면 아이크림은 전혀 바를 필요가 없다.

안티에이징에 목숨 거는 사람들이라면 얼굴에 크림만 바르는 것으로 주름이 예방된다고 믿지는 않을 것이다. 주름개선용 에센스와 크림, 마스크, 자외선차단제까지 꼼꼼히 바르는 걸 당연시할 것이다. 하지만 눈가 피부에 자외선차단제를 발라야 한다는 개념은 아예 찾아볼 수 없다. 얼굴보다 더 주름이 생기기 쉬운 눈가에 15㎖짜리에 십만 원이 넘는 크림 하나만 바르면 주름을 막을 수 있다고 생각하는 것 같다.

'아이크림=고기능성=고가'의 공식은 화장품회사에서 만들어낸, 그리고 당신의 친구가 신봉하는 환상에 불과하다. 그렇다면 나는 아이크림의 사용을 부정하는가? 그렇지는 않다. 아이크림이 왜 필요한가에 대한 질문에 내 답변은 언제나 같다.

"아이크림은 핸드크림과 마찬가지예요. 만약 바디로션을 손에 발랐는데도 보습력이 부족할 때 좀더 진한 핸드크림을 바르는 것처럼, 얼굴크림을 눈가까지 발라도 눈가가 건조하다면 아이크림을 바르는 것이 당연해요. 하지만 아이섀도 화장이 오후엔 지워질 정도로 눈가에 피지분비가 많고 하루 종일 눈가 건조를 전혀 못 느낀다면요? 바를 이유가 전혀 없지요."

그럼 눈가의 주름 관리는 어떻게 할까? 눈도 얼굴의 다른 부위와 다를 바가 없다. 눈가 관리에서 자외선차단은 결코 간과되어서는 안 된다. 내가 고가의 아이크림을 추천할 때에는 대부분 그 제품에 자외선차단 기능이 있기 때문이다. 눈 주위는 피부가 얇은 만큼 자외선에 의한 손상도 훨씬 빨리 이루어진다. 자외선차단 기능의 아이크림이나 선글라스로 자외선을 철저히 차단하도록 하자.

🌸 자외선차단 기능이 있는 아이크림의 예 (SPF는 '자외선을 차단해주는 강도'를 뜻함)

- 랑콤 UV 엑스퍼트 아이 뉴로쉴드 SPF30/PA++
- 크리니크 더마 화이트 아이 모이스처 SPF15/PA++
- 클라란스 썬 링클 컨트롤 아이 컨투어 크림 SPF30
- 키엘 울트라 모이스처라이징 아이스틱 SPF30
- 라 프레리 더 스마트 아이크림 셀룰라 모이스처라이저 SPF15

🌸 뷰티 테스트 _ 당신은 아이크림이 필요한가?

당신은 아이크림이 필요하다

- 페이셜크림을 눈가에 바르면 자꾸 눈 쪽으로 흘러들어가 눈이 시리다. ☐
- 로션이나 크림 하나만 바르면 눈가가 계속 당기는 느낌이 든다. ☐
- 페이셜크림이 고농도의 기능성제품이라 눈가에 바르면 피부가 붉어지고 자극이 온다. ☐
- 가을이나 겨울에 눈가에 버짐이 피듯 각질이 일어난다. ☐
- 메이크업을 하면 눈가 쪽만 유독 화장이 잘 갈라지고 푸석해 보인다. ☐

당신은 아이크림이 필요 없다. 적어도 지금 이 순간엔.

- 태어나서 눈가 건조란 건 느껴본 적이 없다. ☐
- 아이메이크업을 하면 쉽게 지워진다. ☐
- 눈가에만 엄마의 영양크림(혹은 겨울철에 사용하던 리치한 크림)을 발랐더니 아이크림을 바른 것처럼 촉촉하다. ☐
- 아이크림만 바르면 눈가가 붓는다. ☐
- 아이크림을 바르면 좁쌀 여드름 같은 비립종이 생긴다. ☐

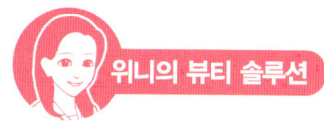 **위니의 뷰티 솔루션**

Q 효과가 없다면 이 비싼 아이크림을 왜 바르겠어요?

주위에 아이크림을 안 바른 언니들은 눈가 주름이 자글자글하더라고요. 어렸을 때부터 꾸준히 바른 언니들은 눈가가 팽팽하고요. 그게 아이크림이 주름을 막아주는 기능성 크림이란 증거 아니겠어요? 최근에 아이크림을 바르기 시작했는데, 확실히 눈가 피부가 부드러워지고 주름도 사라지더라고요. 그러니까 아이크림이 주름을 관리해주는 기능성제품인 것은 확실해요!

A 마음에 드는 아이크림을 열심히 바르면서, 그 위에 자외선차단제를 바르거나 선글라스 쓰는 것을 잊지 마세요.

아이크림을 발라 주름이 안 생겼다는 사실을 과학적으로 검증하려면, 팽팽한 눈가를 가진 그 언니 분께서 한쪽에는 아이크림을, 다른 한쪽에는 아이크림을 바르지 않은 상태에서 비교를 해야 하지요. 눈가의 충분한 보습이 링클케어에서 매우 중요한 것은 사실이에요. 수분을 잃은 건조한 피부 표면은 쉽게 주름이 지죠. 하지만 눈가 주름을 유발하는 요소는 그 외에도 여러 가지가 있어요. 풍부한 표정도 주름의 한 원인이 되죠. 웃는 모습이 너무나도 매력적인 효리 씨의 눈가에 주름이 있는 이유가 그녀가 아이크림을 살 돈이 없어서라고 생각하진 않지요? 강조하고 싶은 것은, 눈가 주름을 피하기 위해선 보습력이 좋고 기능성 성분을 함유한 아이크림을 바르는 것도 중요하지만, 무엇보다도 눈가에 자외선차단을 더 철저히 해야 한다는 거예요.

거짓말 12

싼 화장품 바르면 피부가 썩어!

Myth 저가화장품의 싸구려 성분들이 피부트러블의 원인이다.

Truth 화장품의 높은 가격이 피부트러블을 막아주지는 못한다. 고가화장품에서도 저가화장품에 사용되는 성분을 얼마든지 찾을 수 있다.

정말 겔랑이나 시슬리 제품을 사용하면 얼굴에 광이 나고 미샤나 더페이스샵 제품을 바르면 얼굴이 썩을까? 이들 제품을 모두 사용한 경험자인 나의 대답은 당연히 NO.

명품브랜드의 고가크림들도 성분표를 자세히 살펴보면 저렴한 브랜드 제품과 크게 다르지 않다는 것을 오랫동안 강조해왔다. 물론 고가의 제품과 저가의 제품이 완전히 동일하다고 할 수는 없다. 같은 이름을 가진 성분이라도 원산지와 등급에 따라 달라지며 원료를 보호하는 포장과 신원료 개발에 따른 연구비도 제품의 가격 차이에 영향을 미친다.

저렴한 보습 성분으로만 이루어진 중저가제품이 최신 연구와 고농축 기능성 성분을 결집한 고가제품과 비교할 때 상대적으로 안티에이징 효과가 떨어질 '가능성'이 있는 것 역시 사실이다. 하지만 '저가화장품이 노화를 부추기고, 피부를 상하게 한다'는 말은 아무 과학적 근거가 없는 주장이다. 물론 기술력 하나 없는 급조된 회사에서 형편없는 포뮬레이션으로 만든 제품은 피부에 바르나 마나 한 효과를 주겠지만, 그런 회사들은 삽시간에 사라지기 때문에 언급할 가치조차 없다.

그렇다면 주변 친구들 사이에서나 온라인상에서 저가화장품 사용에 의한 피부트러블의 불평이 왜 끊이지 않는 것일까. 모든 화장품은 고가이고 저가이고, 천연이고 합성이고를 떠나서 개개인의 피부상태에 따라 트러블 가능성은 얼마든지 존재한다. 그러나 여성들은 고가화장품에 의한 트러블에 대해서는 비교적 관대하다. 그저 '내 피부는 랑콤이랑 안 맞더라고' '아베다는 식물성이라던데 아로마 성분이 나랑 잘 안 맞나봐'라고 말하지만, 저가의 화장품을 사용할 때는 그 사용 시점부터 이미 '괜히 싼 거 샀다가 트러블 나는 거 아냐?'라는 불안감이 잠재해 있다. 그리고 피부트러블이 나면 '거봐, 그럴 줄 알았다니까'라고 바로 그 비난의 화살을 '화장품 가격'에 돌리는 것이다. 어떤가, 좀 찔리지 않는가?

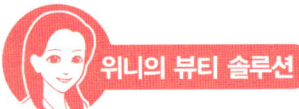

Q 싼 화장품을 사용하면 자꾸 피부트러블이 생겨요.

저렴하면서도 좋은 화장품을 쓰고 싶은데, 미샤나 더페이스샵 같은 저렴한 브랜드의 제품을 쓰면 자꾸 피부트러블이 나요. 예전에 사용하던 백화점 브랜드의 것을 사용하면 금방 다시 괜찮아지고요. 제 피부는 왜 이렇게 돈을 밝히는 걸까요.

A 피부트러블은 화장품의 성분 때문이지 싼 가격 때문이 아니에요. 자신의 피부에 잘 맞는 제품을 고르세요.

비싼 화장품이라고 저가화장품과 완전히 다른 성분을 사용하는 건 아니지만, 그렇다고 모든 화장품회사가 동일한 성분을 사용하는 것도 아니죠. 저가브랜드라고 다 품질이 같은 건 절대 아니고요. 화장품회사가 저가이냐 고가이냐를 따지는 것은 아무런 의미가 없어요. 어떤 성분을 사용하는지가 다를 뿐이지요. 그리고 저렴한 제품을 사용할 땐 괜찮은데 비싼 화장품만 사용하면 트러블이 나는 경우도 굉장히 많답니다. 화장품의 성분표를 주의 깊게 살펴보면 조금씩 특징이 있는 걸 알 수 있어요. 주 고객층에 맞게 반복적으로 사용하는 성분들이 있죠. 랑콤 제품에서는 글리세린, 에스티로더에서는 실리콘, 시슬리에서는 미네랄오일, 크리니크와 비오템에서는 살리실산 성분이 주로 눈에 띄죠. 내 피부에 트러블을 일으키는 공통적인 성분을 알아두는 게 좋아요. 이제는 국내에서 판매하는 모든 화장품에 전성분을 표시하기 때문에 알아내기가 더 쉬워졌죠. 만약 뉴트로지나의 딥클린 제품을 썼는데 자극을 느낀다면 같은 살리실산(BHA)을 주성분으로 하는 크리니크의 턴어라운드나 리리코스의 마린 라인 제품에도 자극을 받을 가능성이 있죠. 그러니 원망은 상표가 아니라 화장품 성분에 하세요.

🌸 뷰티 퀴즈 _ 내 수분크림, 얼마짜리일까?

4개의 수분크림이 있다. 성분표에서 제일 처음 나오는 주요 성분 6개를 기초로 하였고, 반복되는 성분은 굵은 표시를 하였다. A~D사 제품의 가격을 매겨보자.

A: (   )원
녹차추출물 (73% 함유)
에탄올 : 알코올
사이클로펜타실록산 : 실리콘/ 모발컨디셔닝제,
　　　　　　　　　피부유연화제
부틸렌글라이콜 : 피부컨디셔닝제, 점도감소제
베타인 : 모발컨디셔닝제, 보습제, 피부보습제
글리세린 : 모발컨디셔닝제, 피부보습제, 피부보호제,
　　　　　점도감소제

B: (   )원
정제수, **사이클로펜타실록산**
펜틸렌 글라이콜 : 피부컨디셔닝제
피피지-8 디메치콘 : 실리콘, 피부유연화제,
글리세린, **부틸렌글라이콜**

C: (   )원
정제수, **사이클로펜타실록산**, **부틸렌글라이콜**,
　　　　글리세린
자작나무껍질·잎추출물 : 향료, 피부컨디셔닝제
흰무늬 엉겅퀴추출물 : 피부컨디셔닝제

D: (   )원
정제수, **부틸렌글라이콜**, **글리세린**
스쿠알란 : 모발컨디셔닝제, 수분증발차단제
하이드로제네이티드레시틴 : 계면활성제-유화제,
　　　　　　　　　　　　피부컨디셔닝제
트리에칠헥사노인 : 모발컨디셔닝제, 수분증발차단제

● 정답 ●
A : 이니스프리 그린티 퓨어 하이 크림 50g 1만3천 원대
B : 해피바스 아쿠아리즈 아쿠아 하이드로부스터 크림 40g 2천 원대
C : 리리코스 마린 이펙트 아쿠아 썬지 크림 50g 5만 원대
D : 끌레드포보떼 크렘이드라탕상시엘 수분크림 50g 12만 원대

거짓말 **13**

너도 이제 모공 관리 시작해야지

Myth 화장품을 바르면 모공을 수축할 수 있다.
Truth 타고난 모공의 크기는 줄일 수 없다.

인간은 망각의 동물이라 여성은 출산의 고통을 잊고 또 다시 아기를 가진다고 한다. 같은 원리로 많은 여성들이 전혀 효과가 없었다는 것을 잊고 또 모공수축 화장품을 산다.

'어쩜 고현정은 얼굴에 모공 하나 없어요?'

모공이 보이지 않는다는 말은 여성의 피부에 바치는 최대의 찬사이다. 주름이 안 보이면 보톡스를 맞았겠지, 얼굴이 빵빵하면 지방을 넣은 것이 틀림없어, 흰 피부? IPL 했겠지. 주름이나 미백에 관해서는 원인이 바로바로 나오지만 모공이 안 보이는 피부에 대한 미스터리는 누구도 쉽게 풀지 못한다. 그래서 여성들은 모공 화장품에 대한 미련을 결코 버리지 못하는 게 아닐까.

20여 년 전만 하더라도 모공을 조여주기 위해 모든 여성들이 '아스트린젠트(수렴성이 큰 화장수, astringent)'를 사용했는데, 현재는 매우 다양한 종류의 모공 관련 화장품들이 나와 있다. 모공 관련 화장품은 성분에 따라 다음과 같은 기능을 가진다.

❶ 주성분 BHA(살리실산) : 각질 관리

모공 벽의 두툼한 각질을 없애주어 모공이 막히지 않도록 돕는다.

예) 닥터브랜트 포어레스젤, 폴라스초이스 베타 하이드록시 애씨드 젤
    (1%, 2%).

❷ 주성분 효소(파파인), 실리카, 사포닌, 위치하젤 : 피지 관리, 수렴작용

아스트린젠트나 매티파이어(피지흡착제)가 대표적. 피부 표면의 유분을 닦아내거나 흡착한다. 블랙헤드의 청소도 모공을 수축시키는 한 방법.

예) 비오템 비오쀼르 포어 리듀서 터치, 글로우 스파, 랑콤 포어엑스퍼

트 3D 콜라겐CX, 로쥬키스 포어타이트닝 소스.

❸ 주성분 에탄올, 멘톨 : 피부온도조절

여름철에 '아이스, 쿨' 등의 이름을 붙인 제품. 알코올 등을 이용해서 순간적으로 피부온도를 낮추지만 그 효과는 극히 찰나에 가깝다.

❹ 주성분 디메치콘 : 모공커버

실리콘 베이스의 제품들로 이루어져 있으며 링클케어 제품과 같은 방식으로 요철을 막아 '즉각적(시각적)'으로 피부 표면을 매끈하게 보이도록 도와준다.

예) 크리니크 포어미니마이저 인스턴트 퍼펙터, 에스티로더 아이디얼리스트 포어미니마이징 스킨 리휘니셔.

❺ 비타민C, 항산화 성분 : 탄력회복

콜라겐과의 합성을 촉진함으로써 힘없는 피부 전반에 탄력을 주어 모공이 촘촘해 보이는 효과를 준다.

예) 뷰티크레딧 레드와인 포어컨트롤 에센스, NV 페리콘 MD 어드밴스드 페이스 퍼밍 액티베이터.

❶~❷번에 해당하는 제품은 원래 모공의 크기를 줄여주는 것이 아니라 피지와 각질로 인해 일시적으로 확장된 모공을 원래의 크기로 되돌려주는 역할을 한다. ❸번은 일시적으로 모공수축을 유도하며 ❹번은 일종의 메이크업 효과로 모공이 작아 보이는 착시현상을 준다. 결론적으로 ❺번의 탄력회복 외에는 모공의 '크기' 자체를 축소해주는 제품은 없다고 해도 과언이 아니다.

지성피부는 선천적으로 모공이 크므로 어떠한 방법을 쓰더라도 모공을 더 작게 만들 수는 없다. 제발 건성피부를 가진 성인 여성이 모공을 줄이기 위해서 지성피부용 모공 화장품을 사용하지 않기를 바란다. 피부의 수축이 모공을 중심으로 이루어진다면 더할 나위 없겠으나 방향을 잃고 사방팔방으로 피부가 당기기 시작하면 피부의 결점이 그대로 드러나, 촉촉하게 보습이 된 상태에선 보이지 않던 모공까지 오히려 더 눈에 띄게 된다는 점을 잊지 말자. 나이가 들어감에 따라 중력에 의해 세로줄로 늘어나는 모공은 조금 다른 이야기인데, 모공이라고는 모르던 건성피부에도 피해갈 수 없는 현상이다. 코스메슈티컬 브랜드의 노화 피부의 재생을 돕는 제품군 중에서 모공수축을 기능 중 하나로 언급하였다면 이는 모공을 줄여준다기보다는 주름, 미백, 탄력 등 모든 노화의 징후 중 하나인 모공확장을 안티에이징 관리로써 조금이라도 줄어들도록 시도를 해주는 제품이므로, 이러한 콘셉트의 제품을 사용하면서 매일매일 확대경으로 모공을 체크하는 강박증은 버리도록 하자.

　개인적인 치료경험이나 에스테틱 관리경험으로 미루어, 가장 모공에 좋은 관리는 퍼밍 관련의 레이저·고주파 트리트먼트와 박피를 꼽을 수 있다. 레이저시술은 피부 리프팅의 부수적 효과로 중력의 힘으로 늘어진 모공이 바짝 당겨진 느낌을 주었고, 박피시술은 모공의 가로 크기보다는 깊이를 줄여줌으로써 피부가 차오르는 좋은 효과를 준다. 이런 방법을 총동원하여 조금이라도 모공이 줄어들면 굉장히 좋은 것이지만 줄어들지 않더라도 너무 실망은 하지 말자. 노화 피부에는 주름이나 모공을 커버해주는 '실리콘'이라는 베스트프렌드가 있으니까.

거짓말 14

화장품에도
궁합이 있는 거 모르니?

Myth 화장품 성분끼리도 궁합이 있기 때문에 함께 쓰는 것을
금하는 성분들은 같이 사용하지 않는 것이 좋다.

Truth 무조건적인 나쁜 화장품 궁합은 없다. 사용 방법에 따라
나쁜 궁합이 더 좋은 궁합이 될 수도 있다.

나는 화장품을 한 회사 것만 주로 사용하지 않고, 이 브랜드 저 브랜드 섞어 쓰는 걸 좋아한다. 한 회사가 모든 제품을 우수하게 만들 수는 없으므로, 각 회사의 가장 좋은 제품끼리 사용할 때 가장 좋은 효과를 본다고 믿기 때문이다.

잡지나 인터넷을 보면 화장품 궁합에 대한 기사가 굉장히 많다. 어떤 성분은 이렇게 써야 좋다고 나오고, 때로는 반대로 효과가 아주 나빠질 수도 있다고 씌어 있다. 어느 잡지에서 좋은 궁합이라고 나온 게 다른 신문에선 상극이라고 나온다. 그렇지 않아도 어떤 제품을 함께 사용해야 할지 머릿속이 복잡한데 설상가상으로 기사마다 내용도 조금씩 다르게 나온다. 뷰티 정보의 홍수 속에서 혼란스러워하는 여성을 위해서 신께선 화장품 라인이란 걸 창조하셨나보다.

궁합론에 의한 화장품 짝짓기 관련 기사는 화장품회사와 매장에서 볼 때 매우 기특하다고 할 수 있다. 화장품 판매원은 '새로 산 화장품과 기존의 것을 어떻게 사용해야 할까'라며 혼란스러워하는 여성의 머릿속을 꿰뚫어보는 엄청난 투시력을 가지고 있다. 그리고 그 기회를 결코 놓치지 않고, '함께 쓰면 좋을 화장품'을 척척 꺼내놓아 고객이 집에서 사용하던 화장품을 모두 화장대 뒤편으로 보내버리는 엄청난 위력을 발휘한다.

그러나 나는 화장품 궁합에 대한 기사를 볼 때마다 매우 불쾌해진다. 그 기사를 읽고 난 여성들은 화장품에 대한 지식이 늘어나 똑똑한 쇼핑을 할 수 있다고 착각하게 만들어 여성을 더욱 우민화(화장품 쇼핑 유도)시키기 때문이다. 화장품 사용에 관해서는 탁상공론에 그쳐서는 안 된다. 직접 사용을 해서 화장품의 효과와 부작용을 스스로 판단해야 한다.

그리고 화장품은 성분 하나하나가 물론 중요하지만 하나의 완제품으로서, 그리고 두 제품 이상이 함께 시너지를 이루는 종합적인 트리트먼트 프로그램으로 봐야 한다. 나무만 보지 말고 숲을 보라는 명언은 화장품에도 적용된다. 화장품 궁합에 대한 기사들은 얼핏 꽤 과학적으로 풀은 듯하지만 매일매일 손님들의 피부를 마주하며 관리를 하는 나로서는 실소를 머금게 하는 내용들도 꽤 많다. 이러한 나쁜 궁합의 예가 오히려 가장 좋은 예일 때도 많기 때문이다.

기사에서 자주 소개하는 화장품의 나쁜 궁합

- **비타민C + 각질 관리 화장품(AHA, BHA)** 두 가지 제품이 모두 pH가 낮기 때문에 피부자극을 불러올 수 있다고 한다. 비타민C 10% 함유 세럼과 AHA(아하) 10% 함유 크림을 연달아 바르는 건 나도 반대다. 하지만 이 각질제거 제품들이 잠시 피부에 머물다가 씻겨나가는 클렌저이거나 0.5~1% 정도의 BHA(바하) 토너라면 이야기는 달라진다.

비타민C처럼 성분 자체는 우수하지만 피부 속까지 침투해 유효성을 발휘하기 어려운 제품이라면 각질이 쌓인 피부엔 더더욱 효과적으로 작용하기 힘들다. 이때 조금이라도 각질의 방해를 덜 받는다면 기대했던 것보다 더 큰 효과를 볼 수 있다. 그리고 대부분의 화이트닝 라인의 클렌저와 토너는 각질제거 성분을 함유하고 있고 화이트닝 세럼엔 비타민C가 들어가 있다. 순수비타민C 제품으로 유명한 셀렉스C는 비타민C 세럼의 효과를 높이기 위해 AHA와 BHA 성분을 함유한 클렌저와 토너가 함께 판매된다. 스킨수티컬즈에서 나온 15%의 비타민C와 10%의 AHA가 함유된 'C+AHA'라는 세럼은 비타민C 침투를 극대화한 제품이라고 할 수 있다.

● **비타민C + 콜라겐** 비타민C가 콜라겐을 응고시켜 피부침투가 힘들다고 한다. 하지만 원래 콜라겐 자체는 피부에 침투되는 성분이 아니다. 화장품 성분의 콜라겐은 분자의 크기가 너무 커서 피부 안으로 침투하여 탄력을 주는 역할을 결코 수행할 수 없다[164쪽 '거짓말 25'의 '워니의 뷰티 솔루션' 참조]. 화장품에서 콜라겐의 주기능은 애초부터 보습이다.

비타민C 에센스를 바른 직후 콜라겐 에센스를 바른다면 아마 뭉글뭉글해지는 콜라겐 입자로 인해 피부흡수가 전혀 안 되겠지만, 비타민C를 피부에 침투시킨 후 콜라겐을 냉동건조해서 만든 벨벳 마스크를 붙였다 떼어내면 그 어떤 미백마스크보다 훌륭한 효과를 볼 수 있다.

위 예의 설명을 통해 함께 사용하는 화장품의 성분이나 농도가 어떤지에 따른 궁합이라는 기자들이 만든 탁상공론은 아무 의미가 없음을 알 수 있다. 게다가 화장품을 만드는 연구원들은 가장 나쁜 궁합의 성분들을 절묘하게 조합하여 우수한 화장품을 만들어내기까지 한다. 비쉬의 '레티C 아이크림'은 최악의 궁합이라는 레티놀과 비타민C를 함께 결합한 아이크림으로 기능성에 한계를 가지는 아이케어에 안티에이징을 한층 더 적극적으로 도입한 제품이라고 할 수 있다.

거짓말 15

기능성제품을
낮에 쓰면 더 빨리 늙어!

Myth 기능성화장품은 저녁에만 사용해야 한다.

Truth 기능성화장품의 성분에 따라 가장 효과적인
사용시간대가 다르다. 오히려 낮에 사용할 때 가장
효과적인 기능성화장품들도 많이 있다.

기능성화장품은 광안정성(지속력)이 약해 낮에 사용하면 효과가 떨어진다는 이야기는 익히 들어서 알고 있다. 하지만 노화를 방지하기 위해 사용하는 기능성제품을 낮에 사용하면 피부가 더 빨리 늙는다니, 대체 무슨 이유로 그렇다는 걸까?

피부의 조기노화 원인의 90%는 자외선이다. 만약 사용하는 제품이 피부가 자외선으로부터 민감해지도록 유도를 한다면 그 제품은 노화를 촉진할 수 있다. 기능성 성분 가운데에는 각질탈락을 유도하는 성분들이 있다. AHA, BHA, 레티놀이 대표적이다. 이러한 성분을 함유한 화장품을 바르면 햇빛에 피부가 더욱 민감해지고 햇빛으로 인한 피부 노화가 가속화될 수 있기 때문이다. 그러나 이 광민감은 밤에 화장품을 사용한다 하더라도 마찬가지로 나타난다. 밤 동안 각질을 분해해놓으면 낮 동안에 피부가 자외선에 예민해지는 것은 당연한 수순이다. 그러므로 기능성화장품을 낮에 사용하건, 밤에 사용하건 철저한 자외선차단은 필수이다.

한국의 아이오페급으로 볼 수 있는 미국의 가장 대표적인 레티놀 브랜드인 ROC와 뉴트로지나는 '록 레티놀 코렉션 딥 링클 데일리 모이스처라이저 SPF30' '뉴트로지나 헬시스킨 안티링클 SPF20' 등의 자외선차단 성분을 함유한 레티놀 제품을 선보이고 있다. 둘 다 존슨앤존슨사 산하의 화장품회사이며, 존슨앤존슨 산하의 제약회사에서는 '레티노익 산'을 이용한 FDA(미국식품의약국) 승인의 노화 치료 약품인 레노바를 제조하고 있다

다만 레티놀은 아침저녁 모두 사용할 때 피부의 예민화 가능성이 두 배가 된다는 점도 잊으면 안 된다. 내 피부는 튼튼하다고 자부한다면 레티놀 제품을 아침저녁 열심히 사용하도록 하자. 어차피 레티놀 제품은 용기를

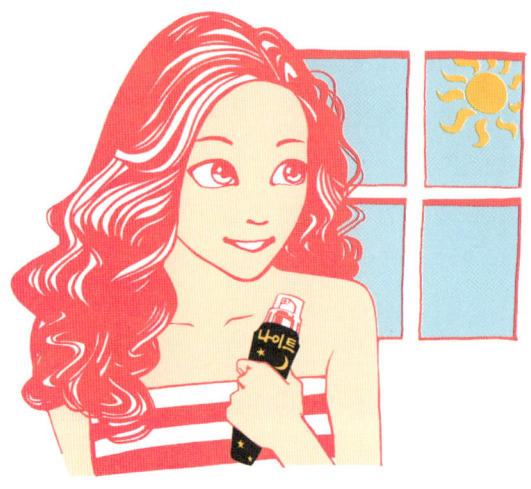

연 시각부터 성분파괴가 급속하게 일어나므로 아깝다고 조금씩 쓰거나 하면 결국 나중엔 유효성분이 다 날아간 크림밖에 남지 않는다. 그러나 쓰는 동안 피부가 간질간질하면서 각질탈락이 심하게 가속화되는 경향이 있다면 욕심 부리지 말고 하루 1회 사용(밤)으로 만족하도록 하자.

낮 동안의 사용을 권하지 않는 또 다른 이유는 제품의 효능이 떨어질 가능성이 높아서이다. 낮에는 기능성제품 외에도 자외선차단제, 메이크업 등으로 레티놀 성분이 단독으로 작용하기 힘든 면이 있고 자외선, 땀, 피지 등에 의해서 성분이 쉽게 파괴된다.

많은 여성들이 비타민C가 햇빛에 약하기 때문에 밤에 사용하는 제품으로 알고 있으나 오히려 비타민C는 낮에 사용할 때 가장 효과적인 성분이다. 뛰어난 항산화 성분인 비타민C를 자외선차단제와 다른 항산화 성분(코엔자임Q10, 비타민E 등)과 함께 사용할 때 자외선이 유발하는 피부의 염증반응을 감소시키고 유해산소로부터 피부를 보호하는 효과를 여러 연구에서 인정받았다. 기능성제품이라 낮에 쓸 수 없다고 너무 쉽게 포기하지 말자! 오히려 피부를 유해환경에 무방비로 노출하기보다 기능성제품을 적절히 사용하는 것이 피부를 보호하는 또 하나의 무기가 될 수 있다.

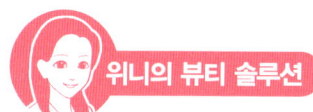
위니의 뷰티 솔루션

Q 에스티로더의 나이트 리페어를 아침에 사용해도 될까요?

에스티로더의 유명한 갈색병 에센스 어드밴스드 나이트 리페어를 몇 통째 사용하고 있어요. 피부 톤도 환해지고 얼굴이 촉촉해진 걸 보면, 이 제품은 제 피부에 잘 맞는 거 같아요. 위니 님의 리뷰에도 이 제품은 좋은 보습제라고 나와 있는데, 저도 써보니 에센스 겸 로션으로 사용하기 적합한 것 같아요. 그래서 밤에만 사용하지 않고 낮에도 쓰고 싶어요. 광고에도 "하루 2번 사용해도 된다"고 씌어 있고요. 그래도 제품명에 '나이트'가 들어가 있으니 왠지 낮에 바르면 안 될 거 같기도 해요. 레티놀이 들어 있다고 하던데, 이 제품을 계속 밤에만 써야 할까요?

A 자외선차단제만 열심히 바른다면, 낮에 사용해도 돼요.

어드밴스드 나이트 리페어는 낮 동안 시달린 피부를 회복시켜주는 에센스라고 보면 돼요. 레시틴, 토코페롤, 히아루론산, 비타민B, 비사보롤 등의 성분은 모두 보습을 해주고 항산화 및 피부 진정 작용을 하죠. 밤 동안 거칠어지고 손상된 피부를 회복시키는 데 최적의 성분이지만, 그렇다고 낮에 사용해서는 안 될 성분은 결코 아니에요. 이 모든 성분들은 낮 동안에 사용하는 화장품에서도 얼마든지 볼 수 있고 또 데이타임용 화장품으로써 훌륭한 역할을 해내죠.

이 제품에서 유일하게 '나이트용' 성분이라고 할 만한 것은 '레티놀 유도체' 성분이죠(순수 레티놀은 아니에요). 물론 밤에 사용할 때 가장 효과적이나 낮 동안의 사용을 절대로 금하는 성분은 결코 아니에요. 사실 '어드밴스드 나이트 리페어'의 효능에 레티놀유도체가 차지하는 비중은 그리 크지

코스메틱 사전

비타민 A의 성분들 비타민 A의 성분들은 다양한 이름을 가지고 있다. 성분의 생체 내 변환은 '레티닐 팔미테이트 → 레티놀 → 레티날드하이드 → 레티노익 산(정상 등극!)' 순으로 진행한다. 피부 속에서 백퍼센트 다음 단계로 전환되는 것이 아니기 때문에 초기 단계의 성분일수록 많은 함량을 요구한다.

레티놀 유도체(retinyl palmitate) 순수레티놀에 팔미틱 산(palmitic acid)을 결합한 성분. 레티놀보다 피부자극이 덜하며 순수 레티놀에 비해 좀더 안정적이며, 건성피부의 개선에 도움이 된다는 이유로 노화 피부를 위한 스킨케어 제품에 많이 사용되고 있다. 피부 속에서 레티놀로 전환이 될 때 비로소 레티놀의 효능을 가질 수 있다. 유효함량은 10000IU 이상.

레티놀(retinol) 유효함량은 2500IU 이상. 레티놀의 함량은 %, IU 두 가지로 표시한다. 일반적으로 레티놀은 레티노익 산의 약 1/20 정도의 강도로 여긴다. 라로슈포제 바이오메딕 레티놀은 3가지 강도(0.1%, 0.3%, 0.6%)로 스킨수티컬즈는 두 가지 강도(0.5%, 0.1%)로 나오기 때문에 처음 사용하는 사람들은 낮은 강도부터 선택해서 서서히 높여나가는 것이 좋다. 레티놀의 기능은 다음과 같다.

피부결 개선 각질형성 세포의 증식을 자극하여 노화로 인해 둔화되는 피부세포의 턴오버 주기(28일)를 정상화시켜 거친 피부를 개선시킨다. 진정 효과로 주름의 깊이를 시각적으로 줄인다.

모공수축 모낭 속의 각화물질을 제거하여 모공이 정상적 크기로 돌아오게 해준다.

않거든요. 게다가 재미있는 사실은 이 제품에는 소량의 자외선차단 성분이 들어 있다는 점이에요. SPF 지수가 표시되어 있지 않더라도 화이트닝 로션이나 안티에이징 제품에 자외선차단 성분이 함유되는 일은 그리 드물지 않아요. 기능성제품을 사용하면서도 자외선차단을 철저히 하지 않는 많은 여성들을 위한 화장품회사의 '배려'(?)라고 해야 할까요? 그런데 '나이트'라고 이름 붙인 제품에 자외선차단 성분을 넣었다니 조금 아이러니하네요. 아마 에스티로더 쪽 역시 님처럼 낮 동안 이 제품을 사용하고 싶어하는 여성들이 분명 있으리라고 생각했던 게 분명해요.

화이트닝 멜라닌색소 합성을 억제하여 색소침착을 막아준다. 정상적 턴오버로 표피에서의 멜라닌 분산을 촉진하여 칙칙한 안색이 투명하게 개선되고, 노화로 인한 검버섯과 피부톤이 균일하지 않은 얼룩덜룩함을 고르게 해준다

보습 효과 진피층 기저 물질인 히아루론산의 합성을 촉진시켜준다.

진피방어 효과 항산화 작용으로 자외선과 염증에 의해 촉진되는 유해산소 발생과 콜라겐 파괴효소의 활동을 억제한다.

진피복구 효과 섬유아세포를 자극하고 새로운 콜라겐의 형성을 촉진하여 피부 표면의 주름을 개선하는 효과가 있다.

IU(international unit) 레티놀의 힘유량을 말할 때 국내 회장품은 IU라는 단위를 사용한다. 레티놀의 경우 1IU는 0.3μg에 해당한다. 2500IU의 레티놀에는 750μg의 레티놀이 들어있다는 의미이다(1μg = 1/1000000g).

레티노익 산(retinoic acid) 트렌트노인으로도 알려진 성분. 화장품 성분으로 사용되지 않는다. 레노바, 레틴A 등의 여드름 약품의 주성분. 진피층의 콜라겐 합성과 주름개선 효과를 인정받아 레노바는 FDA로부터 노화치료를 위한 약용크림으로 승인을 받았다. 레틴A, 레노바, 아비타 등의 이름으로 의사의 처방전을 받고 구입이 가능하다.

유효 함량 아비타 : 크림·젤(0.025%)
　　　　　레노바 : 크림(0.02%, 0.05%)
　　　　　레틴-A : 크림(0.025%, 0.05%, 0.1%), 젤(0.025%, 0.01%)
　　　　　레틴 A 마이크로 : 젤(0.04%, 0.1%)

거짓말 **16**

여드름용 화장품은 너무 독해!

Myth 여드름용 화장품은 피부에 너무 독해서 피부를 예민하게 하고 필요한 영양을 공급하지 못한다.

Truth 성인여드름을 위한 제품에는 충분한 진정 성분과 보습 성분, 안티에이징 성분이 포함되어 있다.

10여 년 전만 하더라도 한국에서 성인을 위한 여드름용 화장품은 거의 찾기가 힘들었다. 대부분의 여드름용 화장품은 '청춘의 상징'인 청소년의 여드름에 맞춰 피지를 닦아내고 소독을 하는 알코올 베이스의 제품들이 주류를 이루었다. 피부과 병원에 가면 나이 든 남자 의사가 다이알비누로 하루에 3번 세수를 하라는 조언을 하였다. 좀더 유명한 피부과에 가면 나으리라는 기대를 하고 가보니 일단 스케일링부터 하자 그러고, 자외선차단제를 반드시 바르라는 얘기는 쏙 빼놓았다. 25세 이후로 나타나는 성인 여드름의 예민함과 건조함을 관리해줄 제품들은 극히 한정되어 있어, '성인의 여드름용 화장품 = 독한 화장품'이라는 인식이 널리 퍼지면서 다들 여드름 치료를 받으면 피부가 망가진다고 여겼다.

그러나 2000년대에 들어서 전 세계적으로 성인여드름으로 고통을 겪는 여성들이 기하급수적으로 늘어났고 그에 맞춰 다양한 제품들이 출시되었다. 소독 위주의 성분보다는 항염 성분에 초점을 맞춘 화장품이 개발되었고, 피부 표면으로 분비된 피지를 벅벅 닦아내는 것은 큰 의미가 없다는 것도 널리 알려지게 됐다. 레티놀 화장품은 안티에이징뿐만 아니라 여드름 피부의 흉터재생과 색소침착 완화에 효과적이기 때문에, 성인여드름 트리트먼트 제품에서도 어렵지 않게 찾아볼 수 있다. 레티놀의 의약품 버전인 '레티노익 산'은 원래 주름 치료제로 승인받기에 앞서 여드름 치료제로 사용되던 성분이기도 하다.

여드름의 염증을 억제해주기 위한 항염 성분들, 여드름 피부의 모공을 정화하기 위한 각질 관리 성분들은 화이트닝·안티에이징 제품의 유효 성분으로도 사용되므로, 성인이 되어 여드름용 화장품만 사용하는 것에 대해 불안감을 가질 필요는 없다 부록 3 참조. 오히려 화이트닝·안티에이징 화장품이란 이름값 때문에 괜히 비싼 돈을 지불할 필요 없이 각종 기능성 성분을 망라한 제품을 사용할 수 있으니 일석이조가 될 수 있다.

🌸 성인성 여드름피부를 위한 여드름 케어 제품 예

- 라로슈포제 에빠끌라 K(BHA+LHA)
- 뮤라드 아크네 엑스폴리에이팅 젤(BHA+레티놀+감초추출물)
- 올레이 토탈이펙츠 플러스 블레미쉬 컨트롤(BHA+프로비타민 B5)
- 뉴트로지나 헬씨스킨 안티링클 안티 블레미쉬 크림(BHA+레티놀)

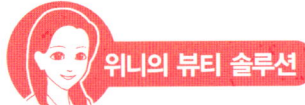
위니의 뷰티 솔루션

Q 여드름 피부엔 오일프리 화장품만 사용해야 하나요?

서른 살이 넘어 성인성 여드름으로 고생을 하고 있어요. 병원에 가니 오일프리 화장품만 사용해야 한다는데, 그러기에는 제 피부가 너무 건조한 거 같아요. 오일이 여드름에 그렇게 큰 악영향을 미치나요?

A 모든 오일이 여드름을 유발하는 것은 아니에요.

피부과 의사가 오일프리 화장품을 사용하라고 말한 건 어느 정도 이해가 가요. 화장품엔 수많은 종류의 오일이 들어가고, 이 오일들이 모공을 막는지 안 막는지를 의사나 환자가 일일이 확인하는 것은 불가능할 테니까요.

하지만 시중에는 모공을 막지 않는 오일 함유 제품들도 많이 있고, 화장품의 오일 성분이 여드름의 주원인도 아니에요. 흔히 생각하는 것처럼 오일이 코르크 마개처럼 모공을 막아서 여드름이 생기는 경우는 극히 드물어요. 피부 속에서 피지와 각질로 인해 이미 모공이 막혀 있는 상태에서 화장품으로까지 오일을 더할 이유는 없다는 것이 더 정확한 표현이지요.

더 중요한 사실은 '오일'이란 이름이 붙지 않은 성분들 가운데도 모공을 막을 가능성이 높은 성분들이 많이 있다는 것이죠. 여드름의 악화나 모공막힘 원인을 단순히 화장품이 오일이냐 오일프리냐로 판단할 수는 없어요. 여드름 치료를 받게 되면 스케일링이나 연고사용, 약물복용 등으로 피부가 많이 건조해지기 쉬워요. 이때 보습을 해줄 수 있는 가벼운 오일이 들어간 제품을 사용하는 것은 큰 문제가 되지 않아요. 오히려 피부의 예민화와 탈수를 막을 수 있는 좋은 방법이죠.

여드름 피부라고 반드시 여드름용 제품만 써야 하는 것은 아니에요. 여드름 피부의 개선을 위한 제품들과 또 기본적인 유수분 균형을 맞춰줄 수 있는 보습 화장품의 사용을 병행하세요. 화장품 성분표를 볼 때 처음 표시되는 5개의 성분 안에 모공을 막기 쉬운 성분들[부록 4 참조]이 들어 있는지 확인해보는 방법을 추천해드려요.

거짓말 **17**

민감성 피부용 화장품을 오래 쓰면 피부가 더 예민해져!

Myth 민감성 피부용 화장품에는 영양소와 기능성 성분이 적기 때문에 오랫동안 사용하면 피부가 면역력을 잃고 빨리 노화한다.

Truth 민감성 피부용 화장품에 함유된 항염 성분은 훌륭한 항노화 작용을 할 수 있다.

화장품을 피부의 밥으로 생각한다면 민감성용 화장품을 피부의 죽이나 미음으로 여기는 사람들이 많이 있다. 체하거나 몸이 아프다면 속을 더 편안하게 해주는 죽을 먹겠지만 이 죽을 한평생 먹고자 하는 사람은 없을 것이다. 장기적으로 사람에게 필요한 다양한 영양소를 공급받기 어렵기 때문이다. 같은 이유로 민감성 피부용 화장품은 건강한 피부가 아닌 약하고 예민한 피부에 맞춰 만들었기 때문에, 피부가 필요로 하는 '영양'이 충분히 들어 있지 않다고 믿는 것이다.

나는 개인적으로 "내 피부는 너무 민감해서요"라며 자신의 피부를 특별하게 보는 '피부 공주병' 여성들의 주장을 한 귀로 듣고 한 귀로 흘리는 편이다. 어쩌다 한두 화장품에 트러블이 난 경험으로 "아, 내 피부는 정말 예민해" 하면서 그후 10년간을 '민감성 피부 카드'를 꺼내며 우려먹는 여성들을 너무나 많이 봐왔기 때문이다.

20년 전에 비해 성인 여성들의 피부 예민화와 민감성 피부의 증가 속도가 매우 빨라진 것은 분명한 사실이다. 수많은 기능성화장품의 남용과 잘못된 스킨케어 습관은 후천적으로 민감성 피부로 만들기에 충분하다. 우리나라에도 한때 모든 화장품 브랜드에서 '민감성 전용 라인'이 나왔던 시절이 있었다. 대표적 예가 아모레의 '순정' 라인이다. 사실 그 당시의 제품들은 '물 반 오일 반'의 매우 평이한 성분을 함유한 것으로 정말 밥으로 따지면 '죽'에 가까운 제품들이 많이 있었다. 그때 생겨난 소문들이 아직까지 통용되는 것이 문제라면 문제이다.

최근엔 민감성 피부까지 고려한 마일드한 베이스로 전 제품들을 출시하는 회사가 늘어나고 있다. 비쉬, 아벤느 등의 약국용 화장품들이 대표적이

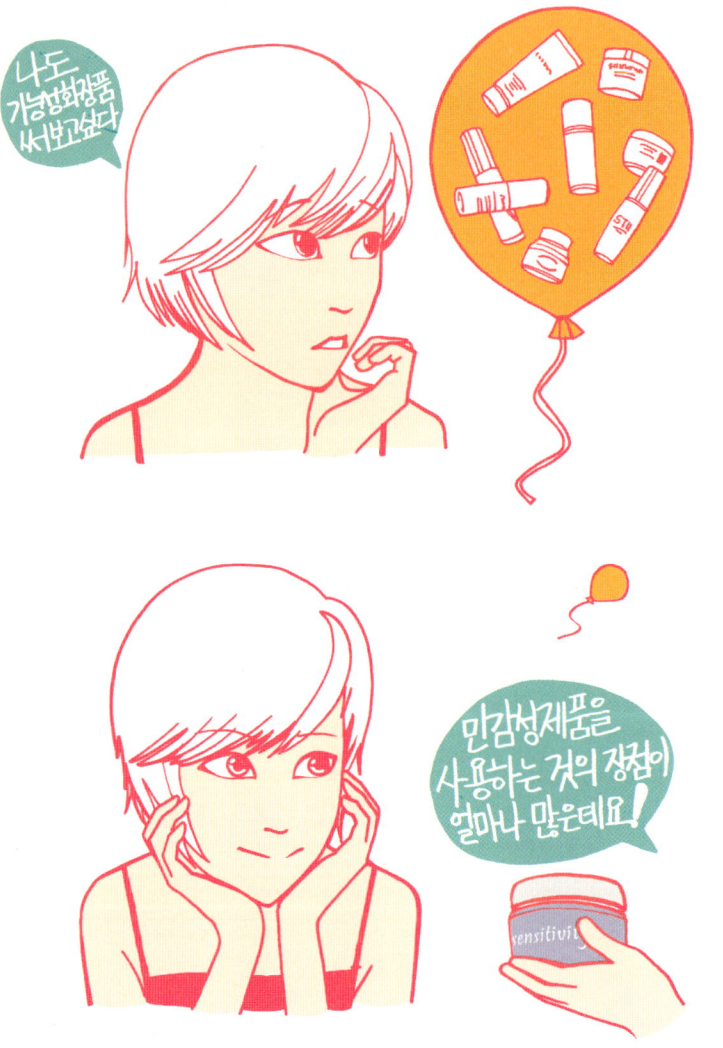

며, 문제성·예민성 피부를 염두에 두고 만든 유기농화장품 '캐롤프리스트'도 대표적인 민감성 피부용 화장품이라고 할 수 있다. 그렇기 때문에 더 이상 여성들이 '민감성 전용' 화장품만 고집할 필요가 없어졌다.

그렇다면 민감성 또는 비민감성 피부를 가진 일반 여성들도 이 제품들을 오랫동안 사용하면 피부가 약해지고 저항력이 떨어지며 노화가 빨리 진행할까? 전혀 그렇지 않다! 오히려 그 반대로 어떤 기능성화장품보다 더 효과적으로, 그리고 더 안전하게 항노화 트리트먼트가 가능할 수 있다.

인간의 노화이론에는 '유해산소설'이라는 것이 있다. '활성산소(free-radical)로 인한 염증현상으로 세포가 파괴되고 노화를 촉진한다'는 이론은 우리 신체 전반의 노화는 물론이고 피부의 노화를 설명할 수 있는 중요한 이론 중 하나이다. 그리고 화장품회사들은 더 우수한 항산화 성분을 찾아내어 화장품에 적용하기 위해 엄청난 연구비를 쏟아붓고 있다. 대부분의 항산화 성분들은 항염 효과도 동시에 가지고 있기 때문에 예민한 피부의 베스트프렌드라고 할 수 있다. 자극받은 피부를 진정시킴과 동시에 항노화 작용까지 할 수 있으니 이것이야말로 일석이조다.

예민한 피부를 가진 여성들이여, 다른 친구들이 사용하는 기능성 성분을 사용할 수 없다고 좌절하지 않기를 바란다! 오히려 긍정적으로 생각해 보자. 튼튼한 피부를 가지고 있다는 것은 다른 말로 튼튼한 각질층을 가지고 있다고 풀이할 수 있다. 튼튼한 각질은 효과 좋은 화장품 성분의 흡수와 작용을 방해한다. 그렇기 때문에 그들은 레티놀이나 AHA 등의 성분을 이용해 그 각질들을 없애려고 오늘도 큰돈을 쏟아붓는 것이니까.

거짓말 18

내성이 생기니까 화장품은 주기적으로 바꿔줘야 해!

Myth 고기능성화장품을 한 가지만 계속 사용하면 피부가 기능성 성분에 내성이 생겨 나중엔 효과를 볼 수 없다.

Truth 화장품은 피부의 기능에 미치는 효과가 약하다. 노화를 촉진하지도, 내성이 생기지도 않는다. 그러므로 자신에게 잘 맞는 화장품이라면 몇 년이고 계속 써도 상관없다.

항생제를 장기간 복용하면 내성이 생기고 몸은 더욱 강한 항생제를 필요로 한다. 설상가상으로 항생제가 듣지 않는 변성 바이러스까지 생겨 신체는 더욱 약해진다. 의학용어인 '내성'이 화장품에서, 특히 기능성화장품의 사용과 관련해서 매우 자주 등장하는 이유는 화장품의 효과를 약물의 효과와 동등하게 보는 시각들이 아직까지 매우 크기 때문이다. 화장품은 법률적인 정의에 나와 있듯이 '신체에 대한 작용이 경미한' 단계에 불과한 경우가 대부분이다. 어려서부터 사용한다고 약발이 들지 않을 거란 우려는 화장품의 기능에 너무나 큰 환상을 가진 것에 기인한다.

화장품 광고에 빈번하게 등장하는 '고기능성' '고농축'이란 단어에 겁먹을 필요가 없다. 실제로 화장품에서 허용하는 성분의 농도는 피부에 내성을 주기엔 매우 약하다. 한 예로 비타민A는 약용 크림에도 화장품에도 사용된다. 치료용 연고의 경우 비타민A는 '트렌티노인'으로 불리는데 농도가 0.025%부터 시작한다. 그 다음 단계로 0.05%, 0.1%의 순이다. 화장품에서 비타민A는 주름개선 성분의 대명사라고 할 수 있는 '레티놀'이란 이름을 가지고 있다. 레티놀이 트렌티노인 0.025%의 효능과 유사한 효과를 보이기 위해선 최소 20배 이상의 농도를 필요로 한다. 하지만 일반적인 화장품 매장에서 판매되는 레티놀 화장품들 중에서 0.5% 이상의 함량을 가진 제품은 매우 찾기 힘들다.

20대라도 유난히 턴오버가 더디고 여드름이 난다면 레티놀 화장품을 사용해서 좋은 결과를 얻을 수 있다. 여드름예방은 물론이고 여드름이 아문 후 색소침착이 남는 것을 방지해준다. 대부분의 레티놀 제품은 크림 제형이므로 세안 후 이것 하나만 바르면 된다. 불필요하게 화장품을 덕지덕지 바르지 않아도 되니 이것이야말로 일석이조인 셈이다. 단, 이러한 안티에이징 제품들은 각질을 탈락하는 기능이 많으므로 자외선차단제를 철저하게 바르는 것이 무엇보다 중요하다. 각질을 다 벗겨놓고 자외선에 무방비상태로 놓인다면 피부 노화(광노화)로 가기 위해 가속 페달을 밟는 격이 될 테니까.

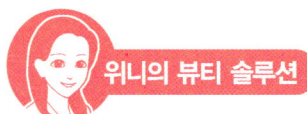 **위니의 뷰티 솔루션**

Q 한 제품을 오래 썼더니 정말 효과가 없어졌어요!

화장품 하나를 계속 썼더니 지난 여름이 끝날 무렵부터 피부가 거칠어지고 화장도 잘 안 먹어서 크리니크 턴어라운드 로션(재생크림)으로 바꿨어요. 그랬더니 피부가 매끈해지고 화장도 잘 먹는 거예요. 오일프리 로션인데도 피부가 촉촉하고요. 그런데 겨울이 되면서 효과가 없어지더라고요. 크림으로 바꿨는데도 여전해요. 재생크림에 내성이 생겨서 그런 게 아닐까요?

A 피부의 변화에 따라 적합한 화장품을 써야 해요.

피부는 환경적인 영향, 신체적인 건강 상태에 따라 끊임없이 변화를 반복해요. 피부가 좋아지는 이유, 나빠지는 이유도 제각각이고 그에 따라 어떤 화장품을 쓸지도 달라지고요. 늦여름에 피부가 푸석한 느낌이 들었을 때에는 여름 내내 자외선에 시달린 피부가 각질을 두껍게 만들었을 가능성이 높아요. 피지로 인한 지루성각질도 한몫 했을 거고요. 이때 BHA(살리실산) 베이스의 턴어라운드 로션을 발라 각질제거 효과를 거두면서 피부가 매끈해지고 보습성분이 쉽게 침투할 수 있어서 피부도 촉촉해졌을 거예요. 하지만 한겨울에는 피지분비가 적어지니까 지루성각질도 예전처럼 두껍고 강하지 않죠. 그래서 처음의 드라마틱했던 각질제거 효과도 줄어든 것이지요. 게다가 오일프리인 턴어라운드 로션으로는 건조한 실내와 칼바람에 피부의 수분이 증발하는 것을 막기엔 역부족이죠. 수분을 빼앗긴 피부는 다시 거칠어지고 각질이 두드러지는 거예요. 이때 필요한 처방은 각질제거가 아니라 구멍 뚫린 문풍지처럼 너덜너덜해진 표피에 보습 성분을 넣어 각질층을 건강하게 회복해주는 거예요. 같은 크리니크 제품을 고른다면 '컴포트 온 콜'이나 '모이스처 써지'를 사용하는 것이 더 효과적이겠죠.

피부는 화장품이 아니라 계절의 힘이 훨씬 더 강력하게 작용하죠. 가을에 겉옷으로 입던 가디건이 겨울에 춥게 느껴진다면 우리 몸이 가디건에 내성이 생겨서 그런 걸까요? 아니지요, 그저 가디건을 입기엔 날씨가 너무 추울 뿐이에요.

코스메틱 사전

턴오버(turnover) 표피는 28일을 주기로 새로운 피부에서 탈락이 이루어지는데 이것을 턴오버라 한다. 나이가 들어감에 따라 신진대사가 둔화되고 턴오버의 주기가 점차로 길어진다. 그로 인해 ① 피부가 칙칙해지고 투명감을 잃는다 ② 수분이 부족해진다 ③ 색소침착이나 주름이 더욱 두드러진다. 턴오버를 촉진하기 위해서는 기초제품에서 각질제거 기능이 있는 제품을 이용하거나 표피의 신진대사를 촉진해주는 제품을 사용한다.

고농축 화장품의 유효성은 %, 베이스, pH, 시너지 효과의 안정화를 위한 보조 성분, 전달체계, 패키징 등 굉장히 많은 조건을 필요로 한다. 어떤 화장품이 '고농축'임을 내세운다면 최소한 이 정도의 성분 함량은 가지고 있어야 적절한 표현이라고 할 수 있다.

AHA(글리콜산, 젖산) : 8% ~15%(pH 3.0~4.0)
BHA (살리실산) : 0.5% ~ 2%(pH 3.0~4.0)
순수비타민C : 10% 이상(pH 3.0~4.0)
펩타이드(아지렐린) : 10%

거짓말 **19**

샘플이 본품보다 더 좋다는 거 모르니?

Myth 샘플만 써봐도 안다! 화장품회사에서는 샘플 화장품을 본품보다 더 고기능성으로 만들어 더 좋은 효과를 보게 한다.

Truth 샘플과 본품의 내용물은 같다. 용량 대비 싼 가격의 샘플에 대해서는 기대감이 낮기 때문에 만족도가 높은 것이다.

샘플숍에서 명품화장품의 샘플만 구입하는 친구가 있다. 샘플로 구입하면 용량 대비 가격이 훨씬 저렴하기도 하지만, 굳이 샘플숍을 고집하는 가장 큰 이유는 화장품회사에서 본품보다 샘플을 더 좋게 만든다고 믿어서이다. 그녀는 샘플을 썼을 때 효과가 빠르게 나타나지만 본품을 사용하게 되면 샘플을 썼을 때만큼의 효과가 없다고 주장한다. 이건 앞서 말한 화장품의 내성에 대한 주장과도 유사한 경우이다.

장기간 습관적으로 사용하던 화장품에서 새로운 제품의 샘플을 사용했을 때, 만약 그 샘플이 피부가 필요로 하는 고보습, 각질제거, 요철 메움 등의 기능을 충실히 수행한다면 샘플을 사용하는 그 순간만큼은 드라마틱한 피부변화를 경험할 수 있을 것이다. 하지만 공짜로 받은 샘플보다 훨씬 더 비싼 값을 치르고 본품을 사서 꾸준히 사용했는데, 피부가 서서히 그 제품의 초반의 강력한 영향력으로부터 멀어지게 되면 그 효능에 대해 심드렁해지며 의심의 눈길을 보내게 될 것이다.

화장품회사 입장에서도 샘플만 더 좋게 만들고 본품을 부실하게 만드는 이중 포뮬러 제조는 불법일 뿐 아니라, 장단기적으로도 그 회사에 아무런 도움이 되지 않는다. 화장품은 어차피 그 병에 들어가는 성분 자체의 가격보다 포뮬러를 만들어내는 연구비가 훨씬 더 돈이 많이 들기 때문이다. 이미 훌륭한 포뮬러를 만들었다면 그것을 적극적으로 본품에 이용하지, 본품 따로 샘플 따로 제작할 이유가 전혀 없다. 게다가 이렇게 포뮬러를 따로 해서 제작하는 것 자체가 오히려 생산비를 높이는 원인이 된다.

그렇다면 샘플 화장품에 대한 만족도가 더 높은 이유는 무엇일까? 그건 화장품회사가 화장품 관련 카페에 테스터 목적으로 제품들을 무료로 뿌린 후, 후한 점수를 주는 화장품 후기를 받는 것과 같은 이치다. 용량 대비 본품 가격의 20~30%에도 못 미치는 돈을 지불하고 구입한 샘플에 대해서는 기대감도 크게 낮추고, 미미한 효과에도 좀더 감동하는 것이 여자들의 마음이기 때문이다.

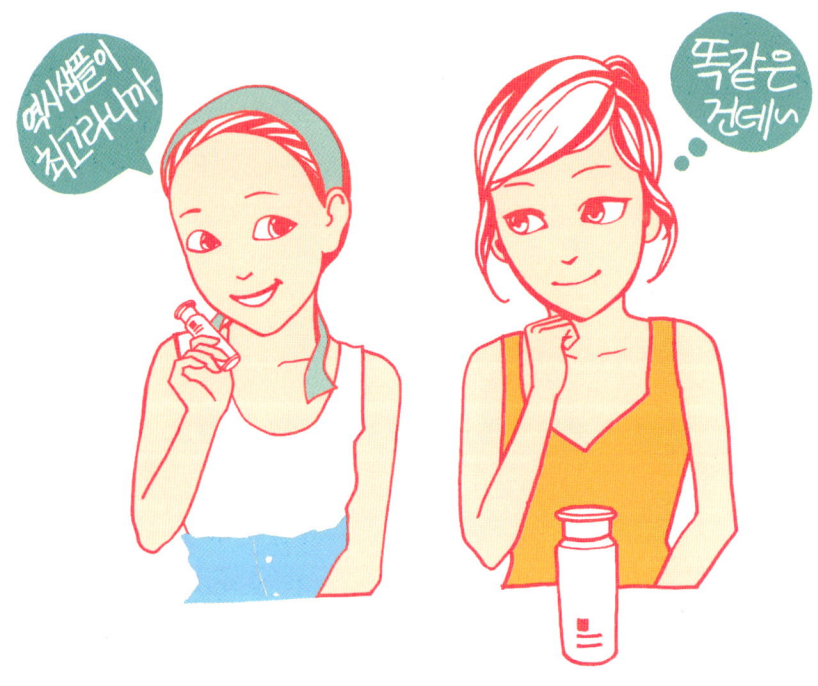

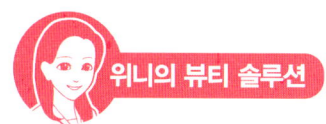
위니의 뷰티 솔루션

Q 명품 브랜드의 기능성화장품이 더 우수한가요?

그동안 죽 샘플숍에서 명품화장품을 구입해 써왔어요. 샘플이 더 좋을 거라는 기대는 하지 않지만 그래도 용량 대비로 보면 정품을 사서 쓰는 것보다 샘플이 더 저렴하잖아요. 그래도 샘플만 주르륵 모아놓고 쓰다보니 좀 슬프더군요. 요즘에는 명품브랜드뿐만 아니라 일반 화장품 전문점에서 파는 국내 제품들도 기능성 인증을 꽤 많이 받았더라고요. 똑같은 기능성 인증을 받은 제품이라면 품질도 똑같을까요?

A 명품브랜드의 기능성 인증제품이 반드시 더 우수한 품질을 자랑하진 않아요.

한때는 중고가브랜드의 전유물인 줄 알았던 기능성화장품들을 요즘은 중저가브랜드들에서도 많이 발견할 수 있죠. 미백 기능성, 주름개선 기능성 혹은 미백·주름 이중기능성 제품까지 나왔지요. 이는 기능성화장품 법규상 식약청이 고시한 '기능성 고시 원료'를 정해진 함량 이상으로만 사용하면 복잡한 절차 없이도 기능성 인증을 받을 수 있기 때문이에요. 그래서 중저가브랜드들의 기능성제품의 성분을 살펴보면 주름개선은 '아데노신', 미백은 '알부틴'으로 거의 공식화되어 있죠.

하지만 고가브랜드일수록 이들과 차별되는 성분을 개발하여 기능성화장품 인증을 받고 있어요. 연구개발비는 물론 효능과 피부 안전성 등을 모두 증명해야 해요. 시간과 돈이 들어가는 것은 물론이고 거기에 드는 그 비용은 고스란히 제품 가격에 반영이 되죠.

그렇다면 비고시 화장품 성분이 더 우수한 기능성 효과를 낼 수 있을까요? 물론 가능해요. 현재의 고시 성분들은 미백고시 성분은 6가지, 주름개선 성분은 불과 4가지뿐이죠. 지금도 화장품 연구원들은 좀더 효과적인 미백·주름개선 성분을 찾아내기 위해 노력하고 있고 회사들은 수많은 연구비를 쏟아붓고 있어요.

그러나 이 차별화된 성분에도 단점은 있어요. 최신의 성분일수록 그 성분에 대한 연구가 미흡하고, 그 성분에 대한 대부분의 연구 자료도 화장품 회사에서 나온 것이기 때문에 신뢰성에 의문을 품을 수 있어요. 레티놀의 광민감성·광안정성을 모두 보완하고 기존의 주름개선 효능을 훨씬 높였다는 주름개선 성분이나, 기존 알부틴보다 300배의 미백 효과가 있다고 주장하는 미백 성분을 사용한다고, 과연 기존 안티링클·화이트닝 에센스보다 효과가 수십, 수백 배 높아질까요? 가슴에 손을 얹고 곰곰이 생각해보세요. 매년 구입하는 주름·미백 기능성 에센스를 썼을 때 과연 작년의 것보다 얼마나 큰 차이가 있었는지.

기능성화장품 화장품법 제2조에 의거한 기능성화장품은 단 3가지다. ① 피부의 주름개선에 도움을 주는 화장품 ② 피부의 미백에 도움을 주는 화장품 ③ 피부를 곱게 태워주거나 자외선으로부터 피부를 보호하는 데 도움이 되는 화장품.

여드름, 모공 관리, 아토피, 두피 관리 관련 화장품들은 기능성화장품에 해당하지 않는다. 흔히 '고기능성' 이라고 이름 붙인 수많은 제품들이 있는데, 강력한 트리트먼트 작용을 의미하는 '기능성화장품' 과 법적인 의미의 '기능성화장품' 에는 큰 차이가 있다.

기능성 고시 원료 식약청은 고시한 성분들을 일정 함량 이상 함유한 화장품을 서류심사만 해서 기능성화장품으로 인증해주고 있다. 중저가브랜드로 알려진 이니스프리와 미샤에서 미백·주름의 이중기능성 인증을 받은 제품들을 다수 보유하고 있는 것은, 대개 이들 기능성화장품들이 기능성 고시 원료를 사용하고 있기 때문이다. 고시 지정된 성분은 오랜 기간 연구와 임상을 통해 효과가 입증된 것으로, 음식 재료로 따지면 '멸치섭취 = 칼슘보강' 과 유사하다고 할까? '획기적' 이거나 '진보적, 차별화' 같은 단어와는 거리가 있지만 효능은 어느 정도 신뢰할 수 있다.

지금 당신이 가지고 있는 몇 배나 비싼 화장품들을 살펴보라. 물론 특화된 비고시성 기능성 성분들을 이용한 고가제품들도 많이 있겠으나, 고시 성분을 살짝 넣은 것으로 기능성 인증을 받았음에도 저가제품과는 전혀 다른 제품인 척하는 고가화장품들이 얼마나 많은지 알면 깜짝 놀랄 것이다.

미백 고시 성분(함량)	주름개선 고시 성분(함량)
닥나무추출물(2%)	레티놀(2500IU/g)
알부틴(2%)	레티닐팔미테이트(10000IU/g)
에칠아스코빌에텔(2%)	아데노신(0.04%)
유용성감초추출물(0.05%)	폴리에톡실레이티드레틴아마이드(0.2%)
아스코빌글루코사이드(2%)	
마그네슘아스코빌포스페이트(3%)	

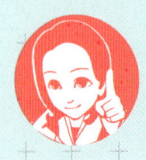 이것만은 꼭 알아두자!

- 🌹 '안티에이징 관리는 스물다섯부터 해야 한다'는 것은 어리석은 말이다. 20대 후반부터 나타나는 피부 노화의 징후는 이미 20세 이전에 자외선으로부터 받은 손상에서부터 기인하므로 화장품을 이용한 노화방지는 아무리 빨리 시작해도 이르다고 할 수 없다. 자외선 차단이야말로 가장 확실한 안티에이징의 시작이다.

- 🌹 기능성 인증 화장품을 구입할 때 이 제품이 어떤 성분으로 기능성 인증을 받았는지 반드시 살펴봐야 한다. 명품브랜드 제품이라 하더라도 미샤나 스킨푸드 제품에 함유된 것과 별 다름없는 기능성 고시 성분으로 기능성 인증을 받은 제품들이 꽤 있다.

- 🌹 일반적으로 시중에 유통되는 화장품과는 달리 샘플은 언제 만든 것인지, 제대로 유통하고 보관했는지를 파악하기가 힘들다. 좋은 제품을 저렴하게 사려다가 유효 성분들이 모두 파괴된 제품을 구입하기가 쉽다.

🌹 모공에는 근육이 없다. 아무리 페이스 요가를 열심히 해도 모공을 줄이는 데는 아무런 도움이 되지 않는다.

🌹 지성피부를 가졌는데 모공이 줄어들기를 바란다면 아침에 10분을 할애해서 피지흡착 팩을 하라. 낮 동안 번들거리는 것만 잘 관리해도 모공은 한결 촘촘해 보인다.

🌹 아이크림은 굳이 고가제품을 살 필요가 없다. 시슬리건 스킨푸드건 아이크림의 주성분은 바셀린, 글리세린 쉐어버터 등의 보습 성분들이다.

🌹 눈가 주름을 막고 싶은가? 그렇다면 눈 주위에 자외선차단제를 꼼꼼히 발라라. 요즘엔 눈가 전용 자외선차단제들도 많이 나와 있다.

part 03

명품화장품엔 뭔가 특별한 것이 있다?

고가화장품회사의 거짓말

지금 내 피부가 필요로 하는 기능이 무엇인지, 어떤 제품이 내 피부에 가장 큰 효과를 줄 수 있는지 파악도 하기 전에 대부분의 여성들은 일단 백화점으로 향한다. 복잡한 화장품 용어 속에 완전히 길을 잃었어도 일단 고가의 화장품을 구입해서 사용하면, 어찌됐건 내 피부에 할 도리는 다 했다고 안심을 하는 것이다. 과연 고가의 화장품은 인터넷에서 주문해 쓰던 '일반 화장품'과는 차원이 다를까?

물론 그럴 가능성은 많다. 고가의 화장품회사들을 무조건 여성들의 허영심을 이용해 바가지를 씌우는 거짓말쟁이라는 선입견을 가진 채 이야기할 생각은 없다. 그러나 당신이 다른 화장품 가격보다 '0' 하나가 더 붙은 돈을 지불할 때는 내가 구입한 제품이 어떠한 기능을 가졌으며 과연 비싼 만큼 가치가 있는가를 살펴볼 의무는 분명히 있다. 그렇지 않으면 당신의 얄팍한 허영심 때문에 전혀 맞지도 않는 화장품의 공격을 당하면서 고생을 하는 피부가 불쌍하지 않은가.

거짓말 **20**

명품화장품은 비싼 이유가 있죠

Myth 백화점에서 파는 화장품은 명품이므로 비싼 것이 당연하다.

Truth 화장품의 판매장소가 화장품의 질과 가격을 결정짓는 척도가 될 수는 없다.

어느 때부터인가 백화점의 인터넷 사이트를 가면 화장품 카테고리가 '명품화장품'으로 되어 있다. 명품가전제품이나 명품의류, 명품식품으로는 절대 쓰지 않고 오직 화장품에만 '명품'이란 수식어가 붙는다. 세포라와 같은 고급 화장품 편집매장이 없는 한국에서는 '고급화장품=명품화장품=백화점 판매'라는 불문율이 오랫동안 뿌리내려왔다.

그럼 우리나라에서는 백화점에서 판매하는 화장품이 외국에서는 어디서 판매되는지 살펴보자. 한국에서는 백화점에서 파는 시세이도의 아네사와 마키아주는 일본에선 마쓰모토 기요시, 국민드럭 등의 드럭스토어에서 구입이 가능하다. 항상 정가의 20~30% 할인된 가격으로 판매한다. 반면 일본에서는 백화점의 SKⅡ 매장에서 판매하는 맥스팩터 칼로리 2000 마스카라가, 미국에서는 드럭스토어에서 약 5달러에 구입할 수 있다(SKⅡ는 일본 맥스팩터의 한 브랜드로, 맥스팩터와 SKⅡ는 대부분 백화점에서 매장을 공유한다).

화장품을 어디에서 판매할 것인가는 유통업체와 제조사의 마케팅에 따른 철저한 비즈니스적인 결정에 의한 것이고, 대부분의 백화점 MD는 화장품의 품질을 판가름할 전문지식을 제대로 갖추고 있지 않다. 백화점 화장품이 어느새 명품화장품으로 불리게 된 것은 아마도 백화점에서 주로 판매하는 화장품 브랜드들 가운데 샤넬, 디올, 프라다, 조르지오아르마니, 이브생로랑, 지방시 같은 소위 명품이라 불리는 유럽 럭셔리 패션하우스의 이름이 붙은 것들이 많기 때문이 아닐까 싶다. 이들 브랜드들의 메이크업 라인의 컬러 감각에 대해서는 결코 딴죽을 걸고 싶은 마음이 없지만, 스킨케어와 안티에이징에 대해서라면 나는 생각이 좀 다르다.

명품의 이미지보다 내 피부를 생각한다면 에스티로더나 로레알, 시세이도 같은 '화장품회사'가 만든 제품을 권해주고 싶다. 산하에 거느린 수십 종의 브랜드를 위해서 화장품회사가 화장품 개발에 쏟아붓는 천문학적인 연구비는, 화장품이 곁다리 사업에 불과한 유럽의 패션하우스나 귀족부부가 우아한 취미생활로 투자하는 비용과는 비교조차 되지 않을 테니까.

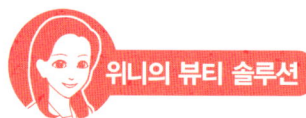
위니의 뷰티 솔루션

Q 캐비어가 정말 피부에 좋을까요?

현재 비쉬의 아쿠알리아 떼르말 에센스를 쓰고 있어요. 이것 하나만으로도 피부가 촉촉해졌지만, 그래도 왠지 에센스 하나만 쓰는 건데 좀더 돈을 투자해서 좋은 제품을 사는 게 어떨까 싶네요. 얼마 전 잡지를 읽으니까 기네스 팰트로, 케이트 모스, 안젤리나 졸리가 가장 선호하는 페이셜 관리가 바로 철갑상어의 알로 만든 캐비어 관리라고 하네요. 급호기심이 생기더라고요. 라프레리가 캐비어로 유명하다던데 에센스가 15㎖에 15만 원대, 캐비어 앰플은 무려 69만 원대예요! 가격이 너무 비싸요.

A 아미노산의 보고인 캐비어는 훌륭한 보습제예요.

캐비어는 매우 인기 있는, 그리고 매우 고가의 스파 트리트먼트 메뉴예요. 피부에 자극을 주지 않고 피부를 강화해주면서 보습도 해주죠. 한마디로 맛이 간 피부를 빠른 시간 안에 회복시켜주는 효과가 매우 우수한 성분이죠.

캐서린 제타 존스는 그녀의 탐스러운 브루넷 헤어를 위해 한 번에 60만 원(20% 팁은 별도)이 넘는 캐비어 영양 트리트먼트를 한다고 해요. 안젤리나 졸리 역시 캐비어 페이셜 트리트먼트의 광팬인 것은 익히 알려진 사실이죠. 하지만 라프레리의 캐비어 화장품을 덥석 구입하기 전에 캐비어추출물 안에 어떤 성분이 피부에 무슨 작용을 하는지부터 살펴봐야겠죠? 캐비어에는 해양성 아미노산, 비타민, 미네랄 성분이 풍부해요. 아미노산은 손상된 표피를 복구해줌으로써 수분보유력을 높여주고, 미네랄은 피부를 강화해주죠. 종합하자면 아미노산은 매우 좋은 보습·피부보호 성분이에요.

그런데 이 역할을 꼭 캐비어만 할 수 있는 것일까요?

그건 아니에요. 현재 사용하는 아쿠알리아 떼르말 에센스의 성분표를 다시 한번 읽어보세요. '세린'이란 성분이 보이죠? 이것이 바로 아미노산 성분이에요. 우리 피부 내 천연 보습인자의 구성 성분이기도 하죠. 이미 님께선 아미노산을 함유한 제품을 사용하고 있는 거지요.

고가의 명품화장품들은 제품의 특화를 위해서 성분의 소스를 굉장히 고가의 식물이나 동물에서 얻는 경우가 많아요. 하지만 그 소스의 내면을 살펴보면 그보다 훨씬 더 저가인 제품에서도 찾을 수 있는 것들이 많이 있죠. 미네랄은 해수에서도 얻을 수 있지만 온천수에서도 얻을 수 있어요. 온천수 스프레이가 인기 있는 이유도 바로 그 때문이죠. 어때요? 파랑새를 집에서 찾은 그 남매의 이야기와 비슷하지 않나요?

거짓말 21

아이크림에는
돈 아끼면 안돼요!

Myth 고가의 아이크림은 안티링클 관리에 효과적인 기능성제품이다.

Truth 고가의 아이크림일수록 오히려 성분이 더 단순한 보습 위주의 제품들이 많다.

잡지 에디터들이 거의 매달 화장품 추천을 의뢰할 때 나는 주로 중저가 브랜드의 아이크림을 소개하곤 한다. 그럴 때마다 에디터들은 매우 의외라는 반응을 보인다. 그녀들 역시 아이크림은 눈가 주름을 막기 위한 것이라 비싼 성분을 필요로 하므로 아이크림을 살 때 돈을 아껴서는 안 된다고 생각한다.

　우리가 아이크림을 왜 바르는지 다시 한번 따져보기로 하자. 아이크림을 바르는 가장 큰 이유는 눈가에 피지선의 분포가 적어 건조해지기 쉬워서이다. 그래서 눈가는 쉽게 건조해져서 당기고 한겨울에는 버짐이 피기까지 한다. 이 모든 문제를 해결하기 위해서는 눈가의 수분이 증발하지 않도록, 확실한 보습막을 만들어주는 성분을 함유한 크림이 필요하다. 그 역할만 잘해준다면 아이크림은 80% 자기 기능을 충실히 수행했다고 할 수 있다. 물론 여기에 기능성 성분을 포함한다면 금상첨화라고 할 수 있다. 나머지 20%까지 채워주는 것이니까. 하지만 아이크림은 제형의 특성상 기능성 성분이 침투를 하는 데 상당한 어려움이 있다. 아이크림의 오일 성분과 잘 어울리는 지용성의 기능성 성분은 한정되어 있기 때문이다. 소위 명품브랜드의 아이크림에 대해 나는 상당히 회의적이지만, 자외선차단 성분을 함유한 아이크림에는 점수를 주고 싶다. 저가 브랜드에서도 아예 안 나오는 것은 아니지만, 적어도 한국에서 발매되는 브랜드 가운데 '자외선차단'이라는 콘셉트를 적극적으로 도입한 아이크림은 대부분 고가브랜드에 집중해 있다.

　그렇다고 돈이 없어 자외선차단 기능이 함유된 비싼 명품 아이크림을 쓰지 못해 다른 사람들보다 주름이 더 빨리 생길 거라는 우려는 하지 않아도 좋다. 이들 제품들의 자외선차단 성분들은 대부분 논케미컬 자외선차단제 성분과 유사하므로 아이크림 사용 후 살짝 논케미컬 자외선차단제를 덧발라주는 것으로도 동일한, 아니 적어도 SPF와 PA 수치상으로는 더 높은 효과를 얻을 수 있다.

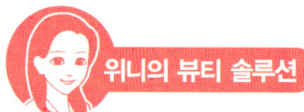

Q 시세이도의 아이크림을 샀는데, '안티링클' 글자 위에 스티커를 붙여놓았네요.

얼마 전 엄마에게 선물을 드리려고 시세이도 베네피앙스 아이크림을 샀어요. 그런데 박스와 제품에 스티커가 붙어 있어서 살짝 떼어보니 'Anti-Wrinkle'이라고 씌어 있더라고요. 엄마의 눈가 주름을 완화시켜주려고 산 건데, 그럼 이건 안티에이징 효과가 없는 건가요?

A 식약청의 주름개선 기능성 인증 없이는 안티링클을 주장할 수 없어요.

기능성화장품법상 주름개선의 기능을 주장하기 위해선, 즉 제품명에 안티링클이란 문구를 넣기 위해서는 식약청의 주름개선 기능성 인증을 받아야 해요. 외국에서는 화장품에 안티링클이란 표현을 자유로이 사용할 수 있지만 한국에서는 이 기능성화장품법이 걸림돌이 될 수 있죠.

그럼 시세이도 베네피앙스 아이크림에 어떤 성분이 들어 있는지 볼까요? 성분표에는 함유량순으로 나오는데 제일 앞부분에 있는 주요 성분을 따져보도록 하죠. '하이드로제네이티드 C6-14 올레핀 폴리머'는 점증제이자 수분증발 억제제예요. '미네랄오일'은 존슨즈 베이비 오일이라고 보면 되죠. 수분증발을 억제해줘요. '글리세린'은 뉴트로지나 핸드크림의 주성분이죠. 보습기능을 하고요. '페트로라텀'은 한마디로 바셀린이죠. 역시 수분증발을 억제해요. '부틸렌 글라이콜'은 피부 컨디셔닝제이고, '파라핀'은 촛농을 녹인 듯한 액체죠. 수분증발을 억제해줘요.

비싼 백화점 브랜드의 아이크림은 고가 성분과 기능성 성분이 듬뿍 들어 있을 거라고 생각하겠지만, 베네피앙스 아이크림은 막강한 보습 성분들로 이루어져 있어요. 시세이도의 베네피앙스는 '항건조 안티에이징'을 표방하는 라인이에요. 특히 중저가제품에서도 얼마든지 찾을 수 있는 오클루시브 성분들이 주를 이루죠. 그렇다고 오해는 하지 마세요. 싸구려 성분을 집어넣은 질 낮은 제품이라는 뜻은 절대 아니에요. 오히려 보습에 관한 한 굉장히 우수한 성분만을 집어넣었어요. 그러나 식약청에서 요구하는 '주름개선 기능성 성분'을 포함하고 있지 않을 뿐이죠. 하지만 너무 낙담하지는 마세요. 우수한 보습기능이 있어 국소적으로 주름이 완화되는 필러 효과를 볼 수 있으니까요. 특히 건조해지기 쉬운 눈가라서 이 부분의 수분증발을 막아준다면 주름 부위가 살짝 부풀어 완화되어 보이거든요. 어머니의 눈가가 건조하고 주름져 있다면 이 제품은 좋은 선택이에요.

그래도 주름개선 기능성 아이크림에 미련을 버리지 못한다면 미샤의 '미샤 초보양 아이크림'을 권해드려요. 30㎖에 3만1천 원대이니 시세이도 제품에 비해 가격은 1/4밖에 안 돼요. 그런데도 장뇌삼추출물과 알부틴이 들어가 있어 주름·미백 이중기능성을 가졌거든요. 글리세린과 쉐어버터 성분으로 보습까지 챙긴 제품이므로 어머니에게 적당한 제품일 듯하네요.

거짓말 **22**

에센스가 들어간 로션 정도는 써야지요

Myth 에센스가 들어간 화장품은 고기능성 제품이다.
Truth '에센스 성분'이라고 정해진 성분은 존재하지 않는다.
에센스는 보습제와 별도로 사용할 때 그 의미가 있다.

어렸을 적엔 누구나 흰 우유가 먹기 싫어서 왜 맛있는 딸기우유를 주지 않을까 하는 의문을 가진 적이 있을 것이다. 딸기 맛이라고 생각했던 것이 사실은 딸기 향임을 알지 못했고, 유제품에서 원유 함유량이 중요하다는 것을 어린아이가 알 리 만무했다. 그저 어린 마음에 우유에 바나나를 섞어 넣으면 바나나 우유가 되고 커피를 섞으면 커피우유가 된다고 믿었을 뿐이다.

시슬리의 굉장히 비싼 '로션'인 '에뮐씨옹 에꼴로지끄'는 긴 프랑스 명칭보다는 '에센스 로션'으로 더 잘 알려져 있다. 에센스와 결합한 제품이란다. 150㎖에 약 21만 원대란 엄청난 고가에도 불구하고, 백화점 에센스가 최하 30㎖에 약 5만 원대인 것과 비교해서 단번에 용량 대비 가격이 적당한 제품으로 둔갑한다. 게다가 바리바리 싸주는 샘플까지 계산에 넣는다면, 절대로 비싸다는 말이 나오지 않는다.

여기서 의문이 생기는 사람은 역시 나 혼자뿐일까. '에센스'란 것이 그렇게 대단하다면 왜 세상의 모든 화장품회사들이 애초부터 에센스를 모든 제품에 담아서 팔지 굳이 에센스와 크림을 따로 나눠서 판매하는 것일까? 시슬리만의 기술력이라고 반박한다면 할 말은 없다.

시슬리의 매장에 가면 에센스 로션이라는 것을 강조하기 위해 내세우는 4가지 주요 성분이 있다. 센텔라 아시아티카, 홉스추출물, 로즈마리추출물, 인삼추출물. 그중에서도 가장 강조하는 것이 바로 '인삼추출물'이다. 특히 한국산 인삼을 사용했음을 침이 튀도록 강조한다. 제품 뚜껑을 열면 알싸한 인삼향이 진하게 퍼진다. 이 인삼추출물이 내 피부에 에너지를 전달하여 건강한 피부로 가꾸어줄 거라는 믿음이 팍팍 든다. 그럼 그 인삼추출물은 화장품 성분표의 어디쯤에 자리잡고 있을까? 매우 단순한 이 에센스 로션에서 향료와 합성방부제인 파라벤 사이에 살짝 들어 있는 '에센스 성분'들을 확인할 수 있다.

시슬리 에뮐씨옹 에꼴로지끄 150㎖(21만 원대) 성분표

(붉은 글자는 화장품회사에서 주요 성분이라고 광고하는 것이고, 파란 글자는 필자가 본문에 적은 '석유계 성분, 합성방부제'이다.)

물, 미네랄오일, 센텔라 아시아티카(병풀추출물), Stearic Acid, Triethanolamine, Propylene Glycol, Glyceryl Stearate, 향료, Stearyl Alcohol, Benzoic Acid, 페녹시에탄올, Carbomer, 메칠파라벤, 부칠파라벤, 에칠파라벤, Equisetum Arvense Extract, 홉스추출물, 로즈마리추출물, 인삼추출물, 프로필파라벤, linalool, coumarin, limonene, benzyl benzoate.

'에센스 성분'을 이루는 4가지 성분 중 유효 성분이라고 명함을 내밀 수 있을 정도로 성분표에서 자리 잡고 있는 것은 '센텔라 아시아티카' 하나뿐, 나머지는 모두 방부제(파라벤) 다음에 위치하고 있다. 그것은 '함유량이 0.1% 내외'라는 의미다.

시슬리의 보도자료에서 에뮐씨옹 에꼴로지끄는 식물성추출물과 한국인삼, 식물성 오일(언제부터 미네랄오일이 식물성 오일로 둔갑을 했는지?)이 들어간 '고농축 에센스 로션'으로 표현되었다. 그들의 주장에 의하면 합성방부제(파라벤) 역시 고농축된 로션인 듯하다.

시슬리의 로션에 아무리 한국 인삼이 들어 있다고 하더라도 그것이 이

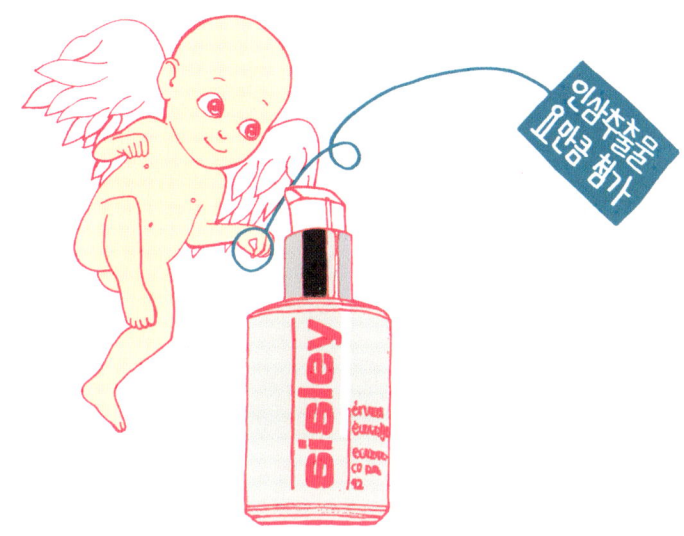

제품을 자동적으로 에센스로 만들어주지는 않는다. 이 제품은 인삼 성분을 엔젤 너스트(천사가 뿌리는 가루민큼이니 극소량이 들어 있음에도 마케팅에서 전면에 내세워 광고하는 성분)로 사용한, 지극히 기본적인 미네랄오일 베이스의 건성용 로션일 뿐이다.

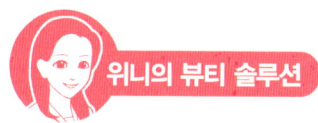 **위니의 뷰티 솔루션**

Q 에센스와 기능성화장품은 대체 뭐가 다르죠?

지금까지 에센스는 모두 기능성화장품일 거라고 생각하고 사용해왔어요.

이왕이면 비싼 화장품을 사는 게 더 좋을 거라고 믿었고요. 색조화장품이든 스킨케어 제품이든 무조건 에센스 성분이 들어간 것을 골라서 구입했죠. 그런데 지금 머릿속이 뒤죽박죽이에요. 깔끔하게 정리해주세요!

A 기능성화장품은 식약청으로부터 기능성 인증을 받은 제품이에요.

기능성 인증을 받기 위한 제품이 굳이 에센스나 크림일 필요는 없어요. 이니스프리의 7허브 화이트닝 토너, 슬리핑 마스크 모두 미백 기능성 인증을 받았죠. 미샤의 나이트 레볼루션의 각질제거용 토너는 미백·주름 이중기능성 제품이에요. 저가 브랜드의 토너가 기능성화장품 인증을 받았는데 고가 브랜드의 에센스 중에서 기능성 인증을 받지 못한 것들이 수두룩하다고 누가 상상이나 했겠어요. 하지만 그게 화장품계의 현실이랍니다.

에센스로 불리기 위해서는 다음과 같은 조건을 갖추어야 해요. ① 유효 성분이 같은 라인의 제품들에 비해 최대치로 함유되어 있다(슈에무라의 '피토블랙 리프트 라인'에는 토너부터 에센스, 크림까지 모두 발효흑차 성분이 들어 있으며, 이니스프리의 '올리브 리얼 라인'의 모든 제품엔 올리브 성분이 들어 있지요) ② 유효 성분이 피부에 최적으로 전달할 수 있는 제형(세럼 형태)과 pH를 유지한다 ③ 유효 성분의 목적 외의 부수적인 효과(보습)를 위한 성분들이 최소화되어야 한다.

로션이나 크림과 같은 제형을 만들기 위한 점증제나 오일들을 최대한 배제하고 순수하게 '유효 성분'의 효과적 피부침투에 초점을 맞추어 만들었을 때 에센스는 그 의미가 있는 거예요. 비타민C 10%의 에센스도 있을 수 있고 비타민C 10%의 크림도 만들 수 있지요. 그러나 그 효과가 같진 않아요. 수용성인 비타민C가 피부에 더 잘 침투하기 위해선 액상의 베이스로 되어야 좀더 효과적이죠. 그래서 액상의 비타민C 세럼을 비로소 '에센스'라 부를 수 있는 거예요.

시슬리 로션의 '에센스' 성분들

센텔라 아시아티카 마데카솔의 주성분으로 사용되는 식물 성분으로 호랑이가 상처를 입었을 때 이 허브밭에서 몸을 굴려 상처를 치유했다고 알려져 있다. 재생 효과, 항염 효과, 콜라겐 합성촉진 효과를 가지고 있다. 부록 3 참조

홉스추출물 항산화, 안티박테리얼 효과를 가진다.

로즈마리추출물 항산화 효과를 가지며 활성산소에 의한 엘라스틴의 손상을 막아 피부탄력을 유지시킨다. 수렴 효과가 있어 피부를 타이트하게 조여준다.

인삼추출물 일광에 의한 피부손상을 막아주며 항염 효과를 가진다.

거짓말 **23**

피부트러블이 아니라 명현현상이에요

Myth 피부의 독소가 빠져나가는 동안 피부에 명현현상이 나타나는 것이므로 좀더 참고 화장품을 계속 써야 한다.

Truth 피부에 자극이 지속된다면 즉시 화장품 사용을 중단해야 한다.

"순 식물성화장품이라고 해서 썼는데 피부트러블로 고생 중이에요" "최고의 성분만을 넣었다는 명품화장품인데도 여드름이 생겼어요." 이런 하소연을 할 때마다 여지없이 돌아오는 답변들. "명현현상이에요."

지금까지 독한 화학 성분의 화장품을 사용했기 때문에 나쁜 기가 빠져나오는 중이라고 한다. 피부가 개선되는 단계라고 한다. 계속 바르면 명현반응이 없어지면서 피부가 좋아진다고 한다. 그런 얘기를 듣고 화장품 사용을 중단하지 않아 피부과 신세를 진 여성들이 얼마나 많은가.

명현반응은 화장품업계 특히 식물성화장품이나 고가화장품회사에서 피부트러블에 대처할 때 내놓는 대표적 핑곗거리일 뿐이다. 물론 기능성화장품 종류를 쓰면 피부가 적응하기까지 약간의 시간이 필요하고 충분히 참을 만한 짧은 시간 동안 가벼운 따끔거림이나 간지러움이 나타날 수 있다. 하지만 그 이상의 현상을 보이면 피부는 현재 토사곽란을 일으키고 있는 것이나 마찬가지다. 그걸 '정화작용'이라고 부르고 싶은가?

피부가 트러블을 호소하고 있는데도 그냥 방치하고 더 나아가 피부의 스트레스 요소를 지속적으로 공급하는 것은, 피부손상은 물론이고 피부 내에 염증 활성산소가 발생하여 피부 노화가 가속화되는 지름길이다. 도대체 언제쯤 이 '명현반응'이란 말도 안 되는 네 글자가 피부트러블을 얼버무리는 화장품 제조사와 판매원의 옹색한 변명이란 것을 소비자들이 깨닫게 되는지 안타까울 뿐이다.

식물성화장품 얘기가 나와서 하는 말이지만 '천연'이란 단어는 결코 제품의 우수성을 말하지 않는다. 천연, 즉 내추럴이라는 말은 제품의 성분이 식물 혹은 동물에서 추출됐다는 것을 뜻한다. 하지만 그것이 피부에서 더 우수한 혹은 더 순한 작용을 의미하지는 않는다. 비타민C를 예로 들자면 식물추출물이건 합성이건 피부에서 똑같이 비타민C로 인식할 뿐이다.

레몬을 이용한 신선한 천연화장품이 화학 냄새 물씬 나는 연구실에서 합성된 비타민C보다 피부에 더 안전하고 좋을 거라고 대부분 믿고 있을 것이다. 하지만 비타민C는 즙 자체일 땐 오히려 낮은 pH로 피부자극을 줄 수 있다. 또한 물과 희석됐을 때 효력이 급격히 떨어지는 천연제품보다는, 순수 비타민C(L-ascorbic acid)를 캡슐화하거나 비타민E, 코엔자임Q10 등 다른 항산화제와 혼합하여 안정화시키고 높은 농도로 농축한 합성 비타민C를 함유한 화장품이 훨씬 더 피부엔 효과적이다.

화장품의 적응과정에서 나타날 수 있는 현상들

- **피지의 과잉분비** AHA, BHA 등의 각질제거 성분을 함유한 제품을 사용할 때 나타나는 반응이다. 실제로 피지분비가 늘었다기보다는 각질과 굳어진 피지로 인해 모공이 막혀 있는 상태가 해소됨에 따라 피지배출이 원활해져 피지가 더 많이 분비되는 것처럼 보인다.

- **여드름의 일시적 악화** 지성·여드름 피부용 화장품 중 일부는 모공 속 피지를 피부 표면으로 끌어올리는 작용을 한다. 어제까지 없던 여드름이 오늘 나타나면 사람들은 흔히 하루아침에 생성된 것으로 여기지만, 실제로 여드름은 면포생성에서 화농에 이르기까지 피부 아래에서 최장 2개월 정도까지 준비과정을 거친다. 기능성화장품의 사용 후 피지흡착 과정에서 여드름의 진행속도가 빨라져 일시적으로 여드름이 더 많이 나는 것처럼 보일 수 있다.

- **건조** 역시 AHA, BHA 성분의 제품 사용 시 나타나는 현상. 각질은 지나치게 많이 쌓일 때 문제가 될 수 있으나 각질 자체는 피부에 꼭 필요한 존재이다. 각질은 피부의 수분증발을 막아주는 역할도 하기 때문에 각질제거 초기 단계에서는 각질의 역할에 변화가 생기면서 피부의 건조 혹은 건조로 인한 표면주름이 나타나게 된다. 건조함이 심하다면 수분공급용 제품을 병행하여 사용하는 것이 좋다.
- **각질의 급속적인 탈락** AHA, BHA, 레티놀을 함유한 화장품을 쓸 때 나타난다. 피부 각질의 턴오버 현상이 둔화된 상태가 오래 지속된 경우 특히 각질이 많이 쌓이게 되는 이마, 턱 부분을 중심으로 각질 탈락이 가시적으로 나타나게 된다.

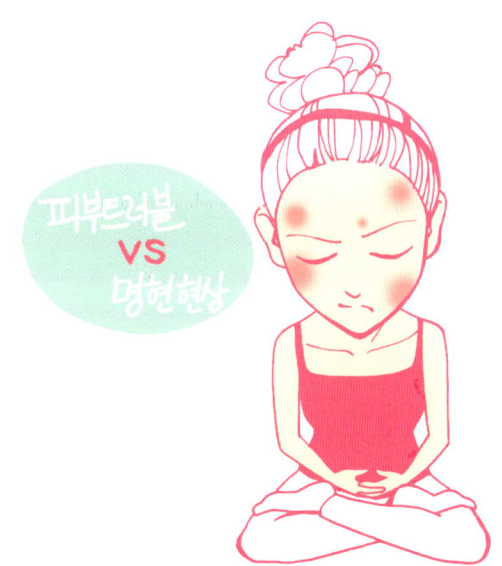

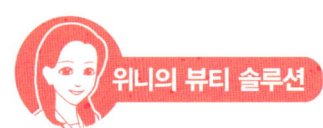 **위니의 뷰티 솔루션**

Q 적응초기증상인지 피부트러블인지 어떻게 판단하죠?

기능성화장품을 사용하다가 몇 번이나 피부에 안 맞은 경험이 있어요. 그때마다 명현현상이라는 판매원의 말을 믿고 그대로 쓰다가 몇 번이나 병원신세를 졌는지 몰라요. 기능성화장품 중에는 살짝 자극이 되는 것들이 있잖아요. 그때 처음 적응을 할 때 나타나는 반응인지 트러블인지 어떻게 알 수 있죠?

A 단기간의 자극이 아니라면 피부트러블로 봐야 해요.

AHA, BHA, 비타민C, 레티놀 성분의 화장품을 사용하면 초반에 별로 원치 않는 피부현상이 나타나곤 해요. 그것이 좋은 피부로 가는 중간 단계인지, 아니면 피부트러블로 치닫고 있는 것인지 사실 딱 선을 긋기 힘들죠. 피부트러블과 적응초기증상이 서로 겹치는 부분이 있기 때문에 이 제품을 계속 사용해야 할지 아니면 중단해야 할지 본인이 내리는 최종 판단이 굉장히 중요해요.

일단 3가지의 공통 반응이 있죠.

1. 각질이 일어난다. VS 각질이 일어나며 붉어지고 염증을 동반한다.

2. 2~3분간 간지럽고 살짝 따끔거리다가 멈춘다. VS 지속적인 열감이 느껴지고 피부가 예민해진다.

3. 가벼운 뾰루지가 한두 개 솟는다. VS 두드러기 같은 뾰루지가 나며 모세혈관이 확장된다.

자신의 증상이 전자에 해당한다면 화장품의 사용 빈도를 조절하면서 꾸준히 이용하면 점차 반응이 줄어들면서 피부가 개선될 수 있어요. 이것을 적응초기증상이라고 할 수 있죠. 그러나 후자의 예가 더 강하다면 사용을 즉각 중단해야 해요.

위의 방법은 화장품을 사용하는 단계에서 확인할 수 있는 것이고, 화장품을 사기 전에는 어떻게 알 수 있을까요? 적응초기증상과 부작용을 구분 짓는 차이점은 크게 다음 두 가지로 요약할 수 있어요.

1. 적응초기증상은 예측이 가능하다는 점에서 부작용과 확실히 구분돼요. 그러므로 소비자가 제품을 구매할 때 판매자는 적응초기증상이 나타날 수 있다는 가능성을 미리 알려주어야 하죠. 전혀 예상하지 못했던 반응이 나타난다면 그것은 부작용일 가능성이 높아요.

2. 적응초기증상은 단기간에 끝나야 해요. 제품을 사용하고 2주가 넘었는데도 특정 반응이 지속적으로 나타난다면 아무리 나중에 피부가 비단결이 된다 할지라도 피부에 무리가 간 것이죠. 그러므로 조금만 더 참고 기다리라는 화장품 판매인의 말은 절대 귀담아 듣지 마세요. 그것은 반품을 막기 위한 대책 없는 변명에 지나지 않으니까요.

거짓말 24

피부는 밤 동안 재생됩니다

Myth 밤 동안에 피부의 재생이 활발히 이루어진다. 저녁에 좋은 성분을 함유한 고기능성화장품을 많이 사용해야 한다.

Truth 저녁 시간이라고 낮보다 더 많은 제품을 발라야 하는 것은 결코 아니다. 피부에 확실하게 작용하는 단 한 가지의 제품을 사용하는 것이 오히려 더 효과적이다.

에스티로더의 어드밴스드 나이트 리페어, 랑콤의 블랑 엑스퍼트 나이트 에센스, 클라란스 멀티 액티브 나이트 로션…… 화장품회사에서는 매우 다양한 나이트 전용 제품들을 만들어낸다. 잠을 자고 있는 동안 피부의 회복을 돕는다는 제품, 밤 동안 신진대사가 활발해질 때 더 많은 영양을 공급한다는 제품 등 그 종류도 기능도 무척 다양하다.

　　하지만 피부의 재생작용은 밤과 낮에 상관하지 않고 24시간 계속 일어난다. 따라서 특정 시간에 잠을 자야만 피부가 재생된다는 말도 사실이 아니다. 표피에서는 하루에만 2g에 달하는 각질이 탈락되고 이는 1년에 거의 1kg에 육박한다(집 먼지의 90%가 각질인 것만 봐도 알 수 있다). 그리고 이 시간에도 표피는 계속 새로운 피부를 만들어내고 있다. 피부가 밤 동안(우리가 잠자는 동안) 하는 일이 따로 있다는 것은 화장품회사가 고가의 나이트 제품을 판매하기 위해 만든 그럴듯한 거짓말일 뿐 과학적인 근거는 전혀 없다.

　　물론 자는 동안 수딩(진정) 효과를 주는 에센셜 오일의 향이나 매끄러운 사용감이 있는 나이트 제품에 돈을 쓰고 싶다면 말릴 생각은 전혀 없다. 하지만 피부재생에 앞서 더 먼저 고려해야 할 것은 피부손상을 최소화하는 것이 아닐까? 비록 만 원짜리 자외선차단제라 할지라도 UVA 차단이 철저하다면 고가의 나이트 전용 제품을 바르는 것보다 훨씬 더 확실한 노화예방이 되기 때문이다.

　　그렇다면 데이크림과 나이트크림은 어떻게 구분할까? 싱겁게도 답은 아주 간단하다. 내가 사용하는 크림에 자외선차단 기능이 있는가? 있다면 이 제품은 반드시 낮에만 사용하고 나이트용 크림을 따로 구분해야 할 것이다. 자외선차단 기능이 없다면 아침저녁 겸용으로 사용이 가능하다. 정말 간단하지 않은가?

　자외선차단 성분이 들어 있는 데이크림은 크림과 자외선차단제 두 가지를 사용해야 하는 번거로움을 덜어주는 편리한 스킨케어 제품이다. 특히 실내생활을 주로 하는 사람들이라면 별도로 자외선차단제를 바르길 꺼려 하기 마련이다. 하지만 실내에도 자외선은 들어온다. 그것도 자외선 축적이 되어 주름을 만들 정도의 충분한 양이 말이다! 게다가 언제나 계획대로 실내에만 있게 되는 것도 아니지 않는가? 하루 종일 집에만 있을 줄 알았지만 급하게 식료품을 구입하러 집 앞 가게로 달려나갈 수도 있다. 물론 그 사이에도 피부는 자외선에 노출되어 매 초마다 피부의 노화는 진행된다.

　자외선차단제의 끈적이는 사용감이 싫거나 혹은 자외선차단제를 바르면 유독 피부트러블이 잘 나는 경우라면, 자외선차단제를 아예 생략하기보다 자외선차단 성분을 함유한 데이크림을 사용하는 것도 좋은 방법이다. 일반 데이크림은 SPF 지수가 낮은 편이다(SPF15~20). 나이트크림은 데이크림보다 리치한 특징이 있다. 리치한 크림이 그만큼 '영양'도 많다고 생각하는 사람들도 많지만 리치한 크림은 그저 유분이 더 많을 뿐이다. 일반 크림과 유사한 가벼운 사용감을 주기 위해서 UVA 차단 효과가 떨어질 수 있다.

◉ **자외선차단 성분을 함유한 데이크림과 나이트크림의 예**
- 에스티로더 리질리언스 리프트 익스트림 SPF15 크림 / 나이트크림
- 클라란스 화이트 플러스 HP 화이트닝 데이로션 SPF20 / 리페어링 나

이트크림
- 크리니크 리페어웨어 SPF15 데이크림 / 나이트크림
- 디올 프리스티지 데이 플루이드 SPF15 / 나이트크림

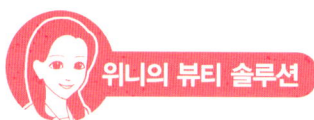
위니의 뷰티 솔루션

Q 밤에는 피부를 쉬게 해줘야 하나요?

잡지에서 읽었는데요, 어떤 여자 피부과 의사가 1주일에 한 번은 피부에 아무것도 바르지 않고 잔다고 하네요. 그렇게 피부에 휴식을 줌으로써 피부 스스로 회복할 수 있도록 도와준다고 하더라고요. 우리 피부가 자꾸 건성이 되는 건 크림을 너무 많이 발라 피부가 더 이상 유분을 만들어내지 않기 때문이라고 해요. 그 말이 사실인가요?

A 피부는 휴식을 필요로 하지 않아요.

누구는 밤 동안 피부에 영양을 줘야 한다고 하고 또 누구는 피부가 밤에 쉬어야 한다고 하고, 정말 어느 장단에 춤을 춰야 할지 모르겠네요. 혹시 건성피부인가요? 님께서 그 여의사의 피부 관리 방법을 따라한다면 세안 후 피부가 찢어지게 당기는 느낌을 받을 거예요. 그리고 피부가 자생력을 키워 피지를 더 만들어내기 이전에 수분부족으로 화장도 안 먹게 될 거예요.

　피부는 밤 동안 활발하게 활동을 할까요, 아니면 쉴까요? 결론부터 말하자면 피부가 활발하게 활동을 하건 쉬건, 화장품을 바르는 방법과는 상관이 없어요. 평소보다 더 많이 '영양공급'을 해줘야 할 필요도, 아무것도 바

르지 않음으로써 피부가 쉬도록 유도할 필요도 없다는 거죠. 애초부터 그 피부과 의사가 왜 피부 스스로 보습을 못할 정도로(1주일에 한 번 피부를 쉬게 할 정도로 말이죠) 보습제를 사용해왔는지부터 의문이 드네요. 요즘 홈쇼핑 프로그램을 보면 피부과 의사가 만든 화장품이라며 기본구성에 스페셜 보

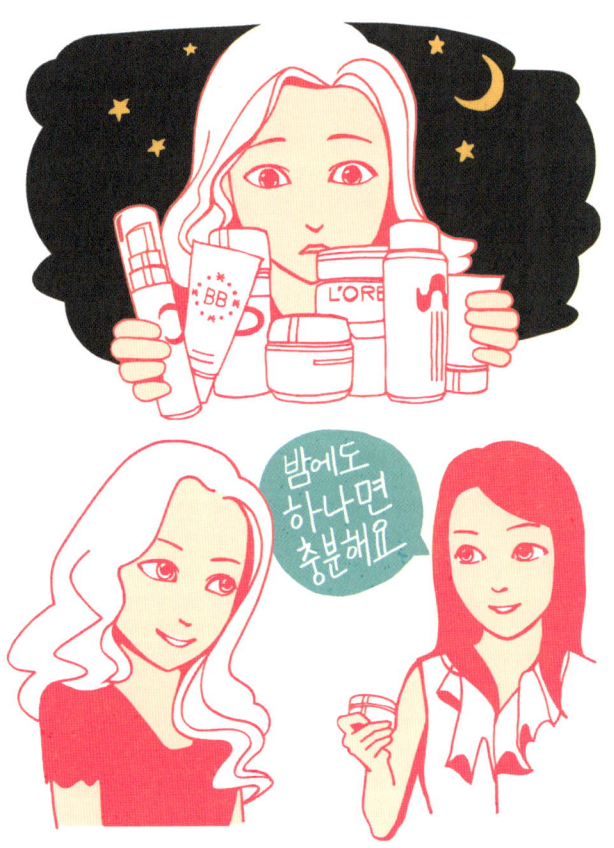

너스, 사은품까지 6~7종류의 화장품을 발라야 한다던데, 그 피부과 의사는 매일 그렇게 바르나보죠?

보습제는 피부가 스스로 내는 피지의 부족한 부분만을 메워주는 제품이에요. 그러므로 크림을 얼굴 전체에 다 바를 필요는 없어요. 건조한 볼 부위에만 찍어 바르셔도 돼요. 피지가 충분히 분비되어 피부가 건조하지 않다면 처음부터 크림을 바를 필요도 없고요. 제발 스킨-로션-에센스-크림의 순서는 머릿속에서 지우세요. 그냥 세수하고 로션 하나만 바르고 자도 충분할 수 있다니까요.

그리고 화장품을 많이 바른다고 피부가 '지친다'라고요? 왜 지치죠? 화장품을 분해하느라? 화장품의 독성이랑 싸우느라? 그럼 화장품을 많이 바르면 피부가 게을러져서 피지생산을 안 한다는 말과 모순이 되지 않나요? 피부는 365일 매분 매초 쉬지 않고 땀과 피지를 분비하고 새로운 피부세포를 만들어내고 있어요. 심장이 뛰는 게 지쳐 보인다고 심장보고 멈추라고 할 건가요? 잠을 자는 저녁시간은 피부가 자외선의 공격을 받지 않는 시간대죠. 이때 피부는 비로소 외부자극에 싸우기보다 손상을 입은 부분을 복구할 시간을 얻었다고 할 수 있어요. 이 과정을 '재생'이라고 부를 수도 있겠죠. 이때 필요한 스킨케어는 '영양'이 잔뜩 들어간 리치한 나이트크림 사용도, 피부단식도 아니에요. 적절한 수분공급과 수딩을 위한 성분이 배합된 제품을 쓰는 것만으로 충분해요.

자신이 화장품을 지나치게 많이 사용하고 있다고 느낀다면 1주일에 한 번씩 화장품 금식을 하기보단 매일 하는 스킨케어 방식을 좀더 단순하게 바꾸는 것이 더 합리적인 방법이에요.

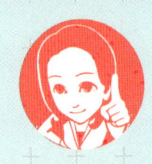 ## 이것만은 꼭 알아두자!

- 🌹 명품 타령은 가방에서 끝내라. 화장품만큼은 내 피부에 가장 잘 맞는 제품이 최고다.

- 🌹 고현정이 쓰는 화장품을 당신이 쓴다고 당신 피부가 고현정처럼 되진 않는다.

- 🌹 '명품화장품'은 패션브랜드 로고가 찍힌 고가제품이 아닌, 오랜 연구를 바탕으로 한 차별화된 기술력에서 탄생한 제품을 말한다.

- 🌹 피부에 안 맞는 제품은 당장 쓰레기통으로 보내라. 정 아깝다면 발에 발라라.

- 🌹 피부침투력이 조금이라도 더 강한 제품에 투자하라. 에센스에 돈을 더 쓰는 것이 좋고 아이크림은 조금 더 싼 브랜드 것을 사더라도 효과에서 큰 차이는 없다.

- 에센스를 따로 사용하는 이유는 로션이나 크림에 들어간 보습성분의 방해 없이 유효성분만을 침투시키기 위함이다. '에센스와 크림이 하나로' '에센스가 들어간 로션'이란 표현은 넌센스.

- 에센스와 크림을 섞어 마사지하라는 미용 팁도 머릿속에서 지워라. 에센스의 효과는 저 멀리 사라질 것이다. 에센스를 충분히 피부에 침투시킨 후 크림으로 마사지를 하라.

- 안티에이징 성분을 함유한 트리트먼트 기능의 로션이나 크림은 시중에 많이 나와 있다. 꼭 '에센스'를 사용해야 한다는 강박관념은 버려라.

- 대부분의 '나이트크림'은 낮에 쓰는 제품보다 유분이 더 많은 경향이 있다. 피부가 밤 동안 유분을 더 필요로 한다는 과학적 근거는 어디에서도 찾아볼 수 없다.

part 04

인증받은 유기농화장품?

지름신을 부르는 화장품 판매원들의 거짓말

당신의 화장대를 한번 살펴볼까? 동안 에센스는 물론이고 대한민국 여성이라면 화이트닝 제품은 기본이다. 평소엔 수분크림을 사용하지만 피부가 슬슬 처지는 듯하여 리프팅 크림도 하나 마련했다. 자, 이제 필요한 제품은 다 갖췄다. 이 화장품들을 잘 바르면 송혜교 같은 생얼 피부가 될 거라고 황폐해진 통장 잔고를 애써 무시하며 스스로를 다독거린다.

"한국 여성들은 정말 피부에 관심이 많아요. 화장품에 관한 한 전문가 뺨친다니까요." 외국계 화장품회사 CEO들의 칭찬의 말. 하지만 나는 이 말이 "한국 여성들은 정말 엄청난 봉이죠. 우리나라에서는 아무리 광고를 해도 한두 가지 팔기도 힘든데 한국 여성들은 한꺼번에 세네 개씩 사주니까요"라는 소리로 들린다.

여성들만 탓할 수도 없다. 화장품 광고지인지 잡지인지 분간하기 힘든 패션지들에서 케이블 채널의 뷰티 정보 프로그램까지 좀더 많은 화장품을 이용해야 피부가 좋아질 수 있다는 식의 정보 아닌 광고가 마치 진실인 양 소개되고 있는 현실에서 말이다. 화장품 가짓수가 적으면 내가 피부를 제대로 관리하지 않는 것이 아닐까 하는 불안감, 나의 게으름으로 피부 노화가 더 빨리 진행된다는 죄책감까지 느꼈다면, 이제 더 이상 걱정할 필요가 없다고 자신 있게 말할 수 있다. 그건 어디까지나 화장품 판매원들의 거짓말 때문이니, 여기서 그 거짓말을 간파하고 해결방법을 찾으면 되니까.

거짓말 25

함께 사용해야
효과가 극대화돼요

Myth 시너지 효과를 거두기 위해 화장품은 같은 브랜드와 라인으로 통일한다.

Truth 결국 비슷한 성분의 제품을 여러 개 사서 겹쳐 바르는 것일 뿐이다. 라인으로 구성한 화장품일수록 각각의 유효 성분이 적게 들어가 있을 가능성이 높다.

봄빛에 유난히 칙칙해진 피부. 당신은 잡지에서 오린 신제품 화이트닝 에센스 샘플 교환 쿠폰을 들고 백화점 매장에 와 있다. 매장 직원은 에센스 하나만으론 부족하고 같은 라인의 제품을 함께 써야 효과를 볼 수 있다고 말한다. 화이트닝 클렌저, 화이트닝 토너, 화이트닝 에센스, 화이트닝 스폿 제품, 화이트닝 마스크, 화이트닝 크림, 화이트닝 자외선차단제까지!

정신을 차렸을 땐 이미 6개월 할부로 카드를 긁은 상태. '뭐, 좀 부담은 되지만 괜찮아. 이걸로 얼굴이 환해지면 좋지. 아, 맞다! 지난 달에 피부탄력에 좋다던 비타민C 15% 세럼을 샀는데, 화이트닝 라인 제품이랑 어떤 순서로 사용해야 하지? 그렇지 않아도 세럼이 보습력이 없어서 피부가 좀 건조해진 듯한데 여기에 수분크림을 더해야 하나?'

여기서 악 소리를 지르는 사람은 나뿐인가? 적어도 나에게 문의했다면 화이트닝 제품을 권하기보다는 각질케어용 토너에 수분공급용 시트 마스크를 추천했을 것이다. 성분이 잘 조화된 비타민C 15% 세럼으로 어떠한 화이트닝 세럼 못지않게 우수한 미백 효과를 거둘 수 있다. 비타민C를 잘 먹은 피부에 수분미스트를 더해주면 그 어떤 미백마스크보다도 더 우수한 효과를 볼 수 있다. 게다가 원래 고민이었던 피부 건조함에 대한 걱정도 덜 수 있다. 물론 화장품 매장에서 이렇게 조언해줄 사람은 아무도 없을 것이다. 손님이 달랑 한 제품만 구입하는 것을 결코 원하지 않기 때문이다.

여러 브랜드의 좋은 제품만을 골라 나만의 화장품 라인 제품을 한꺼번에 재구성하는 것과 화장품회사에서 친절하게 만들어준 라인 제품을 한꺼번에 사용하는 것은 각각 장단점이 있다.

🌹 **여러 브랜드의 화장품 믹스매치의 단점** 효과가 아예 없거나 피부트러블 발생

화장품회사에서 라인을 만드는 것에는 단순한 상업적 목적 외에 특별한 이유가 있다.

첫째는 소비자가 피부타입과 상관없이 여러 화장품을 마구잡이로 섞어 사용해서 자기네 제품의 효과를 떨어뜨리는 것을 막기 위함이다. 예를 들어서 차앤박의 여드름 스폿 제품과 유분이 잔뜩 든 설화수 크림을 함께 사용한다면 과연 효과를 볼 수 있을까? 자신이 잘못 사용하는 건 생각도 안 하고 여기저기 '이 제품은 효과가 하나도 없더라'라고 떠드는 사람들이 의외로 많다.

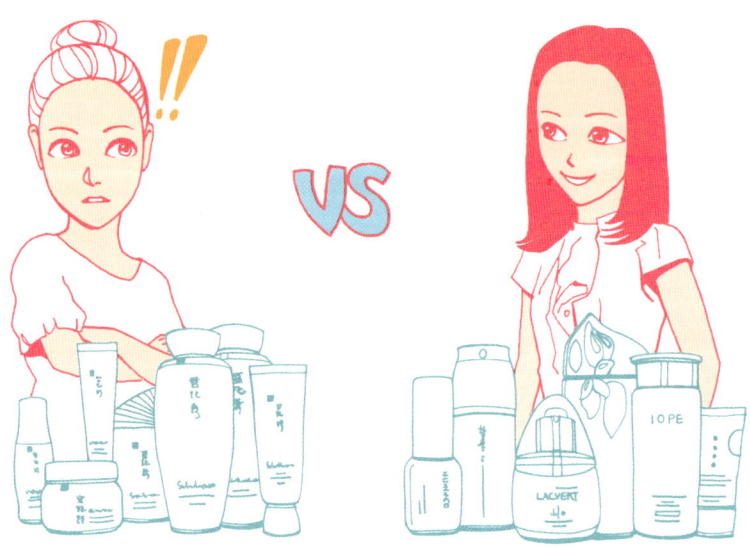

그리고 과유불급인 경우도 있다. 어떤 소비자는 화장품 정보에 너무 빠삭해서 여러 브랜드에서 가장 유명하다는 클렌저, 토너, 마스크 등 고농도의 성분이 들어간 제품만을 모두 모아 사용하기도 한다. 물론 피부가 튼튼하다면야 꽤 좋은 효과를 볼 수 있으나, 지나친 욕심으로 피부자극을 초래해 트러블을 일으킬 수도 있다.

어떤 경우도 화장품회사로서는 원하는 결과가 아니다. 그러므로 라인을 통일해 서로의 시너지 효과를 높인다는 의미는 화장품 성분이 서로 방해를 하지 않도록 하고 피부트러블의 가능성을 최소한으로 줄이도록 안전장치를 둔 것이라고 보면 좋다.

❋ 특정 브랜드의 화장품 라인 구성의 단점 가격 대비 약한 효능

라인에 속한 제품은 고객이 같은 라인의 다른 제품도 모두 사용한다는 전제하에 만든 것이므로 각 제품 안에 유효 성분이 적게 들어 있는 경우가 많다. 각 제품에 최고 농도의 유효 성분을 넣으면 피부에 자극을 주기 쉽기 때문이다. 농도가 낮은 만큼 효과 또한 낮을 수밖에 없다. 그럼에도 화이트닝 토너, 화이트닝 크림 등 모두 화이트닝이라는 기능성 인증 이름을 붙이기 위해서 화이트닝 유효 성분을 집어넣고 가격을 높게 매긴다.

진정한 의미의 시너지 효과를 보려면 충분한 각질제거 기능을 가진 토너, 보습력이 좋은 크림을 고르는 식으로, 미백과 직접적인 관련은 없으나 충실한 역할을 해주는 제품을 각각 구입하여 사용하는 것이다. 머리띠부터 구두까지 명품으로 휘감아도 전혀 고급스럽게 보이지 않는 여성이 있는가 하면, 보세와 명품을 적절히 믹스하여 스타일리시하고 유니크한 멋을 표현하는 여성도 있다. 화장품도 마찬가지다. 믹스매치를 위해선 어느 정도 화장품의 성분과 작용에 대한 지식이 필요하다. 결국 화장품 라인이라는 것은 패션감각 제로인 여성이 마네킹에 코디된 옷을 몽땅 사듯, 화장품에 대한 지식이 없는 여성이 손쉽게 화장품을 구입할 수 있도록 화장품 회사가 마련한 친절한 장치이다.

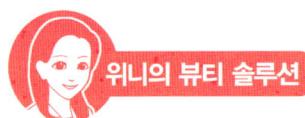

Q 비타민C 세럼의 시너지 작용은 무엇인가요?

위니 님은 비타민C를 굉장히 많이 추천하는데요, 정말 비타민C 세럼을 잘 이용하면 여러 화장품을 라인별로 줄줄이 살 필요가 없을까요? 어떻게 짝을 이뤄야 가장 좋은 시너지 효과를 얻을 수 있을까요?

A 비타민C의 효과는 안티링클, 탄력, 모공 타이트닝, 미백, 항염 등 무궁무진해요.

비타민C를 어떤 다른 제품과 사용해야 시너지 효과를 높일 수 있는지 살펴볼까요?

● **자외선차단 시너지** 비타민C + 자외선차단제

자외선차단제를 사용하기 전에 최소 10% 비타민C 에센스를 발라주세요. 비타민C를 꾸준히 바른 피부는 자외선에 대한 방어력이 높아져 일광화상 등과 같은 자외선으로 인한 피부손상을 줄일 수 있어요.

● **안티에이징 시너지** 비타민C + 항산화제

콜라겐 합성 효과를 높이기 위해 항산화·항염 효과가 큰 비타민E, 코엔자임Q10 등을 비타민C와 함께 사용해주세요. 비타민C의 효과를 좀더 안정화해주는 효과가 있을 뿐 아니라 비타민E 는 비타민C의 부족한 보습능력을 메워줄 수 있지요.

● **미백 시너지** 각질제거 기능의 클렌저 + 비타민C

지성피부라면 수용성 비타민C가 모공 속 피지를 뚫고 피부에 침투하기가 매우 어려워요. 비타민C를 사용하기 전에 효소 세안제를 이용해 피지와 각질을 잘 제거해주세요. 하지만 알칼리성인 효소 세안제로 피부 pH가 높아진 상태에서 비타민 C 세럼의 효과를 볼 수 없어요. 이때는 약산성의 토너로 pH 균형을 맞춰줘야 해요. 대부분의 AHA, BHA 성분의 클렌저는 약산성을 기초로 하고 있어 세안 직후 비타민C가 침투하기 좋은 피부를 만드는 데 도움이 돼요.

니는 비타민이 안 맞는 피부?

순수비타민C(L-아스코르빅 애씨드)의 경우 낮은 pH로 인하여 피부가 자극을 받아 뾰루지가 나는 경우가 종종 발생한다. 만약 본인의 피부가 그러한 현상을 경험한다면 비타민C를 완전히 포기하기보다는 pH가 중성에 가까운 비타민C 유도체가 함유된 제품 혹은 비타민C가 풍부한 컬러푸드 성분이 함유된 제품을 사용하는 것이 효과적이다.

비타민C 유도체, 컬러푸드 성분을 이용한 비타민C 제품 예
- 잔슨베켓 비타민 C&C 페이셜 세럼(마그네슘 아스코르빌 포스페이트 & 아스코르빈염)
- DCL C 스케이프 세럼10(아스코르빌 메틸실라놀 펙티네이트)
- 메리케이 TW 리플레니싱 세럼 플러스 씨(카카두자두, 카무카무, 아세로라, 블랙커런트 베리, 석류)

거짓말 **26**

탄력이 떨어지면
콜라겐을 보충해야 해요

Myth 피부탄력이 떨어지는 이유는 피부가 콜라겐을 잃어서이다.
그러므로 화장품으로 콜라겐을 보충해주어야 한다.

Truth 화장품은 피부가 잃은 성분을 그대로 채워넣지 못한다.
게다가 화장품의 콜라겐 성분은 피부에 흡수되지 못한다.

홈쇼핑 채널에서 콜라겐 화장품 광고를 보게 되면 잠시 멈추고 도대체 어떻게 광고를 하나 흥미롭게 지켜보곤 한다. 쇼핑 호스트는 피부 단면 그림을 보여주면서 30대가 되면 피부 내 진피층에서 콜라겐이 어떻게 붕괴되는지 나름 과학적으로 그 과정을 설명해준다. 콜라겐을 피부에 보충해줌으로써 피부에 탄력을 주고 주름을 없앨 수 있다며 입에 거품을 물고 광고를 한다. 정말 재미있다.

한때 콜라겐 붐이 일면서 콜라겐 음료, 콜라겐 서플리먼트 등이 휩쓸었지만, 결론부터 말하면 콜라겐은 아무리 발라도, 또 아무리 먹어도 우리 피부와 몸에 필요한 콜라겐을 공급해주지 못한다. 콜라겐은 분자의 크기와 무게가 너무 크기 때문에 피부에 흡수조차 되지 않는다. 만약 침투를 한다 할지라도 피부 내에 손실된 부분을 찾아내어 마치 테트리스처럼 블록이 착착 채워질 거라고 생각하면 큰 오산이다.

화장품 안에서 콜라겐은 피부 표면에서 작용하여 공기 중의 수분을 피부에 끌어당겨주는 수분공급 역할을 한다. 다음날 세안 시 대부분 사라지기 때문에 우리는 끊임없이 콜라겐을 화장품으로써 피부에 발라줘야 하는 것이다.

화장품으로 콜라겐을 피부 속에 쑤셔넣는 것보다는 피부 안의 콜라겐 합성세포(섬유아세포)를 촉진하여 피부 스스로 콜라겐을 재합성할 수 있도록 하는 것이 이론상으로나 현실적으로 훨씬 가능한 시나리오다. 이 시나리오의 현실화를 위해서는 밖으로는 철저한 자외선차단을 해주고, 안으로는 비타민C나 펩타이드가 강화된 제품을 사용해주는 것이 지금까지 알려진 가장 효과적인 방법이다.

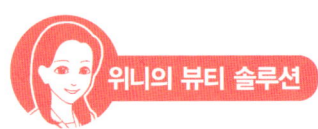 위니의 뷰티 솔루션

Q 콜라겐으로 V라인 얼굴을 만들 수 있나요?

요즘 V라인 얼굴을 만들어주는 제품들이 많이 나와 있는 것 같아요. 헤라에서 콜라겐을 이용한 제품이 나와서 솔깃하고 있어요. 뭐든 V라인의 얼굴을 만들어만 준다면 당장 사고 싶어요.

A 콜라겐보다는 카페인이 더 효과적이죠.

언제나 광고는 여성들의 이성적 판단을 흐리게 하는 데 성공하죠. 우선 콜라겐의 역할을 살펴보죠. 우리 피부에서 콜라겐은 피부를 받치고 있는 단단한 벽이라고 생각하면 돼요. 피부를 지탱해주는 콜라겐이 하나씩 깨지고 무너진다면 지지대를 잃은 피부는 중력에 의해 아래로 처지겠죠. 그래서 나이가 들면 얼굴 피부가 처져 불독 같은 사각형 얼굴이 되죠. 하지만 이 지지대를 다시 메워준다면 피부가 다시 탱탱하게 되어 예전의 V라인으로 돌아오는 거죠. 그렇다면 콜라겐 화장품을 사용하면 될까요? 안타깝지만 그건 아니에요. 좀더 돈을 투자해서 써마지나 폴라리스 같은 콜라겐합성을 촉진하는 고주파치료를 받길 권해요. 혹은 여분의 피부를 싹둑 잘라내는 리프팅 수술도 한 방법이죠.

헤라의 V 콜라제닉에 대해 살펴보죠. 1번 콜라겐, 7번 콜라겐 등 피부학 강의에서나 들을 수 있는 어려운 말들이 쏟아져나오네요. 그러면 소비자는 무의식중에 이 주요 콜라겐들이 피부 속으로 침투해서 부족해진 콜라겐 자리를 메울 거라는 착각을 하게 돼요. 하지만 헤라의 홈페이지나 광고

어디에도 V 콜라제닉의 콜라겐이 피부 속의 부족해진 콜라겐을 대체해준 다는 문구는 없어요. 정말 대단한 광고죠? 직접적으로 표현하지 않았어도 소비자가 그렇게 느끼게 하는 데 성공했잖아요. 그렇다면 이 제품이 어떤 원리로 V라인 얼굴을 만들어낼까요? 그 답은 광고에 정확히 나와 있어요. 세럼이 콜라겐을 피부 깊숙이 넣어준다고 말하죠. 하지만 앞서 말했듯이 회사에서 말하는 '피부 깊숙이'와 님이 생각하는 것에는 엄청난 차이가 있어요. 표피와 진피라는 2mm의 어마어마한 차이죠. 우리가 이 광고에서 주의해서 봐야 할 문구는 플럼핑(plumping)이에요. 이 제품은 콜라겐이 수분을 잡아주어 피부를 탱탱하게 만들어주는 효과를 이용한 거죠. 비슷한 제품으로 로레알의 링클 디크리즈 콜라겐 필러가 있죠. 병원의 필러시술처럼 콜라겐을 피부 속으로 침투시키지는 못하지만 미세한 주름 사이에 스며들어 플럼핑 효과를 통해 '시각적으로' 주름이 메워진 것처럼 보이게 하죠. '플럼핑'은 흐물흐물하던 풍선에 공기가 들어간 듯 탱탱한 탄력감을 표현하는 용어에요. 탄력크림뿐 아니라 얇은 입술을 도톰하게 해주는 립 케어 제품(립플럼퍼)도 이 플럼핑 효과를 이용한 제품이죠.

그럼 V라인 효과는 뭘까요? 콜라제닉 크림에는 카페인이 들어 있어요. 카페인은 셀룰라이트 관리 크림, 즉 슬리밍크림의 주성분이기도 하죠. 과잉 정체된 수분을 빼주는 '배농 효과'가 있어요. 클라란스에서 V라인 화장품으로 밀고 있는 페이셜 쉐이핑 리프트의 주성분이기도 하죠. 이 제품으로 V라인이 조금이라도 가능해졌다면 콜라겐보다는 카페인이 더 큰 역할을 한 거죠. 앞에서 고가화장품의 리프팅 크림에서 설명했듯이 좀더 피부 표면을 타이트하게 잡아당겨주는 효과로 V라인을 유지할 수 있도록 해주는 것이죠.

거짓말 **27**

에코서트 인증
유기농화장품이라니까요

Myth 유기농 인증 화장품은 피부에 안전한 우수 제품이다.

Truth 유기농 인증 성분을 사용한 화장품과 유기농 인증 화장품은 전혀 다른 의미를 갖는다. 유기능 인증 화장품이라 할지라도 피부안전을 책임진다는 의미는 더더욱 아니다.

동상이몽. '유기농화장품'에 대해 사람들이 가지는 이미지를 표현할 때 딱 맞은 단어이다. 유기농을 주장하는 회사와 유기농을 받아들이는 소비자. 모두 제각각의 정의를 가지고 있다. 검색창에서 '유기농화장품'을 치면 쏟아져나오는 수백 가지의 지식인 답변과 블로그 포스트. 이 정보들을 정리하면 다음과 같은 조건을 충족할 때 유기농화장품이라고 한다. 인공색소, 향료, 인공방부제(파라벤, 이미다졸리디닐 우레아), 광물성·동물성 원료, 합성계면활성제(SLS)를 쓰지 않고 화학비료, 제초제, 살충제 없이 경작한 식물 성분만 사용한다.

하지만 이 모든 조건을 갖추어야 유기농화장품이라 불릴 수 있는 것은 결코 아니다. 식물성화장품, 천연화장품 등과 마찬가지로 유기농화장품이란 단어는 어떠한 법적 규제 없이 자유로이 사용될 수 있기 때문에 0.1%의 유기농 성분이 들어가도 얼마든지 유기농화장품이라 이름 붙일 수 있다. 똑똑한 소비자들은 유기농 인증기관에서 인증한 화장품이 좀더 신뢰할 수 있다는 것을 알게 됐고, 화장품회사 역시 적극적으로 유기농 인증을 광고에 사용하기 시작했다.

텔레비전을 보면 욘사마가 자연의 힘으로만 만든 프렌치로즈를 함유한 아르쌩뜨 에코테라피 광고를 한다. 더페이스샵 매장에 들어서면 판매원은 '에코서트(한국에서 꽤 인지도가 있는 유기농 인증기관)'부록 6 참조의 인증을 받은 화장품인 것을 굉장히 강조한다. 더페이스샵의 홈페이지에서도 '7-free formula' 등을 언급하며 화학 성분이 들어 있지 않다는 것을 강조한다. 제품 설명 밑에 이어지는 고객의 후기들은 전부 '역시 유기농화장품이라 순하네여!'라는 말 일색이다. 여기까지 대충 훑어보면 이 제품은 중저가화장품임에도 유기농화장품의 모든 요소를 갖췄다고 여길 수 있겠으나, 하나씩 따져보면 놀라운 사실을 쉽게 발견할 수 있다.

제일 먼저 이 제품이 완제품으로서 에코서트 인증을 받았는지, 에코서트 인증의 성분을 포함하고 있는지를 확인해야 한다. 에코서트는 완제품뿐 아니라 성분만도 인증을 하기 때문에 인증 성분을 사용한 화장품과 인증 화장품은 하늘과 땅만큼 큰 차이가 있다.

더페이스샵의 아르쌩뜨 라인은 에코서트 인증의 프렌치로즈 성분을 "사용"했다고 말한다. 식물 콘셉트 화장품답게 긴 성분표의 중간 부분에 "프렌치로즈 꽃추출물"이라고 씌어 있지만, 이 성분이 전체 성분의 몇 %를 차지하는지는 알 도리가 없으며 그 앞뒤를 둘러싼 수많은 식물성 성분이 유기농이란 말은 어디에도 없다. 또한 이 라인은 유기농의 이미지를 더욱 확고히 하고자 '5-free, 7-free'를 내세우며 주로 유기농화장품에서 사용을 금지하는 성분(미네랄오일, 합성방부제 등)이 들어 있지 않다고 광고를 하고 있다. 그러나 아이러니하게도 아르쌩뜨 라인의 제품에서 에코서트의 금지 성분인 실리콘오일, 점증제, 합성용매제 등을 쉽게 찾아볼 수 있다.

'자연이 만든 건강한 선크림'을 헤드카피로 내세운 이니스프리의 에코세이프티(eco safety) 선블록은 피부자극과 트러블로 인해 자외선차단제 사용을 꺼리는 여성들에게 '유기농 선블록=피부안전'이란 이미지를 가장 앞세우고 있다. 하지만 에코서트 인증의 해바라기 오일, 카모마일, 위치하젤 성분은 자외선차단제와 연관된 트러블과는 하등의 관계가 없다.

'에코세이프티 선블록 SPF50 PA+++' 역시 더페이스샵의 아르쌩뜨와 마찬가지로 에코서트의 금지 성분인 실리콘이나 파라벤이 들어 있음을 성분표에서 확인할 수 있다. 자외선차단제로 인한 피부트러블의 가장 큰 원인 중 하나인 화학적 자외선차단 성분도 물론 포함되어 있다. '에코 세이프티'가 유기농 경작 성분을 사용함으로써 환경(에코)의 안전에는 일조했을지 모르지만 피부의 안전에 관한 한 설득력 있는 근거를 제공하지 못하고 있다. 지금까지 자외선차단제로 인한 트러블의 이유가 '유기농으로 경작된 성분을 사용하지 않아서'라는 연구 결과는 없기 때문이다.

유럽의 유기농화장품을 판매한다는 편집매장인 온뜨레도 예외는 아니다. 에코서트와 코스메 비오의 인증 마크를 전면에 내세운 온라인 화장품 숍을 보고 있노라면 이곳에서 판매하는 모든 것이 에코서트의 엄격한 유기농 인증을 받은 화학 성분 NO, 합성 성분 ZERO의 제품만으로 구성되어 있다는 강한 인상을 받게 된다. 하지만 이곳 화장품 성분표에서도 에코서트가 금지한 성분인 실리콘, 프로필렌글라이콜, 파라벤 등을 얼마든지 찾을 수 있다. 물론 유기농 인증기관에서 금지 성분으로 지정한 것이 피부에 유해하다는 의미는 절대 아니다. 이 성분들은 시슬리에서부터 설화수까지 전 세계의 화장품회사에서 널리 사용하는 매우 평범한 성분들이다. 다만 '유기농'임을 주장하기 위해서라면 그 성분들은 제외해야 하지 않을까.

내가 왜 비유기농 제품에 비해 가격이 높을 수밖에 없는 유기농 제품을 사용하는지 생각해보자. 인터넷을 뒤져 알아낸 유기농 전문 식당에 가서 오곡잡곡밥 정식을 주문해서 먹었는데, 그 정식에 포함된 유기농 성분은 오곡 중 수수에 불과하다면 과연 시간과 돈을 투자하여 그곳까지 가서 먹은 의미가 있을까?

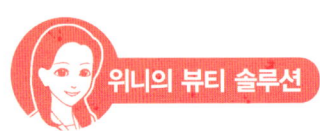
위니의 뷰티 솔루션

Q 미국 농무부 인증 유기농화장품이 믿을 만한가요?

얼마 전부터 닥터 브로너스 유기농 비누를 사용하고 있거든요. 이 비누는 미국 농무부의 인증을 받은 유기농화장품이라고 하더라고요. 미국 농무부는 유기능 인증기관 중 가장 까다롭다고 알려져 있던데, 그래서 그런지 이 비누를 사용하면서 제 피부가 매우 편안해졌어요. 미국 농무부 인증 제품이라면 믿을 수 있지 않을까요?

A 농무부 인증 유기농화장품이 품질을 보증하지는 않아요.

우선 미국 농무부 인증마크인 'USDA Organic 씰'에 대해서 설명을 드릴게요. 이 인증 씰은 2002년부터 시행하고 있어요. 성분의 95%가 유기농임을 뜻하죠. 초기엔 USDA Organic 씰의 사용 범위가 관대했어요. 바디로션 등의 퍼스널케어 제품, 다이어트식품, 유제품, 화장품, 펫푸드, 섬유 등에 그 씰을 사용하는 것을 허락했죠.

하지만 우후죽순 격으로 사용되는 이 씰이 소비자들에게 '정부가 인증한 우수한 품질의 유기농제품'이라는 잘못된 인상을 줄 수 있다고 판단해서, 2005년 미 농무부는 퍼스널케어 제품과 화장품에서 'USDA Organic' 마크를 지우라고 요청했지요. 여기에 닥터 브로너스 등의 유기농화장품 제조사를 비롯해서 유기농소비자조합은 미 농무부를 제소하기에 이르렀죠. 결국 미 농무부는 방침을 번복하고, 규정에 통과하는 성분을 사용하는 한 화장품 회사의 USDA Organic 씰의 사용을 인정하는 것으로 방침을 바꾸었어요.

이것은 무엇을 의미할까요? 닥터 브로너스의 제품들이 95% 유기농으로 이루어져 있다는 것은 확실해요. 그러나 그것이 미 농무부가 닥터 브로너스 제품들의 피부 안전성이나 화장품의 효능을 인정한 것이라고 할 수는 없어요. 유기농화장품에 대한 미 농무부의 입장은 아주 단순명료해요. "우리가 검사하는 것은 어디까지나 식품과 원재료의 사육, 경작의 관점에서 일 뿐 화장품의 제조가 아닙니다. 우리는 화장품을 검사할 권한도 없을 뿐더러 화장품에 대해 아는 것도 없습니다. 화장품에 대한 검사와 규제가 이루어지는 곳은 FDA입니다"라고요. 미 농무부에서 인증한 마늘로 이를 닦건, 양파를 이용한 토너로 얼굴을 문지르건 그때부터는 화장품회사와 소비자의 문제일 뿐, 화장품으로서의 효능과 안전성까지 미 농무부는 관여를 하지 않는다는 것을 뜻해요.

닥터 브로너스의 액상비누는 사포닌화한 오가닉 코코넛오일과 팜유를 천연계면활성제로 이용하고 있어요. 이 코코넛오일과 팜유가 유기농으로 재배했기에 피부에 더 순하고 안전하다고 할 수는 없어요. SLS 계열의 음이온계 합성계면활성제에 비해선 피부에 좀더 마일드하게 작용할 수 있는 것은 사실이지만, 떠도는 소문처럼 SLS가 몸속에 축적되어 암을 일으킨다는 것은 사실이 아니에요. 각각의 계면활성제는 세정력이나 탈지력에서 차이가 있을 수 있어요. 자신의 피부가 가장 편안하게 느끼고 효과적인 클렌징이 가능한 제품을 사용하는 것이 무엇보다도 중요하죠. 하지만 이 제품으로 인한 피부 편안함의 비밀이 유기농공법에 있다고는 생각하지 않아요.

거짓말 20

무방부제 화장품입니다

Myth 무방부제 화장품은 피부에 유해한 방부제를 넣지 않아 안전하다.

Truth 모든 화장품에는 방부제가 들어간다. 적절한 양의 방부제가 들어가 있지 않으면 오히려 피부에 더 위험할 수 있다.

천연화장품에 관련된 사이트나 블로그를 들여다보면 비싼 화장품을 사용해봤자 결국엔 방부제를 얼굴에 바르는 것이나 마찬가지라는 재미난 주장을 하는 글들을 심심찮게 볼 수 있다. 한편으로는 일리가 있는 주장이다. 다만 화학방부제를 넣는 화장품을 사용할 때가 아니라 소위 '천연화장품'을 사용할 경우에 말이다.

식물성 성분이 많이 함유된 화장품일수록 부패의 위험은 더 높아진다. 곰곰이 따져보자. 실온에서 보관을 할 때 딸기와 딸기사탕 중 어떤 것이 더 오랫동안 원래 형태를 유지할 수 있을까? 정말 화장품이 방부제 없이 만들어진다면 그 제품은 냉장유통을 통해 판매해야 할 것이다. 유통기한이 짧아 해외수출은 어림도 없다. 화장품회사에서 주장하는 '무방부제'는 파라벤으로 대표되는 합성보존료를 사용하지 않는다는 의미이며, 모든 화장품에는 그 나름의 방부제를 사용하고 있다(파라벤에 대해서는 Part 6에서 더 자세히 다루도록 하겠다).

천연화장품주의자들은 거대 화장품회사들이 '값싸다'는 이유로 합성방부제를 사용한다고 주장을 하지만, 다른 시각으로 본다면 그 말은 천연화장품의 높은 가격에는 값비싼 천연 방부제 가격이 고스란히 반영된다는 의미이기도 하다. 이들은 주로 천연에서 유래한 에센셜 오일이나 구연산, 비타민E 등의 항산화 성분들을 천연방부제로 이용한다. 천연 성분이다보니 아주 소량의 양만 사용해도 되는 합성방부제와는 달리 제품에서 차지하는 함유율이 높아진다. 당신이 고가의 화장품을 구입할 때 제품의 유효성분에 따라 가격이 책정되길 바라는가, 아니면 '천연방부제'를 위해 비싼 값을 치르길 원하는가?

거짓말 29

트러블 제로, '천연 미네랄' 메이크업이에요

Myth 천연 성분만으로 이루어진 미네랄 메이크업 제품은 피부에 안전하다.

Truth 미네랄 메이크업 제품 역시 피부에 트러블을 일으킬 수 있다.

최근의 석면 파동 이후 탈크에 대한 공포가 높아지고 그 여파로 유기농 화장품과 천연화장품의 판매고가 급성장했다는 기사를 읽게 됐다(탈크에 대한 자세한 이야기는 Part 6에서 하겠다). 그리고 탈크 파동의 최대 수혜자는 미네랄 메이크업 제품이라 할 수 있다. 기존의 메이크업 제품과는 달리 합성 점증제·유화제를 사용하지 않는 트리트먼트(스킨케어) 개념을 앞세운 미네랄 메이크업 브랜드들이 내세우는 첫째 셀링 포인트가 '탈크프리'이기 때문이다. 한국에 BB크림이 있다면 미국엔 '미네랄 메이크업 제품'이라고 할 정도로 둘 사이에는 많은 공통점이 있다. 일단 이 두 제품 모두 에스테틱에서 먼저 사용하는 다소 특수한 제품이었다가 현재는 거의 모든 매스브랜드에서 출시를 한다는 점이다.

BB크림은 독일의 박피 전문 회사에서 박피 후에 붉어지고 예민해진 피부를 보호하기 위해 개발한 것이다. 미네랄 메이크업 제품 역시 서양인들의 큰 고민 중 하나인 주사 피부(딸기코, 홍반이 심한 피부질환, Rosacea)에 자극을 주지 않으면서 적절한 붉은 기를 커버해줄 수 있는 것으로 인기를 얻기 시작했다. 미국 드라마 〈섹스 앤 더 시티〉를 보면 사만다가 딥 필링을 한 후 새빨갛게 익은 얼굴을 보여주자 주위 사람들이 경악하는 에피소드가 나오는데, 이렇게 강한 필링을 한 후 일상생활에 무리가 없도록 도와주는 것이 바로 미네랄 메이크업 제품이라 할 수 있다. 미네랄 메이크업 제품들도 각기 장단점이 있다.

미네랄 메이크업 제품의 장점

- **자외선차단** 주요 성분에 자외선차단 성분이 함유되어 있어 기본적으로

SPF15~20 정도의 자외선차단 효과를 가지고 있는 제품들이 많다.
- **우수한 커버력** 불타는 고구마 같은 피부 홍반을 정상 피부처럼 보이게 해주는 뛰어난 커버력 덕분에 굳이 컨실러를 사용하지 않아도 될 정도이다. 나 역시 이 장점 때문에 눈가 다크써클을 가리는 컨실러 대용으로 미네랄 메이크업 제품을 즐겨 사용한다.
- **편안한 피부 사용감** 오후만 되면 피부가 당기고 주름 사이가 갈라지는 느낌이 적다. 징크옥사이드는 붉은 기 커버뿐만 아니라 진정 기능을 가지고 있어 스킨케어 개념의 메이크업이란 콘셉트에 부합한다.

미네랄 메이크업 제품의 단점
- **부자연스러운 피부 표현** 피부결점 보완을 위한 메이크업 제품으로 개발했기 때문에 요즘 유행하는 투명 메이크업엔 그다지 적합하지 않다.
- **약한 피지흡착 기능** 피지흡착 기능을 하는 실리카는 탈크처럼 효과적으로 피지를 흡착하지 못한다.
- **피부 단점 부각** 마이카 성분의 반짝거림은 넓은 모공을 더욱 커보이게 한다. 커버력 강한 미네랄 성분으로 인해 피부가 탁하게 표현되는 경향이 있어 주름도 더 두드러져 보인다.
- **피부트러블 가능성** 화장품회사는 극민감성 피부에도 사용할 수 있는 제품이라고 주장한다. 미네랄 중 하나인 비스머스옥시클로라이드나 마이카는 피부를 자극할 가능성이 있고, 옥수수전분은 알레르기 유발 가능성이 있다. 그래서 요즘에는 미네랄 메이크업 제품도 세분화되어 비스머스옥시클로라이드프리, 옥수수전분프리 제품도 나오고 있다. 미

네랄 메이크업 제품도 모공을 막고 여드름을 유발할 가능성이 있다. 어떠한 성분도 백퍼센트 논코메도제닉(noncomedogenic, 여드름의 일종인 면포 형성 물질이 함유되지 않은, 모공을 막지 않는 제품)이 될 순 없다.

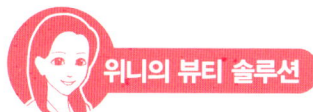
위니의 뷰티 솔루션

Q 미네랄 메이크업을 했는데 피부트러블이 생겼어요!

요즘 석면 파동 때문에 탈크가 들어간 화장품을 사용하기가 꺼려지네요. 지성 피부인데 요즘 자꾸 뾰루지가 나는 것도 탈크 때문이 아닌가 싶고요. 그래서 탈크가 들어가지 않은 메이크업 제품을 찾다가 발견한 것이 미네랄 파운데이션이에요. 이걸 썼는데도 뾰루지는 없어질 기미가 보이지 않네요. 모공은 더 넓어 보이고요. 왜 그럴까요?

A 미네랄 메이크업 제품에도 탈크가 들어갈 수 있어요.

탈크 자체는 모공을 막을 가능성이 약해요. 그보다는 탈크가 트윈케이크, 파우더 팩트의 형태로 될 때 피부트러블이 날 가능성이 더 크죠. 가루 성분을 고형으로 만들기 위한 왁스 성분, 탈크의 탈지력으로 인한 건조감을 막기 위한 지방산과 보습 성분 등이 합쳐져 모공을 막을 가능성이 높아지거든요. 초기 미네랄 메이크업 제품을 선보인 회사들은 '이러한 성분들은 피부에 자극을 주고 피부의 호흡을 방해하는 필러일 뿐'이라고 주장했죠. 그래서 미네랄 메이크업 제품이 논코메도제닉을 주장하는 이유 중의 하나가 루즈 파우더로 되어 있기 때문이에요.

이제 시중에 나와 있는 BB크림이 오리지널 블레미쉬 밤의 트리트먼트 기능이 없는 단순한 파운데이션인 것처럼, 매스브랜드에서 나온 미네랄 메이크업 제품들이 더 이상 피부트러블을 개선시켜주는 트리트먼트 제품이라는 미네랄 메이크업의 특성을 가지고 있지 않다는 사실도 주목해야 해요.

첫째, 제형이 다양하게 변화되었어요. 루즈 파우더뿐만 아니라 리퀴드, 압축파우더 등의 형태도 많이 보이죠. 이 경우 미네랄 이외의 다양한 성분들이 들어가기 때문에 미네랄 백퍼센트를 지향하는 원래의 취지에 맞지 않게 되었죠. 당연히 모공을 막을 가능성도 있고요.

둘째, 탈크가 함유된 미네랄 메이크업 제품들이 많아졌어요. 오리지널 블레미쉬 밤이 모든 피부를 대상으로 만든 것이 아닌 것처럼, 미네랄 메이크업 제품 역시 일상적인 메이크업에 사용하기엔 여러 단점들이 있으니까요. 그러한 단점을 수정하기 위한 가장 쉬운 방법이 바로 탈크의 사용이죠. 그러므로 중요한 것은 미네랄 메이크업이란 이름이 아니라 '탈크프리'라는 표시 혹은 성분표로 확인을 해야겠지요. 만약 루즈 파우더 형태이면서 탈크프리의 미네랄 메이크업 제품을 사용한다 하더라도 여전히 피부트러블의 가능성은 있어요.

마이카, 비스머스옥미네랄 메이크업 제품 특유의 반짝임을 내는 역할을 하므로 지성 피부인 사람이 뽀송뽀송한 피부 표현을 원한다면 제일 먼저 걸러내야 할 성분이죠.

미국 화장품의 성분표 표시 순서

Active ingredients(유효 성분) 화장품에서 OTC 약품(의사 처방전이 필요 없는 일반 의약품)을 성분으로 사용할 때 '유효 성분'으로 별도 표기하며 성분표에서 제일 앞에 위치시킨다. OTC 약품에는 함유량이 정해져 있기 때문에 퍼센트를 정확히 표시해야 한다. 자외선차단제에서 유효성분이란 자외선차단 기능을 수행하는 성분이라는 뜻이다. 여드름 제품에는 각질제거 성분인 살리실산이 미국 기준으로 2%까지 함유되어 있고, 항균기능성분인 벤조일퍼록사이드는 미국 기준으로 10%까지 함유되어 있고(한국에선 사용금지), 미백 제품에는 하이드로 퀴논이 3%까지, 수딩 제품에는 하이드로코르티손이 1%까지 함유되어 있다(모두 한국에선 사용 금지).

Inactive ingredients 성분에 효과가 없다는 의미가 아니라 'Active ingredient'가 별도 표기될 때에만 표시되는 방식이며 일반적으로는 'ingredients'라고 표시한다. 약품 성분을 제외한 일반 성분들이 순서대로 표시된다.

May contain 메이크업 제품에서 볼 수 있다. 성분표에선 제일 마지막에 위치하며 주로 색소 성분을 표시한다. 자외선차단 성분이기도 한 티타늄디옥사이드나 징크옥사이드가 여기에 표시되는 경우, 그 성분은 자외선차단 성분으로써 작용하는 것이 아니라 색소(백색안료) 등의 다른 목적으로 사용된 것이다.

거짓말 **30**

속눈썹이 길어져요

Myth 속눈썹 영양제를 바르면 속눈썹이 길어진다.
Truth 아무리 속눈썹 영양제를 발라도 타고난 속눈썹 길이는 달라지지 않는다.

속눈썹 영양제('영양'이란 단어가 또 나왔다)와 속눈썹 에센스(중요한 역할을 하는 비싼 제품에는 '에센스'란 단어가 빠지지 않는다)는 다양한 이름으로 불리며 꽤 오래전부터 네일숍, 속눈썹숍, 온라인숍 등에서 인기리에 판매되었다. '속눈썹 영양제' 혹은 '속눈썹 세럼'으로 흔히 부르는데, 원래 명칭은 '아이래시 컨디셔닝 젤' 혹은 '아이래시 컨디셔너'이다. 컨디셔너라면 우리가 샴푸 후에 사용하는 린스를 말하는 것인가? 흠, 크게 틀리진 않다. 이 제품 역시 속눈썹이라는 인체의 털에 '컨디셔닝'을 해주는 것이다.

대부분의 제품들은 주로 마스카라 형태로 되어 있어 속눈썹에 투명 마스카라를 칠하듯 사용하면 된다. 그러나 곰곰이 생각해보자. 머리카락과 마찬가지로 이미 피부 밖으로 자란 털에 빗질하듯 화장품을 바르는 것이 과연 피부 밑에서 이루어지는 생성과 성장에 도움이 될까? 불가능한 일에 도전하는 것이나 다름없다. 그렇다면 아이래시 컨디셔너의 역할은 무엇일까? 답은 헤어 컨디셔너와 크게 다를 바가 없다는 것이다.

속눈썹도 머리카락 못지않게 늘 여러 유해 환경에 접해 있다. 아이메이크업 리무버로 화장을 지우기 위해 속눈썹을 화장솜으로 꾹꾹 잡아당기는 것은 물론이고, 강한 포밍 클렌저로 씻어내거나 아이래시 컬러로 집고 워터프루프 마스카라로 겹겹이 둘러싸는 등 대개 약하디 약한 속눈썹에 부담을 주는 일들뿐이다. 가늘어지고 부러지기 쉬운 속눈썹을 아미노산 등의 컨디셔닝 성분으로 코팅해서 표면을 강화한다면 쉽게 부러지고 빨리 빠지는 현상을 줄일 수 있을 것이다. 그 결과 속눈썹이 원래 타고난 길이, 즉 유전적으로 정해진 길이만큼 자라는 것을 도와주어 지금보다 풍성해지는 데 일조할 수 있는 것이 우리가 이 제품으로부터 기대할 수 있는 효과이다. 게다가 투명하지만 마치 마스카라로 한 것처럼 코팅된 속눈썹은 실제 속눈썹보다 훨씬 풍성해 보이며 길이도 연장되어 보인다.

간단한 실험을 해보아도 좋다. 눈썹에 바셀린을 살짝 발라보자. 이 반짝이는 기름인 바셀린을 이용한 컨디셔닝으로도 속눈썹은 '시각적'으로 훨씬 더 풍성해 보일 것이다. 최초의 마스카라도 바셀린과 석탄을 믹스해서 속눈썹에 발라준 것에서 유래한다.

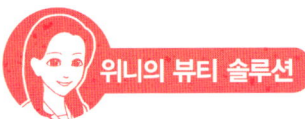

위니의 뷰티 솔루션

Q 아이라이너 형태의 속눈썹 영양제는 효과가 있을까요?

마스카라 타입의 속눈썹 영양제가 효과가 없는 것은 인정해요. 실제로 여러 개를 써봤는데 그냥 투명 마스카라 같더라고요. 그런데 요즘 새로운 속눈썹 영양제를 발견했어요. 마스카라 형태가 아니라 아이라이너 형태로 되어 있더라고요. 헐리우드 셀러브리티들도 사용하는 제품이라는데 모근에다 직접 작용을 한다네요. 이건 좀더 효과적일 것 같지 않나요?

A 아이라이너 형태의 제품 역시 컨디셔닝 이외의 효과는 기대하기 어려워요.

최근 코스메슈티컬 브랜드에서 출시하는 아이래시 컨디셔너들은 모근에 직접 성분을 전달한다는 좀더 똑똑한 모습을 갖추고 있어요. 특히 잔마리니의 제품은 정말 효과가 있었어요! 이 획기적인 제품은 엄청난 반향을 일으켰고 코스메슈티컬 회사들이 속속 아이래시 컨디셔너 시장에 뛰어드는 계기가 됐죠. 그러나 속눈썹을 성장시키는 유효 성분이 처방전을 필요로 하는 녹내장약 성분(프로스타글라딘 아날로그)이란 것이 밝혀지면서 앨러간사(보톡스를 만드는 회사로 유명하죠)는 FDA와 분쟁을 겪고, 결국엔 펩타이드를 주성분으로 한 새로운 포뮬러의 '마리니 래쉬'를 재탄생시키죠.

펩타이드는 단백질의 작은 단위라 할 수 있어요. 헤어 컨디셔너 광고를 보면 모발의 케라틴(역시 단백질)을 보호하기 위해 아미노산, 콜라겐 등의 단백질 성분을 사용한다고 씌어 있는 것을 쉽게 발견할 수 있죠. 결국 이 획기적인 아이래시 성장촉진제는 다시 본연의 컨디셔너로 돌아왔다고 봐야 할 거예요.

잔마리니의 한국과 미국 공식 웹사이트를 한번 가볼까요? 어느 곳에도 이 제품이 속눈썹을 자라게 해준다는 말은 찾아볼 수 없어요. 제품에 관한 공식적인 설명문을 살펴보면, 한국 사이트에서는 "풍성하고 아름다운 속눈썹", 미국 사이트에는 속눈썹의 "향상(enhancement)"으로 표현하죠. 주요 성분들의 작용을 봐도 어디에도 '성장촉진'에 대한 표현은 없어요. '건강유지' '보호'가 전부죠. 그럼에도 불구하고 속눈썹 에센스에 대한 희망을 버릴 수 없다면 잔마리니의 공식 웹사이트(www.janmarini.com)에 적힌 설명글을 읽어보는 것이 이해하는 데 더 빠를 거예요.

"에이지 인터벤션 아이래시 컨디셔너는 속눈썹이 빠지는 현상을 예방해주거나 치료해주지도, 멈추게 하지도 않습니다. 또한 속눈썹의 성장을 촉진하는 목적을 가진 제품이 아닙니다(Age Intervention Eyelash Conditioner is not intended to stop, prevent, cure, relieve, reverse or reduce eyelash loss or to promote the growth of eyelashes)."

거짓말 31

의사가 만든 화장품은 달라요

Myth 의사가 만든 병원용 화장품은 준약품이라 할 수 있다.
Truth 병원에서 판매하는 화장품일 뿐 화장품의 성분은 모두 동일하다.

얼마 전까지 병원에서만 판매되었던 화장품들이, 최근 국내에서 코스메슈티컬 시장이 급속도로 커지면서 약국, 마트, 백화점, 심지어 홈쇼핑까지 점령을 하고 있다. 모두들 알 만한 병원이나 의과대학의 이름이 인용되면서, 이 화장품을 쓰면 마치 유명한 피부과 의사에게 치료받는 듯한 효과를 얻을 수 있다는 식으로 선전을 한다.

바로 몇 년 전까지만 하더라도 병원에서 화장품을 판매하기 시작했을 때 명성 있는 병원에서 여드름 치료를 받은 환자들은 '의사 선생님의 처방전'이란 명목으로 이러한 화장품들을 바리바리 사들고 돌아와야만 했다. '병원에서 만든 화장품이니까 뭔가 좋은 고농도 성분이 함유되어 있을 거야' '뭔가 다르긴 다르겠지'라며 병원의 이름 외에는 별다른 정보도 얻지 못한 채 병원에서 판매하는 화장품을 의구심 반 희망 반으로 사용했다.

병원에서 판매하는 화장품의 성분들은 시중에 판매하는 화장품 성분의 범위와 기준 농도를 결코 넘어서지 않는다. '병원'이라는 장소에서 판매한 것일 뿐, 화장품 그 이상 그 이하도 아니다. 화장품법에 의하면 화장품은 판매 장소에 규제를 받지 않는다. 놀이공원이건 슈퍼마켓이건 어디서 판매를 하건 모두 자유이다. '병원에서만 판매할 수 있는 화장품'이란 조항은 없다. 그건 병원이나 화장품 수입업자가 '약물과 혼동되도록' 만들어낸 이미지일 뿐이다. 유럽에서는 약국이나 인터넷숍에서 구입할 수 있는 라로슈포제 제품을 한국에서는 병원에서만 판매할 수 있도록 제한한 것도 이런 이유 때문이다. 그래서 나는 대부분의 국내 병원용 화장품을 코스메슈티컬이라고 인정할 수 없다. 홈쇼핑 채널에서 호들갑스러운 설명과 함께 판매되는, 주 고객인 40대 이상의 어머니들이 사용하기 좋게 주욱 라인을 짜놓은

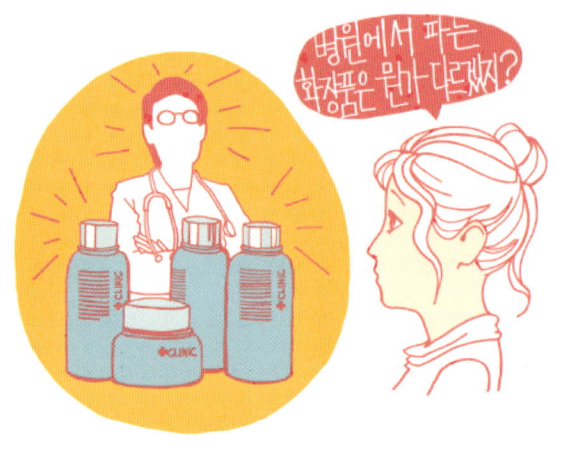
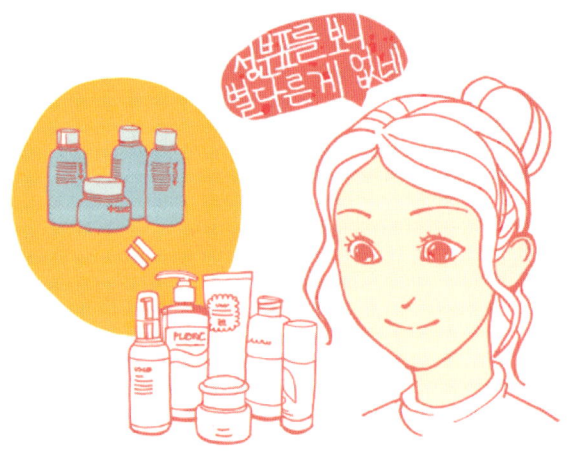

지름신을 부르는 화장품 판매원들의 거짓말

줄줄이 제품들에서 코스메슈티컬 본연의 전문성은 찾아보기 힘들다. 여기서 언급하는 코스메슈티컬은 미국 브랜드 제품을 기준으로 설명하도록 하겠다.

코스메슈티컬과 일반 화장품의 비교

	코스메슈티컬	일반 화장품(국산, 외국 브랜드)
타겟 피부	여드름, 노화진행, 색소침착의 진행이 가속화되어 본격적인 트리트먼트가 필요한 피부상태.	불특정 다수, 정상피부(20대부터 리프팅 크림을 사용해도 좋다).
핵심 제품	에센스.	크림.
유효 성분	병원 치료에서 영향을 받은 성분. 성분의 유효성에 대한 연구를 바탕으로 하므로 브랜드마다 거의 유사한 성분을 사용.	브랜드마다 특화된 성분을 사용(차별화될수록 더욱 선호).
약용 성분 (OTC 드럭)	살리실산(0.5~2%), 하이드로퀴논(0.5~2%), 벤조일퍼록사이드(2.5~10%), 하이드로코르티손(0.5~1%).	약용 성분에 소극적인 편(살리실산 0.5~1% 내외). 대부분의 약용 성분은 화장품에 사용 금지.
혁신성	새로운 성분을 도입하는 데 적극적이다.	코스메슈티컬에서 안전성을 임상적으로 입증받은 성분을 뒤늦게 도입하는 편으로 안전성을 중시한다.
안전성	최고 농도를 적극적으로 이용하므로 피부 트러블의 가능성이 높다.	피부트러블 요소가 적다.
사용감	제품의 유효성을 유지하는 데 중점을 두므로 보습력이 떨어지는 경우가 많다.	사용자가 선호하는 촉촉함을 주는 제형이 대부분이다.
향	무향이거나 원료향이 강하다.	인공향으로 심리적 만족감을 높여준다.
제품구성	각각 독자적인 제품을 믹스매치하여 사용한다.	라인 위주의 구성.

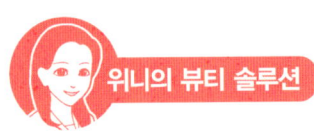
위니의 뷰티 솔루션

Q 병원에서 판매하는 화장품을 쓰지 않으면 치료 효과를 볼 수 없나요?

요즘 피부과에서 여드름 치료를 받고 있어요. 갈 때마다 스케일링 치료까지 받아야 해서 비용이 만만치 않게 들어요. 얼마 전에 처방전을 주면서 병원의 화장품을 같이 판매하려고 하더라고요. 너무 부담되어서 그냥 처방전만 받았어요. 그런데 여드름이 나아지는 기미가 안 보이는 거예요. 간호사는 제가 일반 화장품을 사용해서 그렇다고 해요. 시중에서 판매하는 화장품에는 여드름을 유발하는 성분들이 많다고요. 병원 화장품들도 처방전의 일부이니 약이랑 같이 사용해야 한다는 거예요. 정말 꼭 같이 사용해야 할까요?

A 화장품은 결코 치료제가 아니에요.

지금 님께서 구체적으로 어떤 화장품을 사용하고 있는지 알 수 없기 때문에 그 화장품이 여드름을 더 악화시키는지 아닌지는 정확히 이야기하기가 어려워요. 그건 의사도 마찬가지죠. 물론 여드름 치료를 받으면서 유분이 듬뿍 들어간 크림을 바른다면 치료 효과가 반감할 수도 있어요. 스케일링 치료를 받고 있다면 집에서도 스케일링 효과를 유지할 수 있는 각질제거 기능의 화장품을 사용한다거나, 피부예민성을 막아줄 수 있는 수딩 제품들을 쓰는 것이 도움이 될 수 있어요. 그리고 병원용 화장품 중에는 그러한 목적에 부합하는 제품들이 있을 것이고요.

하지만 여드름이 나는 것을 모두 '일반 화장품'의 탓으로 돌리면 안 되지요. 시중의 화장품이 병원 화장품에 함유된 성분을 사용 못하는 것도 아니니까요. 그러므로 시중의 제품들 중에서 현재 여드름 치료와 병행할 수 있는 성분의 화장품을 잘 선별해 구입한다면, 얼마든지 병원에서 산 화장품 못지않은 효과를 거둘 수 있답니다.

코스메틱(cosmeceuticals) 화장품(cosmetics)과 약품(pharmaceuticals)을 결합한 용어. 미국의 피부과 의사인 알버트 킹맨이 처음 만든 단어로, 약물의 성격을 띤 화장품을 뜻한다. 주로 미국에서 피부과 전문의나 의과대학의 연구팀에서 만든 화장품을 통칭하면서 알려지기 시작했다. 하지만 미국의 FDA, 한국의 식약청 어디에서도 코스메슈티컬을 공식적으로 정의 내리지 않았기 때문에, 코스메슈티컬이란 단어를 어떤 화장품에도 붙일 수 있다. 코스메슈티컬은 식약청의 인증을 받아야 하며 카테고리가 확실한(주름개선, 미백, 자외선차단의 3종에만 허용) 기능성화장품과는 별개의 의미로 구분되어야 한다.

OTC(Over The Counter) drug 의사 처방전을 필요로 하지 않는 일반 의약품(게보린, 훼스탈, 콧물감기약 등). 미국에서는 일반 의약품용으로 승인받은 일반 성분을 화장품에 일정 이하의 농도로 사용하는 것을 허용한다. 화장품에 사용되는 약용 성분은 다음과 같다.

여드름용 화장품, 비듬샴푸 : 살리실릭애씨드(2%까지), 콜타르
색소침착 개선용 화장품(스킨라이트너) : 하이드로퀴논(2%까지)
자외선차단제 : 옥시벤존, 아보벤존(3%까지)

거짓말 32

보톡스, 맞지 말고
피부에 바르세요

Myth 보톡스 화장품은 보톡스 성분이 소량 함유되었으며
보톡스 기능이 있다.

Truth 보톡스는 독소 성분으로 결코 화장품에 함유될 수 없다.

〈섹스 앤 더 시티〉 극장판에서 캐리가 사만다에게 중대발표를 하겠다고 했을 때 사만다가 "오, 드디어 보톡스를 맞기로 결심했구나?"라며 호들갑을 떨던 장면이 생각난다. 그만큼 이제 보톡스는 안티에이징에서 시술이라기보다는 미용법에 가깝다고 할 정도이다. 하지만 아프고 귀찮은 주사 말고 화장품으로 보톡스를 바를 순 없을까?

신라 면세점의 엘리자베스아덴 코너로 들어가보면 '세라마이드 플럼프 퍼펙트 모이스처 크림' 옆에 당당하게 '보톡스 데이크림'이라고 씌어 있다. 누가 이 문구를 쓰기 시작했는지 알 수 없지만 대부분의 인터넷숍에서는 이 크림을 '보톡스 크림'으로 설명하며 판매하고 있다(면세점에서까지 쓰일 정도니, 엘리자베스아덴에서 이런 문구를 썼을 가능성이 가장 높다). 어디 그뿐인가? 아이오페에서 레티노톡스라는 성분을 함유한 '레티놀 TX'가 나왔을 때 화장품 매장의 판매원들은 '레티놀에 보톡스 성분을 첨가한 제품'이라고 설명했다. 아주 소량의 보톡스 성분이 들어가 있기 때문에 매일 발라도 안전하다는 이야기다. 하지만 소량이건 소량의 천만 분의 일이건 보톡스는 보툴리늄(Botulinum toxin type A) 독소성분을 사용한 것으로 화장품에는 절대 함유될 수 없다.

그렇다면 화장품에 들어간 보톡스 유사 성분이란 게 대체 뭘까? 대표적으로는 펩타이드의 하나인 '아세틸 헥사펩타이드(아지렐린)'라는 게 있는데, 근육의 움직임을 아주 약하게 둔화시켜 보톡스와 유사한 기능을 한다고 볼 수 있다. 10% 이상 고농도로 함유될 때 효과적이기 때문에 대부분의 코스메슈티컬 브랜드에서 출시하고 있고, 기능의 특성상 피부가 뻣뻣해지는 느낌이 든다. 사실 주변 사람이 알아차릴 만한 효과를 본다기보다 사용하는 사람의 만족도가 높은 화장품이라고 할 수 있다. 사용감의 특성상 촉촉한 보습력은 기대하지 않는 것이 좋다. 그렇다면 이 제품을 바르고 보습크림을 듬뿍 덧바른다면 어떨까? 그나마 보톡스 비슷한 느낌마저도 사라져버리고 말 것이다.

　엘리자베스 아덴의 프리베이지를 보톡스 크림으로 오해하는 사람들이 많은데, 프리베이지는 엘리자베스 아덴이 보톡스를 만드는 알러간사와 합작으로 만든 제품일 뿐, 보톡스 성분(혹은 보톡스 유사 성분)은 포함하고 있지 않다. 주성분은 아이디베논(Idebenon)으로 항산화 성분이다.

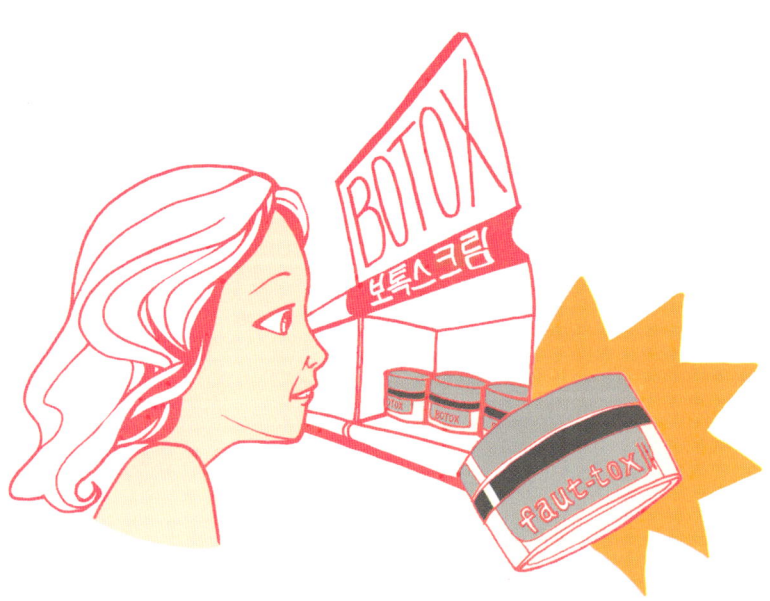

아세틸 헥사펩타이드(아지렐린)가 함유된 화장품 예

- 닥터브랜트 r3p 크림
- 키너레이즈 C6 펩타이드
- 잔슨베켓 알파더마 CE
- DDF 링클 릴랙스
- 피터토마스로스 메가리치 인텐시브 안티에이징 셀룰라 크림

거짓말 33

튼살을 방지해주는 크림이에요

Myth 임신 초기에 튼살예방크림을 발라주면 튼살이 생기는 것을 막을 수 있다.

Truth 대부분의 튼살예방크림은 보습 성분으로 이루어져 있어 튼살이 생기는 것을 예방하기 힘들다.

주위의 누군가가 임신을 했다고 하면 선물 제1순위에 오르는 튼살방지 크림. 그 효과에 대해선 '발랐더니 안 생기더라' '안 발랐더니 역시 생기더라' 등의 '카더라' 입소문이 무성하다.

그런데 튼살은 왜 생기는 걸까? 대부분 튼살은 피부가 갑자기 늘어나면서 피부 안쪽이 찢겨나가기 때문에 생긴다고 알고 있다. 그래서 튼살예방 크림을 임신 초기부터 열심히 바르면 피부가 부드러워져 진피 내의 콜라겐이 파괴되는 현상을 막을 수 있다고 믿는다. 물론 부분적으로는 그 말이 사실이다. 하지만 튼살의 원인은 그뿐만이 아니다. 임신 기간 동안 갑자기 늘어난 부신피질 호르몬이 피부 진피층의 콜라겐에 변성을 일으키는 것이 가장 큰 원인이라 할 수 있다. 여기서 또 다시 반복되는 얘기. 과연 화장품, 게다가 유분이 잔뜩 들어간 크림이 진피층까지 흡수되어 호르몬에 의한 콜라겐 파괴를 막을 수 있을까? 대답은 매우 회의적이다.

결국 튼살이 생길 확률은 오십 대 오십이다. 엄청 열심히 발라도 생길 사람은 다 생기고, 안 발라도 안 생길 사람은 안 생긴다. 그 확률을 가장 정확하게 예측할 수 있는 것은 엄마나 자매가 임신 후 튼살이 생겼는지를 확인하는 것이다. 엄마가 자신을 임신했을 때 튼살이 생겼다면 당신도 튼살이 생길 확률이 매우 높다. '그래도' 하는 마음에 튼살크림을 바르고 싶다면 물론 막을 생각은 전혀 없다. 보습을 충분히 해주는 것이 해가 될 것은 전혀 없으니까. 하지만 백화점에서 튼살방지 제품이라고 판매하는 고가의 오일이나 크림을 굳이 살 필요는 없다. 대부분의 튼살예방크림은 쉐어버터에서부터 비타민E까지 대부분 보습 성분으로 이루어져 있다. 오히려 보습력 좋고 순도 높은 비정제 쉐어버터를 구입해 발라주는 것이 더 좋다.

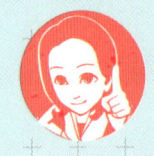
이것만은 꼭 알아두자!

- 노벨 의학상을 받은 의사가 만들었다 할지라도 화장품은 화장품에 허용된 성분만 넣어야 한다.

- 유기농화장품은 성분의 재배방식을 설명하는 것일 뿐, 그 화장품의 효능은 물론 안전성과도 관계가 없다. 유기농 인증에 가장 까다롭다는 미국 농무부의 입장은 이렇다.
"유기농 인증 식품(농작물, 축산물 포함)이 다른 일반 식품에 비해 더 안전하다거나 더 영양가가 높다는 것을 의미하지 않는다."
"유기농 화장품의 안전성과 유효성 평가는 FDA의 소관이지, 우리가 관여할 바가 아니다."

- 🌹 '천연화장품' '유기농화장품'은 한국의 식약청이나 미국 FDA 등 그 어느 곳에서도 공식적으로 지정한 용어가 아니고 법적인 구속력도 없는 표현이다. 즉 어느 화장품에나 이 용어를 갖다 붙일 수 있다. 비록 그 성분이 0.0001%만 들어 있을지라도.

- 🌹 린스를 사용한다고 머리카락이 더 길어지진 않는다. 속눈썹 컨디셔너도 같은 이치다.

- 🌹 튼살예방크림은 아주 좋은 바디 보습제일 뿐이다. 피부의 거칠음을 막아줄 수 있으나 튼살은 막지 못한다.

- 🌹 피를 마신다고 **몸속**에 피가 늘어나는 것이 아니듯 콜라겐을 바른다고 피부 속 콜라겐이 증가하지 않는다.

part 05

12시간 동안 자외선을 차단!

자외선차단제에 대한 대중매체의 거짓말

미국 FDA에서 인정한 유일한 노화방지제인 자외선차단제. 자외선차단제가 '선크림'이라는 이름으로 여름 한철에만 사용하는 제품으로 인식되던 시절, 모든 여성은 피부를 보호하기 위해 초록색 메이크업베이스를 발랐을 뿐 자외선차단제를 바르고 메이크업을 해야 한다는 개념이 전혀 없었다. 오히려 자외선차단제는 피부를 상하게 하기 때문에 바닷가처럼 꼭 필요할 때만 사용해야 한다는 인식이 지배적이었다. 그런 악조건 속에서 나는 자외선차단제 사용의 생활화를 설파하고 다녔다. 그때는 매스컴도 피부과 의사도 내 편이 아니었다. 신문에서는 자외선차단제 SPF8~12 정도면 일상생활에서도 충분하므로 과용하지 말라는 기사를 내보냈고 매년 여름이면 엉터리 SPF 계산법을 소개했다.

피부과 의사들이 말하는 자외선차단 방법은 의과대학 재학 시절에 배운 지식에서 벗어나지 못했다. 전국에 체인점을 둔 피부과 병원의 홈페이지에 있는 '닥터스 칼럼'에 "여성은 메이크업만으로도 자외선차단이 충분히 된다"고 뻔뻔스럽게 적어놓고 있었다. 자외선차단과 노화, 피부미용, 피부질환에 대한 연구 결과가 속속 나오고 있으나, 많은 여성들이 아직까지 자외선차단제에 관해서는 30년 전과 최신의 내용이 뒤범벅되어 매우 혼란스러워한다. 지금까지 들었던 자외선과 자외선차단제에 대한 지식을 깡그리 잊어버리자. 그리고 새롭게 얻은 뷰티지식을 결코 잊지 말자!

거짓말 34

SPF30 × 15분 = 450분 차단

Myth SPF 지수는 자외선으로부터의 피부보호 시간을 알려준다. 높은 SPF 지수의 자외선차단제를 사용하면 그만큼 오랫동안 햇빛으로부터 피부를 보호할 수 있다.

Truth SPF 지수는 자외선을 차단하는 강도를 말해준다. 아무리 높은 지수의 자외선차단제를 사용한다 할지라도 2~3시간마다 덧바르지 않는다면 충분한 자외선차단 효과를 거두기 어렵다.

SPF30×15분=450분. 과연 SPF30을 바르면 8시간 동안 자외선으로부터 피부가 보호될까? 일단 4천만 한국인들에게 일괄적으로 적용되는 이 '15분'이 모든 혼란의 주범이기도 하다. 자외선차단제를 전혀 바르지 않은 상태에서 햇빛을 쬐었을 때 홍반이 나타나는 시간은 100명이면 100명 모두 다르다. 피부가 희고 실내생활만 주로 하는 도시 아가씨가 5월의 따뜻한 햇살을 받으면 10분 만에 홍반이 나타날 수 있고, 까무잡잡한 피부의 농촌 총각은 30분이 지나도 홍반이 나타나지 않을 것이다.

　　이 SPF의 시간적인 개념은 '바르고 있는 동안 피부가 보호된다'라는 잘못된 인식을 주기 때문에 머릿속에서 바로 지우기를 권한다. SPF의 기준이 되는 '홍반'은 시각적으로 보이는 피부 표면에 나타난 피부의 염증반응이며, 이 붉은 빛이 나타나기 훨씬 전부터 이미 내부에서 피부손상이 진행되었다는 것을 의미한다. 선스크린을 한 번 바르고 나서 피부가 핏빛을 내면서 고통의 소리를 지를 때까지(홍반이 나타날 때까지) 그대로 내버려두려는 이는 아무도 없을 것이다. 자외선차단제는 자주 덧발라서 홍반이 일어나는 것 자체를 차단해줄 때 사용하는 의미가 있다.

　　나는 언제나 SPF 지수와 피부보호의 관계를 말할 때 피부에 침투하는 자외선의 양적인 개념으로 설명한다. '자외선차단제를 바른다 하더라도 자외선은 피부에 침투한다. 백퍼센트 차단이란 있을 수 없다'라는 진실을 정확하게 이해하게 하는 데 도움이 되기 때문이다.

　　다음 쪽에 나오는 'SPF 지수에 따른 자외선차단제 효과' 표에서 볼 수 있듯이 SPF30과 SPF50의 차이는 숫자상으론 2배에 가깝지만 차단 효과의 차이는 2%에 불과하다. 높은 SPF 지수의 자외선차단제를 바르고 안

심하기보다는 적정량을 사용해주면서 자주 덧발라주는 것이 더욱 중요하다. 자외선차단제는 바르는 순간부터 피부의 땀과 피지, 자외선과의 접촉을 통해 그 효과가 파괴된다. SPF의 높은 숫자와 상관없이 바른 후 2~3시간이 지나면 그 효력을 상당 부분 잃는다고 보는 것이 옳다. 여름철에만 높은 SPF 지수의 제품을 사용해야 한다는 생각은 버리자. AHA, BHA, 레티놀 성분을 함유한 기능성제품의 사용, 여드름약, 피임약 같은 약물복용, 눈(雪)의 반사, 높은 고도(등산) 등 피부가 자외선에 약해지거나 피부에 닿는 자외선의 강도가 강해지는 요소는 매우 다양하다.

SPF 지수에 따른 자외선차단제 효과

SPF 지수	피부에 침투하는 UVB의 양	UVB 차단 효과	일광화상(홍반)을 일으키기까지 걸리는 시간
SPF1	1/1	0%	UVB의 강도, 계절, 개개인의 피부 광민감도에 따라 다름(5분~30분)
SPF4	1/4	75%(3/4)	SPF1의 4배
SPF15	1/15	93%(14/15)	SPF1의 15배
SPF30	1/30	96%(29/30)	SPF1의 30배
SPF50⁺	1/50	98%(49/50)	SPF1의 50배 이상

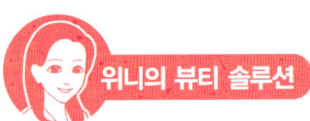

위니의 뷰티 솔루션

Q 랑콤 선블록을 바르면 12시간 동안 자외선차단이 되나요?

요즘 랑콤에서 나온 뉴로쉴드 SPF50⁺를 쓰고 있어요. 광고를 보니 12시간 동안 자외선을 차단해준다고 하더라고요. 그럼 아침 8시에 바르면 저녁 8시까지 자외선차단이 된다는 거잖아요? 하루에 한 번만 바르면 된다는 얘긴데, 자외선차단제는 2~3시간마다 한 번씩 바르지 않으면 효과가 없다고도 하잖아요. 랑콤 것은 가격이 비싸긴 하지만 광고대로 하루에 한 번만 발라도 괜찮다면 오랫동안 사용할 수 있어 자주 덧발라야 하는 제품보다 결과적으로 더 저렴한 것 같아요. 어떻게 생각하세요?

A 랑콤 제품도 결코 예외가 될 수 없어요. 자외선차단제는 반드시 자주 덧발라야 해요!

한 번 발라서 12시간이나 자외선차단이 지속된다면 정말 대단한 발명이에요. 완전 노벨상감이지요! 그런데 왜 '12시간'이 나왔을까? 잠깐 계산기를 두들겨보죠. '15분×50=750분=12시간 30분'이 나오네요. 정말 예상을 깨지 않는 전형적인 SPF 계산법이네요. SPF 지수는 결코 자외선을 차단하는 시간을 알려주지 못해요. 하지만 성분은 어느 정도의 정보를 주죠.

이 제품은 로레알의 특허 자외선차단 성분인 멕소릴XL와 멕소릴SX를 함유하고 있어요. 자외선차단제를 자주 덧발라야 하는 데에는 여러 가지 이유가 있죠. 가장 중요한 이유 두 가지를 꼽으라면 피지나 땀, 물 등에 의해 자외선차단제가 지워지는 것, 그리고 자외선에 노출되면서 제품의 차단 기능이 약해지는 거예요. 이것을 광안정화라고 하는데, 기존의 UVA 차단 성분인 아보벤존에 비해 멕소릴은 UVA 차단 성분 중 광안정화가 우수한 것으로 각광받고 있죠. 또한 멕소릴SX는 수용성이지만 멕소릴XL은 지용성으로 방수 효과가 있어요. 그러므로 땀과 물 등에 좀더 강한 성질을 띠죠.

그러나 이 모든 것들이 자외선을 12시간 동안 차단할 수 있다는 근거는 될 수 없어요. 어떤 좋은 자외선차단제라도 햇빛의 강도, 땀, 피지분비 등에 따라 지속적으로 덧발라주지 않으면 아무 의미가 없어요.

화장을 한 상태라면 자외선차단제를 자주 덧바르는 게 쉬운 일은 아니죠. 하지만 최근에는 메이크업을 한 상태라도 쉽게 덧바를 수 있는 파우더 타입의 자외선차단제들이 많이 나오고 있어요. 이런 제품들을 휴대하며 수시로 꼼꼼하게 바르면 자외선차단 효과를 톡톡히 누릴 수 있죠.

🌹 파우더 타입의 자외선차단제

- 아이오페 에어쿠션 선파우더 SPF50$^+$/PA^{+++}
- 오휘 파우더 선블록 EX SPF50$^+$/PA^{+++}
- 이자녹스 화이트 X-Ⅱ 플러스 레볼루션 선파우더 SPF50$^+$/PA^{+++}

코스메틱 사전

UVA 자외선차단 성분 1 – 화학적 자외선차단 성분

아보벤존(파솔 1789, 부틸 메톡시디벤조일메탄) 1978년 유럽에서 승인되어 먼저 사용하기 시작한 UVA차단 성분. 미국 FDA로부터 승인을 받기까지 10여 년이 걸려 1988년 비로소 이 성분을 함유한 자외선차단제가 미국에서 시판되었다. SPF20 정도의 높지 않은 지수에도 불구하고 UVA 차단능력이 우수하거나(PA+++), 피부에 투명하게 표현되는 자외선차단제 중에서 UVA 차단능력이 우수하다면 이 성분이 들어 있다고 봐도 무방할 정도이다.

우수한 UVA 차단력에도 불구하고 몇 가지 단점들이 있는데, 물리적 자외선차단 성분(코팅이 이루어지지 않은 티타늄디옥사이드, 징크옥사이드) 혹은 시나메이트 계열의 화학적 자외선차단 성분(옥틸메톡시시나메이트/에칠헥실메톡시시나메이트)과 함께 사용할 때 안정성이 떨어진다는 점이다. 약한 광안정성으로 인해 시간이 지남에 따라 자외선차단 효과가 급격히 떨어지는 단점이 있다. 이 단점을 보완하기 위해 아보벤존에 광안정제의 기능을 하는 자외선차단 성분과의 결합으로(예: 옥토크릴렌, 티노소브) 좀더 안정화된 UVA 차단기능의 제품들이 출시되고 있다.

아보벤존의 광안정화를 위한 기술을 이용한 브랜드들
뉴트로지나 : 헬리오플렉스(Helioplex™)
아비노 : 엑티브 포토베리어 콤플렉스(Active Photobarrier Complex™)
바나나보트 : 아보트리플렉스(AvoTriplex™)
하와이안트로픽 : 선슈어(SunSure™)
스킨이펙츠 : 더마플렉스(Dermaplex™)

멕소릴 로레알 특허의 자외선차단 성분. 비쉬, 비오템, 라로슈포제, 랑콤 등 로레알 계열의 화장품에는 모두 이 성분이 쓰인다. 높은 광안정성이 최대 장점이다. 미국 최초로 출시된 멕소릴 함유 자외선차단제인 라로슈포제의 '안텔리오스 SX SPF15'에는 멕소릴SX와 더불어 안정화된 아보벤존(아보벤존+옥토크릴렌)도 함유되어 있다

멕소릴SX™(이캠슐, 테레프탈릴리덴디캠퍼설포익애씨드) 수용성. 유럽에서는 1993년부터 사용해온 성분이나 미국에서는 2006년에 FDA의 승인을 받았다. 아보벤존 이후 18년 만에 처음으로 승인을 받은 자외선차단 성분.

멕소릴XL™(도메트리졸트리실록산) 지용성(물에 강한 성질을 띰). UVA뿐 아니라 UVB의 차단능력도 가지고 있다. 그러나 아직 FDA의 승인을 받지 못했다. FDA의 승인을 얻지 못했다는 것은 제품의 안전성과 유효성이 불확실하다는 의미보다는 현재 미국에서 판매되는 제품에는 첨가되어 있지 않다는 뜻으로 해석하길 바란다.

거짓말 **35**

워터프루프 자외선차단제는 자주 덧바르지 않아도 OK

Myth 방수기능이 있는 자외선차단제는 물과 땀에 강하므로 자주 덧바를 필요가 없다.

Truth 완벽한 방수기능을 수행하는 자외선차단제는 없다. 워터프루트 자외선차단제라 하더라도 물속에 들어갔다 나온 후나 땀을 많이 흘릴 때에는 반드시 덧발라야 한다.

SPF 지수는 자외선을 막아주는 시간을 의미하지 않는다. 그러므로 자외선차단 효과를 유지하기 위해선 최소 2~3시간에 한 번씩, 그리고 뜨거운 햇빛 아래의 해변가나 풀장이라면 모래(15~20%)와 수면(80~100%)에서 반사되는 자외선으로 인해 자외선의 강도가 더욱 강해지므로 1시간마다 덧발라야 한다.

그렇다면 조금이라도 덜 자주 덧발라도 되는 자외선차단제는 없을까? 일단 내수성이 우수하여 땀, 피지, 물 등에 쉽게 씻겨나가지 않는 제품과 광안정성이 우수하여 차단 효과가 적게 감소되는 제품을 꼽을 수 있다. 그러나 '자주 덧바르기 너무 힘든데, 이런 제품이면 4~5시간마다 덧발라도 되나요?'라고 질문한다면 내 대답은 NO. 향상된 자외선차단 기능을 믿고 가장 기본이 되는 자외선차단 방법에 꼼수를 두려는 사고방식은 위험하기 때문이다.

내수성이 우수한 자외선차단제를 흔히 방수기능을 가진 자외선차단제라고 하는데, 문제는 이 '방수'라는 단어가 상당히 포괄적이라는 점이다. 외국의 경우는 '워터프루프, 워터레지스턴트' 두 가지로 구분을 두지만, 한국에서는 이를 모두 통합하여 '방수'라고 표현하는 경우가 많다. 그리고 '방수'라는 표현은 소비자들에게 '물에 끄떡 없는 제품'이라는 잘못된 인식을 줄 수 있다. 방수시계라도 물에 살짝 닿는 것 정도까지는 괜찮은 '생활방수(워터레지스턴트)' 제품부터 200m 수심까지 들어갈 수 있는 다이버용 시계까지 다양한 것처럼, 자외선차단제 역시 방수기능은 모두 다르게 나타난다.

선스크린 제품에서 '방수'란 용어 사용에 가장 엄격한 곳은 미국 FDA

인데, 2002년부터 FDA는 화장품회사에 '워터프루프'라는 용어 사용을 중단하도록 했다. 이는 소비자들이 워터프루프의 자외선차단제를 사용하면 물속에서도 오랫동안 자외선차단 효과를 거둘 수 있다는 오해를 할 수 있기 때문이다. 현재 '워터프루프'는 '베리워터레지스턴트'란 용어로 대체됐다. 물론 '베리워터레지스턴트' 제품이라 하더라도 땀을 많이 흘리거나 물속에 들어갔다 나왔다면 그 즉시 다시 덧발라야 하는 것은 두말할 것도 없다.

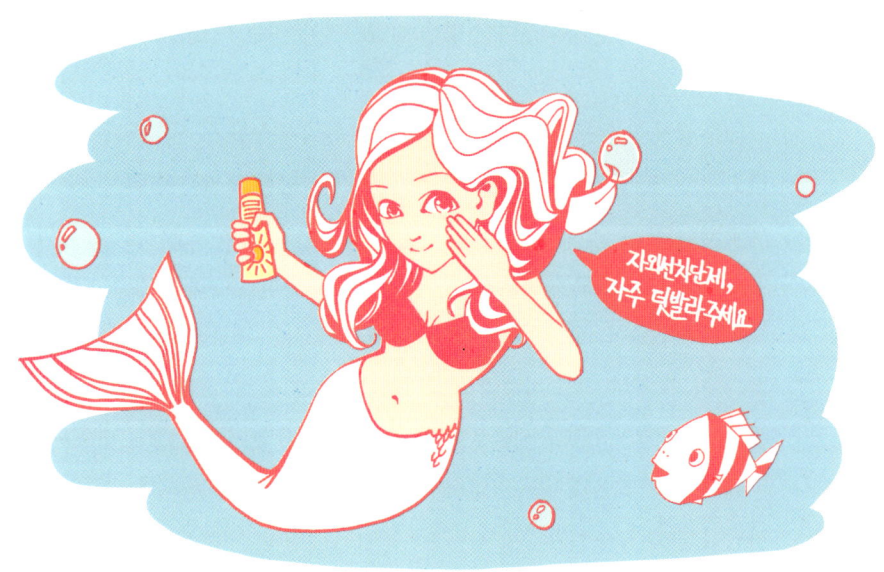

자외선(UV, Ultra Violet) 자외선의 파장은 UVA, UVB, UVC로 나뉜다. UVC는 오존층에서 거의 흡수가 되기 때문에 실질적으로 자외선차단을 말할 때는 UVA(320~400nm)와 UVB(280~320nm) 차단을 말한다. UVA는 다시 UVAI(320~340nm)와 UVAII(340~400nm)로 나뉜다. 일광화상(sunburn)을 일으키는 UVB와는 달리 UVA는 광노화(photo-aging)를 일으키는 주범이기 때문에, 노화방지를 위해서라면 UVB뿐만 아니라 UVA를 폭넓게 차단할 수 있는 선스크린을 사용해야 한다.

각 국의 워터프루프 선스크린의 방수 기준

미국	베리워터레지스턴트(워터프루프) 물에 들어간 후 80분 후에도 동일한 SPF 지수를 유지할 수 있다.	워터레지스턴트 물에 들어간 후 40분 후에도 같은 제품으로서의 효과가 남아 있다.
유럽	베리워터레지스턴트(워터프루프) 물에 들어간 후 40분이 지난 후 80% 이상 효과가 남아 있다.	워터레지스턴트 물에 들어간 후 40분이 지난 후 50% 이상 효과가 남아 있다.
한국	화장품의 경우 방수에 대한 기준이 따로 마련되어 있지 않다. 최근 식약청은 내수성 자외선차단 지수 측정 방법의 '가이드라인'을 제정했다. 여기에 따르면 "물속에 1시간 정도 들어갔을 때 자외선차단 효과가 50% 정도 유지된다면 워터프루프 기능이 있다고 판단한다"고 말하고 있다.	

그외 자외선차단제의 지속력에 대한 정보를 알려주는 표현들

water/sweat resistant, water/perspiration resistant 방수는 단순히 수영장의 물만을 의미하지 않는다. 일상생활에서 자외선차단제의 효능을 떨어뜨리는 수분은 땀이 대부분을 차지한다.

sand proof 반드시 모래만을 의미하는 것이 아니라 마찰에 의해 자외선차단제가 지워지는 것을 막아주는 것을 의미한다. 'rub-proof'라고 표시하는 것도 있다. 오래 지속되는 립스틱을 '키스-프루프'라고 부르듯 이 표현은 별다른 테스트 없이 사용될 수 있다. 주로 바디용 자외선차단제에 해당하며 피부에 매트하게 마무리되는 자외선차단제를 예상하면 된다.

거짓말 36

자외선차단제를 많이 바르면 피부에 좋지 않다

Myth 자외선차단제는 화학 성분이 많아서 너무 많이 바르면 피부에 자극을 준다.

Truth 자외선차단제의 적정량은 사람들의 상상 이상으로 훨씬 더 많은 양을 필요로 한다.

자외선차단제에 대해서는 로레알 계열의 제품들을 상당히 신뢰하는 편이지만 광고만큼은 볼 때마다 눈살이 찌푸려지는 것을 참을 수 없다. 광고 속 모델들은 진주알처럼 적은 양의 자외선차단제를 손가락으로 얇게 바르며 미소 짓는다. 백화점으로 한번 가볼까? 판매사원은 테스트를 해준다고 하면서 고객의 손등에 자외선차단제를 완두콩알 반 알 정도 짜서 손으로 샤악샤악 톡톡톡 펴발라주며 "어때요? 정말 사용감이 산뜻하죠?"라고 억지를 부린다. 정말 그 앞에서 튜브 가운데 부분을 힘껏 눌러서 주욱 짜고픈 충동이 불끈불끈 일어난다.

자외선차단제는 그 어떤 화장품보다 끈적하고 무거운 사용감으로 악명이 높다. 많은 여성들이 자외선차단제를 자주 덧발라야 한다는 것을 매스컴을 통해서 자주 듣고 있지만 꺼리게 되는 첫번째 원인이 바로 이 사용감일 것이다. 여기에 한술 더 떠 매스컴에서는 SPF가 높은 자외선차단제는 화학 성분이 많이 들어 있어 피부에 자극이 된다고 해서, 가뜩이나 '화학=피부 유해'란 공식을 머릿속에 새겨넣은 여성들에게 공포감을 더욱 불어넣는다. SPF 지수가 높은 자외선차단제를 화학 범벅이라고 말한다면 그 사람이 마지막으로 자외선차단제 성분표를 본 것은 아마 15년 전이었을 것이다. 10여 년 전만 하더라도 논케미컬(물리적 자외선차단 성분) 자외선차단제라면 SPF15 정도가 고작이었으나, 최근엔 피부에 투명하게 표현되는 SPF30의 논케미컬 자외선차단제도 볼 수 있으며, 조금만 사용감에서 양보를 한다면 SPF50 이상의 논케미컬 자외선차단제도 어렵지 않게 찾을 수 있다.

랑콤 광고에서 '얇게 발려요'라는 말은 자외선차단제품의 사용법을 잘못 알려주는 아주 완벽한 예이다. 자외선차단제의 SPF 지수를 측정하기 위해서 2mg/cm²의 기준으로 도포해서 자외선차단 지수를 조사하게 되는데, 광고 모델처럼 얇게 바른다면 아무리 그 제품이 SPF50이라 하더라도 실제 차단 지수는 SPF10 이하로 급격히 떨어지게 될 것이다.

그렇다면 자외선차단제를 어느 정도 발라야 할까? 얼굴 전체 면적은 평균 400cm²이고 식약청의 권고량은 0.8g으로 12시간 동안 차단하기 위해서 3시간에 한 번씩 덧발라준다면 하루 3.2g이 사용되며, 랑콤 뉴로쉴드의 경우라면 10일 안에 튜브 한 통을 다 사용해야 한다는 계산이 나온다. 1회 정량이란 것이 아마 감이 잘 오지 않을 것이다. 자외선차단제 사용량의 기준으로는 '티스푼법'이 많이 이용된다. 배스킨라빈스 티스푼에 가득 담은 자외선차단제는 약 3㎖. 얼굴과 목, 한쪽 팔은 티스푼에 수북이 담은 양(3㎖)을 각각 발라준다. 가슴과 복부, 등, 다리에는 티스푼 2개를 가득 채운 양(6㎖)이 적당하다. 시세이도의 아넷사 같은 액상 자외선차단제는 스푼으로 가늠하기 힘드므로, 주사기로 자외선차단제를 뽑아 대략적인 양을 가늠하는 것이 좋다. 전신을 바르는 1회 도포량은 30㎖가 적당하다. 자외선의 강도에 따라 1~3시간마다 한 번씩 덧발라야 한다. 하루 종일 해변가에서 시간을 보낸다면 수영복에 가려지는 바디 부분을 감안해서라도 최소한 80㎖의 자외선차단제를 거의 하루에 한 통씩 소진해야 한다.

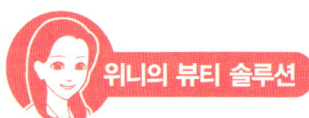
위니의 뷰티 솔루션

Q 자외선차단제 SPF50을 반만 바르면 SPF25가 될까요?
자외선차단제를 정량대로 발라봤더니, 얼굴이 가면 쓴 것처럼 허옇게 되는 건 둘째 치고 너무 번들거려서 화장조차 할 수 없는걸요. 요즘 자외선차단제는 대부분 SPF40~50이 넘게 나오잖아요. 그런데 일상생활에서는 SPF20~30의 제품도 충분하다고 들었어요. 그럼 SPF50짜리 제품을 반만 바르는 건 어떨까요?

A **정량의 1/2만 사용하면 차단 효과는 1/4 이하로 떨어져요.**
자외선차단제의 사용량을 줄이는 건 매우 위험한 방법이에요. 정량의 반을 바른다고 SPF 지수가 반으로 되는 것은 결코 아니거든요. 오히려 1/4~1/7이 될 수도 있어요. 차라리 다소 낮은 지수라도(SPF15~20) 최대한 피부에 많이 바를 수 있는 제품을 선택하세요. 논케미컬 자외선차단 성분(티타늄디옥사이드, 징크옥사이드)의 경우는 SPF 지수가 낮아질수록 PA 지수도 동시에 낮아지는 단점이 있어요. 우리가 이 끈적이는 자외선차단제를 두껍게 바르는 이유는 일광화상을 방지하고자 함도 있지만, 피부 노화를 막기 위한 처절한 노력이 아니겠어요? 뉴트로지나, 아비노에서 사용하는 자외선차난 성분인 아보벤존이나 로레알 계열 제품에 함유되는 자외선차단제의 주성분인 멕소릴은 SPF20~30 정도로도 PA^{+++} 정도의 높은 UVA 차단 효과가 있어요. 낮은 자외선차단제를 사용할수록 UVA 차단 효과가 좋은 자외선차단 성분을 찾는 것이 중요해요. 그래도 꼭 논케미컬 자외선차단제를 고수하고자 한다면 SPF30 이상의 제품을 선택하세요. 백탁현상을 최소화한 미세 티타늄디옥사이드(micronized titanium dioxide)나 투명 징크옥사이드(Z-Cote®)를 함유한 자외선차단제를 찾는 것이 도움이 되겠죠.

거짓말 37

민감한 피부엔 높은 SPF의 자외선차단제는 금물

Myth SPF30 이상의 자외선차단제는 피부에 자극을 주기 때문에 민감성 피부에는 맞지 않는다.

Truth 피부가 민감할수록 더 철저한 자외선차단이 필요하다. 햇빛에 약한 광민감성 피부를 가졌다면 오히려 SPF40 이상의 자외선차단제를 사용해주는 것이 좋다.

요즘에도 여전히 신문이나 인터넷에서 볼 수 있는 이 거짓말 역시 10년 이상 업데이트가 안 된 정보이다. 자외선차단 성분이 화학적 성분으로만 이루어져 있던 10년 전에는 SPF30 이상만 되어도 피부트러블이 일어나는 경우가 많았다. 그 시절에는 일상생활에서 SPF8~15 정도의 제품만 써도 충분하다고 알려져 있었기에 높은 SPF 지수는 불필요한 것으로 여겨졌다.

하지만 불과 10년 전만 하더라도 일상생활에서 SPF15~25 정도면 적당하다고 했던 지수는 어느덧 SPF30 이상으로 올라왔고 레저스포츠를 할 때는 SPF 지수를 40~50을 권장하고 있다. 자외선에 의한 피부손상이 단순한 일광화상만의 문제가 아닌 피부 노화 촉진, 면역력 파괴 등 여러 심각한 문제로 나타난다는 연구발표가 나왔고, 좀더 확실한 UVA 차단을 위해서 낮은 SPF(UVB 차단 지수)로는 한계가 있기 때문이다. UVB의 차단을 나타내는 SPF가 높다고 UVA 차단 효과가 덩달아 올라가는 것은 결코 아니지만, UVA를 차단하는 성분 가운데는 UVB도 동시에 차단하는 성분들도 있기 때문에, 이 둘을 완전히 따로 놓고 보기는 힘든 면이 많다.

우리가 흔히 민감성이라고 부르는 피부는 화장품에 대해서만 민감하다고 생각하기 쉬운데, 민감성 피부에는 광민감성도 포함해야 한다. 햇빛에 약간만 노출되어도 피부가 가렵고 홍반이 나타난다면 광민감성 피부일 가능성이 크며, SPF30 이상의 제품을 더 자주 덧발라줘야 한다.

특히 민감성 피부의 대표적인 증상인 피부작열감은 햇빛으로 인한 피부 온도 상승으로 더욱 악화된다. 그러므로 자외선과 함께 적외선까지 모두 차단할 수 있는 SPF40 이상의 물리적 자외선차단 성분의 자외선차단제를 적극 활용하여 피부에 두터운 보호벽을 만들어주는 것이 필수다.

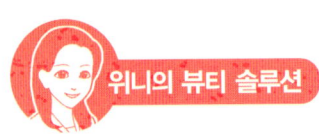
위니의 뷰티 솔루션

Q 민감성 피부인데, 피부를 햇빛에 노출해서 적응시켜야 할까요?

전 햇빛에 30분만 나가 있어도 피부가 간질간질해지고 두드러기 같은 것이 나서 언제나 SPF50 제품을 발라요. 그런데 어떤 한의사가 쓴 칼럼을 읽으니 저처럼 자외선차단을 너무 열심히 하면 오히려 피부가 자외선에 더 약해지기 때문에, 조금씩 피부를 햇빛에 적응시켜야 한다고 하네요. 그래야 피부가 자외선에 대해 자생력을 가지고 강해질 수 있다고요. 그리고 아무래도 피부가 예민하다보니 SPF30만 넘어가는 제품을 써도 피부가 조금씩 간질간질하고 눈도 시린 것 같아요.

A 자외선에 노출될수록 피부는 손상될 뿐이에요.

그 한의사 분은 피부의 자생력에 대해 과신을 한 듯하네요. 우리는 예전보다 훨씬 더 심한 광민감 요소에 노출되어 있어요. AHA나 레티놀, 화이트닝 제품 같은 기능성화장품은 피부의 각질을 조금씩 탈락시키면서 햇빛에 대한 피부의 '자생력(각질)'을 갉아먹죠. 그리고 항우울제, 피임약, 여드름약, 스테로이드 등의 약물들 가운데 광민감을 초래하는 것도 많죠. 피부를 자외선으로부터 강하게 하기 위해서 자외선에 피부를 노출해야 한다는 것은 심장이 약한 사람에게 심장마비로부터 심장을 보호한다는 명목으로 계속 쇼크를 주는 것이나 마찬가지예요. 자외선으로부터 피부를 보호하려고 아무리 노력해도 피부는 언제나 자외선에 일정 부분 노출될 수밖에 없고 그에 따라 지속적인 손상을 입는다는 것을 명심하세요. 그러므로 최소한의 자외선차단에 대한 노력조차 소홀히 하면 안 되겠죠.

　현재 님의 피부상태는 광민감과 제품에 대한 민감성이 함께 나타나고 있는 듯해요. 그러므로 자외선차단제는 SPF30~40 PA^{+++} 정도의 제품을 선택하시되, 화학적 자외선차단 성분으로만 이루어진 제품은 피해주세요. 논케미컬 자외선차단제는 자외선뿐만 아니라 태양의 뜨거운 열감으로부터 피부를 보호해주므로 광민감성 피부를 가진 분들에게 적합해요. 논케미컬과 화학적 자외선차단 성분이 복합된 제품을 사용할 때 눈이 시린 것은 화학적 자외선차단 성분이 원인일 가능성이 크므로, 특히 눈 주위만이라도 논케미컬의 자외선차단제 혹은 자외선차단 성분이 함유된 아이크림을 사용하는 것이 좋아요. 약국에서 판매하는 민감성 전용 브랜드인 '유리아쥬의 스틱 엑스트렘 SPF50'과 '아벤느의 오뜨 프로텍씨옹 크렘 미네랄 SPF50'은 모두 물리적 자외선차단 성분(미네랄 선스크린)을 사용하므로 예민한 눈가에도 사용이 가능해요.

코스메틱 사전

UVA 자외선차단 성분 2 – 물리적 자외선차단 성분

물리적(논케미컬) 자외선차단 성분은 화학적 자외선차단 성분에 비해 우위에 있는 점이 여러 가지 있다. ① UVA, UVB, 적외선까지 매우 넓은 영역을 차단하는 효과가 있다 ② 피부·안구 자극이 적어 민감한 피부도 사용이 가능하다.

티타늄디옥사이드(이산화티탄, Titanium Dioxide) 같은 물리적 자외선차단 성분인 산화아연에 비해 UVA 차단력은 떨어진다. 함유량이 높을 경우(~25%) 백탁현상이 심하기 때문에 미세 티타늄디옥사이드(micronized titanium dioxide) 성분이 개발되어 사용되고 있다.

징크옥사이드(산화아연, Zinc Oxide) 함유량이 높을 경우(~25%) 백탁현상이 심하기 때문에 투명 징크옥사이드(Z-Cote®)가 개발되어 사용되고 있다.

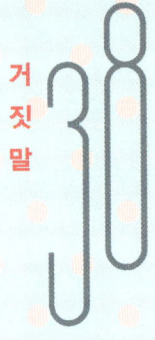

천연 자외선차단제는
피부자극이 없다

Myth 천연 성분을 함유한 자외선차단제는 피부에 자극을 주지 않는다.

Truth 천연이든 비합성이든 자외선차단제에 의한 피부트러블 원인은 다 제각각이다.

백퍼센트 물리적 자외선차단제의 등장은 기존의 화학적 자외선차단 성분의 자극으로 인해 자외선차단제를 사용할 수 없었던 여성들에게 다시 자외선차단제를 사용할 수 있는 계기를 마련해주었다. 하지만 논케미컬 자외선차단제도 나름의 문제는 가지고 있다.

1. 사용감이 무겁다. SPF 지수가 높아질수록 유분감이 높아지고 그로 인해 뽀루지가 나는 경우가 종종 있다. 끈적임을 줄이기 위해 알코올이 함유되기도 하는데 그로 인한 자극을 느끼는 여성들도 있다.

2. 백탁현상이 있다. SPF30을 넘는 제품들 중에서 바르면 얼굴이 지나치게 하얘지는 것을 발견할 수 있다.

3. 모공을 막는다. 시세이도 아네사로 대표하는 일본계 화장품회사의 수정액 자외선차단제(찰랑찰랑한 흰 액상과 구슬이 함께 들어간 자외선차단제)는 산뜻한 사용감으로 지성피부를 가진 여성들에게 열광적인 지지를 받았지만, 동시에 강력한 워터프루프 효과와 매트함으로 피부 입구를 확실하게 막아 블랙헤드와 여드름 생성에 지대한 영향을 미쳤다.

4. UVA 차단이 약하다. 논케미컬 성분으로만 PA+++가 되기 위해선 SPF40 이상을 요하게 되며 그만큼 1~3번에 해당하는 피부 부담감이 높아지게 된다.

그럼 도대체 어떤 자외선차단제를 사용해야 하냐고 묻고 싶어하는 사람들이 있을 것이다. 왜 화장품에 대해서는 다들 흑과 백 두 가지로만 나누려고 하는 걸까? 지금 당장 당신의 자외선차단제 뒤쪽의 성분표를 보길 바란다. 자외선차단제의 70~80% 이상은 화학적 자외선차단 성분과 비화학적 자외선차단 성분이 적절히 혼합되어 있다. 사용감도 산뜻하면서 적당한 메이크업베이스 효과도 주고 피부트러블도 최소화하기 위해 오늘도 화장품 화학자들은 머리를 짜내고 있다. 막연히 천연 성분의 제품이 가장 좋겠거니 하기 이전에, 자신이 필요한 것이 완벽한 UVA와 UVB 차단인지 혹은 일광화상의 확실한 예방인지, 가장 편안한 피부 사용감인지를 먼저 자기 자신에게 물어보도록 하자. 그리고 자신이 진정 원하는 것에 걸맞는 성분을 가진 제품을 찾아 사용해보자.

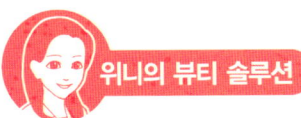

Q 식물성 자외선차단제는 SPF 지수를 측정할 수 없나요?

요즘 인터넷에서 천연화장품 쇼핑몰에 가보니 식물성 자외선차단제를 판매하더라고요. 그런데 SPF 지수가 나와 있지 않는 거예요. 쇼핑몰 정보에 의하면 SPF 지수는 화학적 자외선차단제에만 해당하고 천연 자외선차단제는 SPF 지수를 측정할 수 없다고 하네요. 조금 미심쩍긴 하지만 워낙 자외선차단제만 바르면 피부트러블이 잘 나는 편이라 써볼까 하는데, 어떨까요?

A SPF 지수가 표시되지 않은 것은 기능성 인증을 못 받았기 때문이에요.

SPF 지수는 화학적 자외선차단제에만 해당한다? 정말 신선한 거짓말이네요! 그 쇼핑몰은 자외선차단이 불확실한 화장품을 자외선차단제라고 판매하는 것뿐만 아니라, 자외선차단제 시험법까지 자기네 입맛에 맞춰 거짓말을 하고 있어요.

정확히 말하자면, 자외선차단제의 SPF 지수를 표시하기 위해선 식약청의 기능성화장품 심사를 거쳐 자외선차단 기능성 인증을 받아야 해요. SPF 지수가 표시되어 있지 않다는 것은 기능성 인증을 못 받았기 때문이지요.

흔히 천연 자외선차단제라고 하면 티타늄디옥사이드나 징크옥사이드와 같은 돌가루 성분을 베이스로 한 제품을 말해요. 다른 표현으로는 '무기 자외선차단제' '논케미컬 자외선차단제'라고도 하죠. 물론 이 제품들은 기능성 테스트를 통해 SPF 지수를 표시해요.

식약청이나 FDA에서나 자외선차단 성분으로 인정하는 것은 정해져 있어요. 새로이 자외선차단 성분으로 등재되기 위해선 정말 오랜 기간에 걸쳐 유효성과 안전성에 대한 심사를 받아야 해요. 그리고 미국과 한국에서 자외선차단 성분으로 인정한 성분 가운데 풀잎을 빻아서 만든 식물성 자외선차단제는 없어요. 물론 호호바오일이나 쉐어버터 등의 식물성 성분들이 자외신차단 기능이 있긴 히죠. 그러나 SPF로 따지자면 지수가 4 정도로, 선탠오일로 사용할 수는 있지만 자외선차단제의 유효 성분이 될 수는 없어요.

거짓말 39

비싼 자외선차단제가 효과가 더 좋다

Myth 슈퍼에서 파는 저렴한 자외선차단제보다 백화점에서 파는 비싼 자외선차단제가 자외선을 더 잘 차단한다.

Truth 자외선차단제의 효과는 제품 가격과 상관없다. 자외선차단력은 성분의 종류나 성분들의 조합에 따라 차이가 난다.

이제 당신은 자외선차단제야말로 노화를 막아주는 제일 중요한 안티에이징 화장품이란 것을 알았다. 그렇다면 세상이 두 쪽 나도 최고의 자외선차단제를 찾아내 피부를 노화로부터 예방해야 한다. 화장품 전문점에서 파는 로레알의 UV 퍼펙트는 SPF50에 1만2천 원대. 반면 랑콤의 압솔뤼 쏠레이으 SPF50의 가격은 8만 원대. 그렇다면 두 제품의 자외선차단 효과도 다를까?

물론 그렇지 않다. 자외선차단제는 식약청의 기능성 인증을 받아야만 SPF 지수 표기가 가능하다. 그렇기 때문에 SPF 지수(UVB 차단 지수)가 동일한 제품이라면 기본적으로 UVB의 자외선차단 기능은 동일하다. 게다가 같은 식구인 로레알 계열의 화장품들은 로레알, 비쉬, 비오템, 라로슈포제, 랑콤의 순으로 가격은 높아지지만 같은 SPF와 PA 지수를 가진 제품이라면 자외선차단 효과는 모두 동일하다고 봐도 큰 무리는 없다. 왜냐하면 이 회사들은 모두 로레알의 산하 브랜드이며 이들은 특허받은 로레알의 자외선차단 성분인 멕소릴SX, 멕소릴XL을 주성분으로 사용하고 있기 때문이다.

자외선차단 능력이나 지속력은 자외선차단 성분의 종류나 성분들의 조합에 따라 차이가 나는 것이지, 자외선차단제의 가격이나 판매장소는 효능에 큰 영향을 미치지 못한다. 다만 고가의 자외선차단제일수록 비타민C, 비타민E, 코엔자임Q10과 같은 항산화 성분이 포함되어 있어, 피부보호 효과를 높이는 제품들이 있는 것은 사실이다. 하지만 그러한 성분들도 가격에 크게 영향을 미치진 않는다. 제발 어디서 듣도 보도 못한 식물 이름을 남발하며 그 제품들이 자외선차단 효과를 높인다는 소리에 귀 기울이지 말기를 부탁한다.

　자외선차단제만큼은 가격보다는 UVA 차단 성분과 효과에 더 신경을 써주는 것이 좋다. 백화점 명품브랜드의 자외선차단제라도 UVA 차단이 부실한 제품이 한둘이 아니니까.

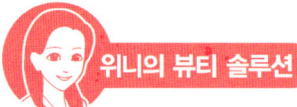
위니의 뷰티 솔루션

Q BB크림을 자외선차단제 겸용으로 사용해도 될까요?

한꺼번에 여러 제품들을 사용하니까 정말 피부에 부담이 많이 가는 것 같아요. 그래서 전 멀티 기능의 제품들을 선호하는데요. 선밤이나 BB크림 등 다양하더라고요. 메이크업베이스＋파운데이션＋화이트닝＋자외선차단 기능을 전부 가진 제품을 쓰면 일석사조잖아요? 이런 식의 자외선차단 방법은 어떤가요?

A 메이크업으로 자외선을 차단하는 것은 꿈도 꾸지 마세요.

언뜻 생각하기에 너무나 합리적인데 현실적으론 가장 어울리지 않는 화장품들이 있죠. 자외선차단 기능이 함유된 메이크업 제품이 대표적이에요. 요즘엔 펄 로션이 대세이기 때문에 반짝이는 펄감을 더한 화이트닝 BB크림까지 나오고 있더군요. 그러나 BB크림을 사용하는 목적을 생각해보세요. 화장한 느낌이 강하지 않게, 최대한 자연스러운 피부 표현을 하기 위함이죠? 하지만 그렇게 보이기 위해선 결코 많은 양을 발라선 안 돼요. 피부를 살짝 덮을 정도로 볼, 턱, 이마 등에 진주알 한 알 크기만큼 살짝 발라야 하죠.

그러나 자외선차단 효과를 보기 위해서는요? 얼굴과 목을 다 보호하기 위해선 한 부분에 적어도 강낭콩 한 알씩은 발라줘야 해요. 얼굴 전체로 보자면 거의 대추알 크기에 가깝고요. 펄이 들어간 메이크업 제품을 그 정도로 바른다면 끔찍하게 번뜩이는 사이버 화장이 되고 말걸요? 애초에 적정 사용량이 다른 두 가지 제품을 한 제품으로 묶는 것은 모순이에요. 게다가 커버력이 있는 자외선차단제일수록 시간이 지나면서 피지와 섞여 피부톤이 칙칙해지거나 메마른 피부 각질을 두드러지게 해서 화장이 들뜨기 쉬워요. 화이트닝 메이크업 제품을 바른 목적과 완전히 상반되죠.

그러므로 최선의 방법은, 자신의 피부에 맞는 적절한 자외선차단제를 충분하게 발라준 후 BB크림이든 파운데이션이든 원하는 메이크업 제품을 사용하는 것이에요. 멀티 제품의 실용성을 강조한 광고에 속지 마세요. 대부분 서로 다른 기능과 특징을 가진 제품을 각각 단독으로 사용해야 가장 좋은 효과를 냅니다.

거짓말
40

자외선차단제는
효과가 없다!

Myth 자외선차단제의 중요성은 과장됐다! 피부에 트러블을
일으키며 자외선차단 효과가 없는 제품이 대다수이다.

Truth 자외선차단제는 FDA에서 인정한 유일한
노화방지제이다.

최근 미국의 환경연구단체인 EWG(환경실무그룹, Environmental Working Group)는 자외선차단 선크림 제품 5개 중 4개가 자외선차단 효과가 약하거나 인체에 해로운 화학물질을 함유했다고 밝혔다. 많은 여성들이 이 소식을 접한 후 EWG가 운영하는 화장품정보 사이트인 스킨 딥(www.cosmeticdatabase.com)에 접속해서 그동안 써왔던 자외선차단제가 효과는 낮고 자극도는 높은 것으로 표시된 것을 보고 경악을 금치 못했다.

그러나 '자외선차단제 효과 없다!'라는 선정적인 기사의 제목 뒤에는 매우 복잡하게 얽혀 있는 'FDA의 자외선차단제 기준에 대한 문제'가 걸려 있다. PA 혹은 PPD 등 UVA 차단 표시가 있는 한국, 일본, 유럽과는 달리 미국에는 아직 UVA 차단 표시가 공식적으로 정해져 있지 않다 239쪽 '거짓말 41' 본문 중 '성분별 자외선차단 영역' 표, 부록 5 참조.

아시아 국가에서는 UVA 차단이 기미·잡티, 노화방지 쪽에 초점이 맞춰져 있지만, 자외선으로 인한 피부발병률이 갈수록 높아지는 미국에서 UVA 차단은 피부암 발생을 억제하는 최선의 방어책이기 때문에 그 중요성이 매우 크다. 그렇기 때문에 UVA 차단 효과가 극히 일부분이라 하더라도 'UVA/UVB 동시 차단'이라고 제품에 표시하는 데 별다른 제한이 없는 것이 미국의 실정이다 부록 5의 'FDA 자외선차단 성분 지침서' 표 참조. 그런데 이러한 점은 소비자들을 '이 표시가 되어 있는 자외선차단제들은 모두 동일한 차단 기능을 가지고 있다'라고 착각하게 만들 수 있다. 이는 피부암 방어에 큰 악영향을 미칠 수 있어서 우려되는 점이다.

자외선차단제가 다른 화장품과 비교해서 상대적으로 피부자극의 가능성이 높다는 것은 부정할 수 없는 사실이다. 그렇기 때문에 자외선차단제의 피부 자극성에 대한 검사를 공식적으로 의무화해야 함에도 불구하고 현재까지 화장품회사의 자율적 검사에 맡기는 것 또한 문제로 지적되고 있다(이따금 기사에서 보이는 '동물실험을 실시하고 있는 화장품회사 목록'은 화장품회사들이 자체적인 독성실험을 하고 있음을 알려준다).

자외선차단제에 대한 효능 및 안전검사에 대해서 FDA의 발 빠르지 못한 허술한 체계를 지적하는 것은 바람직하지만 여기에도 여러 가지 문제점이 있다. 일단 왜 유명 브랜드인 클린앤클리어, 뉴트로지나(존슨앤존슨 계열) 그리고 랑콤과 비오템(로레알 계열)의 자외선차단제는 하나같이 위험하고 효과가 없다고 발표되고, 인지도가 상대적으로 떨어지는 캘리포니아 베이비, UV 내추럴 같은 제품들이 높은 평가를 받은 걸까?

조금만 더 깊이 파헤치고 들어가면 브랜드와 상관없이 EWG가 높은 점수를 주어 호의를 표한 회사는 물리적 자외선차단 성분만을 이용한 브랜드이고, 가차 없이 낮은 점수를 준 회사는 옥시벤존 등을 포함한 화학적 자외선차단 성분을 적극적으로 이용한 곳임을 알 수 있다. 화학적 자외선차단제의 상당수가 물리적 자외선차단제와 비교할 때 UVA 차단 효과가 떨어지며 피부에 자극적이고, 광안정성이 약한 문제를 안고 있는 것은 사실이다. 하지만 한편으로는 '역시 환경단체의 조사결과답군'이라는 인상을 지우지 못할 만큼, 유독 화학적 자외선차단 성분에 대해 가혹할 만큼 낮은 평가를 내렸다는 사실을 부정할 수는 없을 것이다.

자외선차단 성분을 화장품 성분으로 분류하는 유럽과는 달리 미국에서는 자외선차단 성분을 OTC 드럭으로 분류하고 있다. 그렇기 때문에 하나의 자외선차단 성분이 FDA의 승인을 받기 위해선, 상당 기간 동안 효능과 안전성에 대한 연구를 거친 후에야 가능해진다.

　미국 식약청의 승인을 받은 의약 성분의 기능을 평가절하한 'EWG의 자외선차단제 안전성과 효능 기준'에 맞는 제품 목록을 오히려 더 정확한 정보인 양 보도하는 기사를 보고, '언제부터 환경단체가 식약청의 우위에 서서 의약성분을 평가하게 됐을까'라는 의문이 든 것은 나뿐일까?

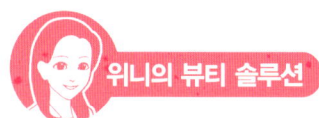
위니의 뷰티 솔루션

Q 국산 자외선차단제도 효과가 없대요!

EWG의 기사를 보니 제가 쓰는 외국 화장품이 좀 미심쩍더군요. 그런데 그때 한국 식약청에서 나온 반박기사를 보니까, 한국에선 자외선차단제가 기능성화장품으로 등록되어 있어 오히려 더 안전하고 효과도 믿을 수 있다고 하더라고요. 그래서 이제부터 국산 자외선차단제를 써볼까 했는데, 이번에 소비자단체가 조사한 결과를 보니 국산 화장품도 SPF 지수가 표시된 것보다 낮은 것들이 많다고 하네요. 에휴, 이젠 정말 어떤 자외선차단제를 사용해야 할지 모르겠어요!

A 안심하세요. 국산 자외선차단제는 효과가 있어요.

그동안 '자외선차단제는 바르는 양에 의해 자외선차단 효과가 급감할 수 있다'라고 여러 차례 말씀드렸죠? SPF50 제품이라 할지라도 정량의 반만 바른다면 SPF25가 아니라 SPF10이 될 수도 있다고요. 자외선차단제는 용기 겉면의 SPF 숫자보다 얼마만큼의 양을 바를 것인가가 훨씬 더 중요해요.

　소비자단체는 유럽화장품공업협회인 COLIPA의 기준을 적용해서 국내 자외선차단제를 조사했기 때문에 자외선차단 지수와 실제 효과에서 차이가 생긴 거예요. 이 심사에서 낮은 판정을 받은 제품들은 주로 한국 식약청의 검사방식을 따른 것이죠. 정확히 말하자면 국산 화장품들이 차단 지수가 낮게 나온 것이 아니라 총 6개 제품 중 3개 품목(에스티로더, 오휘, 더페이스샵)이 표시한 SPF 지수보다 낮게 나온 것이에요. 오히려 표시한 SPF 지수보다 높게 나타난 3개 품목(헤라, 라네즈, 로레알)에도 국산 자외선차단제가 포함되어 있고요. 결국 각 검사에 사용된 자외선차단제의 양이 달랐던 거예요. 아직까지는 국제적인 기준이 없어 각 방법에 따라 검사결과가 다를 수 있기에 반드시 국산 화장품의 품질이 떨어진다고 말하기는 힘들어요. 그러나 식약청은 앞으로 국제적인 규격에 맞게 검사의 방식을 바꿔야 한다는 점에는 적극 동의해요.

　또 하나 알아두어야 할 것은 SPF50이 SPF30으로 판명됐다 할지라도 자외선차단 효과가 40% 이하로 떨어졌다고 여기는 것은 잘못됐다는 거죠. SPF30과 SPF50 제품의 UVB 차단 효과의 차이는 2%에 불과해요.[207쪽 '거짓말 34' 중 'SPF 지수에 따른 자외선차단제 효과' 표 참조]. 자외선차단제에 대해 매우 엄격한 기준을 세우는 호주도 'SPF30+'로 할 뿐, SPF30 이상은 표시를 하지 않아요. 자외선차단에서 가장 중요한 것은 자외선차단제의 SPF가 얼마나 높은지를 보여주는 숫자경쟁에 연연하기보다는, 한층 다양한 각도에서 관리를 해야 한다는 것이죠.

🌸 효과적인 자외선차단제 선택을 위한 팁

1. UVA/UVB를 모두 차단할 수 있는 유효 성분을 함유한 자외선차단제를 사용한다.
2. 광안정성의 기술력이 높은 제품을 선택한다.
3. 충분한 양을 발라준다. -가장 중요!
4. 자주 덧발라준다.
5. 자외선차단제뿐만 아니라 양산과 모자 등을 적극 이용한다.

선블록 VS 선스크린 일부에서는 '선블록'을 자외선을 반사한다는 의미로 물리적인 자외선차단 성분을 사용한 제품으로, '선스크린'을 자외선을 흡수한다는 의미로 화학적 자외선차단 성분을 함유한 제품으로 설명하고 있지만, 실제 영어권 국가들에서는 두 가지 용어를 구분하지 않고 사용하고 있다.
하지만 FDA에서는 소비자들이 '블록'을 자외선을 완벽하게 차단해준다는 의미로 오해할 수 있다고 여겨 선블록보다는 선스크린(걸러내어 투과시킨다는 의미)이란 표현을 권장하고 있다.

거짓말 **01**

아보벤존과 옥시벤존은 피부에 유해한 성분

Myth 아보벤존과 옥시벤존은 피부에 자극적이며 자외선차단 효과도 낮다.

Truth 아보벤존과 옥시벤존, 두 성분이 만났을 때 가장 강력한 자외선차단 효과를 낼 수 있다.

EWG의 집중포화를 받은 뉴트로지나와 로레알 계열은 오랜 기간 동안 자사 제품에 아보벤존을 애용해왔다. 아보벤존 3%를 함유한 자외선차단제는 낮은 SPF 지수에도 불구하고 높은 UVA 차단 효과(PA+++)를 얻을 수 있는 큰 장점을 가지고 있다. 그래서 아보벤존은 투명한 피부표현이 가능한 산뜻한 사용감의 자외선차단제를 원하는 사람들에겐 매우 효과적인 자외선차단 성분이라고 할 수 있다. 사실 아보벤존은 '순한' 성분의 범주에 결코 넣을 수 없다. 나 역시 개인적으로 아보벤존이 함유된 자외선차단제를 바르면 매우 심한 안구 자극을 느끼기 때문에, 땀과 피지가 많이 분비되는 여름철에는 철저하게 바디용으로만 제한을 두고 사용하고 있다. 물론 나와 달리 아보벤존에 전혀 자극을 느끼지 못하는 사람들도 많이 있다. 자외선에 접하면 아보벤존의 효능이 떨어지는 취약점 또한 EWG의 집중공격을 받은 원인이기도 하다.

아보벤존과 자주 혼동되는 성분으로 옥시벤존이 있다. 아보벤존과 비슷한 이름을 가진 옥시벤존만으로 만든 선스크린이 UVA를 차단해준다는 광고를 하면서 판매되는 경우를 많이 보아왔다. 아보벤존과 혼동하여 UVA도 동일하게 차단해주리라 믿고 구입하는 사람들이 많은 것도 사실이다. 그러나 그러한 제품에 대한 나의 평가는 매우 낮다. 옥시벤존을 함유한 자외선차단제가 UVA를 일부 영역 차단하는 것은 사실이나 '광대역 차단'이라는 표시를 하기엔 UVA 차단에 대한 효과가 극히 제한적이기 때문이다.

그렇다면 뭔가 부실해 보이는 아보벤존과 옥시벤존이 들어간 제품은 정말 최악의 선스크린이 되는 것일까? 아니다. 오히려 그 반대가 될 수 있다. 뉴트로지나를 비롯한 여러 자외선차단 전문 브랜드들은 아보벤존의 약한 광안정성을 보완하기 위하여 연구를 거듭했다. 특히 뉴트로지나는 아보벤존 성분에 옥토크릴렌과 옥시벤존을 배합한 헬리오플렉스™ 209쪽 '거짓말 34'의 '코스메틱 사전' 참조로 한층 강력한 UVA 차단 효과를 얻은 제품을 개발했다. 각각의 자외선차단 성분은 넓은 UVA/UVB의 영역에서 가장 높은 차단 효과를 올릴 수 있는 영역을 가지고 있다. 이와 관련된 오른쪽의 '성분별 자외선차단 영역' 표를 살펴보자. 이 표는 P&G 뷰티사이언스(www.pgbeauty-science.com)의 자료를 참고하여 만든 것이다.

헬리오플렉스 성분을 구성하는 아보벤존(부틸메톡시디벤조일메탄), 옥시벤존, 옥토크릴렌은 각각의 최대 차단영역이 다르다. 그뿐 아니라 옥시벤존과 옥토크릴렌은 아보벤존의 불안한 광안정성을 보완하는 성분으로 작용하여 한층 더 장시간 동안 폭넓은 파장의 UVA를 차단할 수 있도록 도와준다.

최근 메리케이의 최고연구원(Chief Scientific Officer)이자 방사선생물학의 전문가인 닥터 랭에게 옥시벤존이 인체에 끼치는 위험성에 대한 의견을 직접 들을 기회가 있었다. 자외선이 DNA에 미치는 영향에 대해 연구하고 있는 랭은 이렇게 답했다. "얼마 전 EWG가 발표한 옥시벤존의 위험성에 대한 리포트는 매우 실망스럽습니다. EWG에는 이 문제에 관한 전문 과학자가 거의 없습니다. 옥시벤존에 대해 알려진 위험성은 주로 동물이 섭취함으로써 나타난 문제에 관한 것입니다. 자외선차단제는 피부에 바르는 것으로 침투되지 않고 피부 표면에 머무름으로써 그 효과가 있는 것입니다."

무엇보다도 EWG의 기사를 읽고 많은 여성들이 '역시 자외선차단제는 피부에 자극을 주며, 자외선차단제의 중요성을 강조하는 내용들은 화장품 회사의 상술일 뿐이다'라고 인식하게 된 것은 크게 우려할 만한 일이다. 자

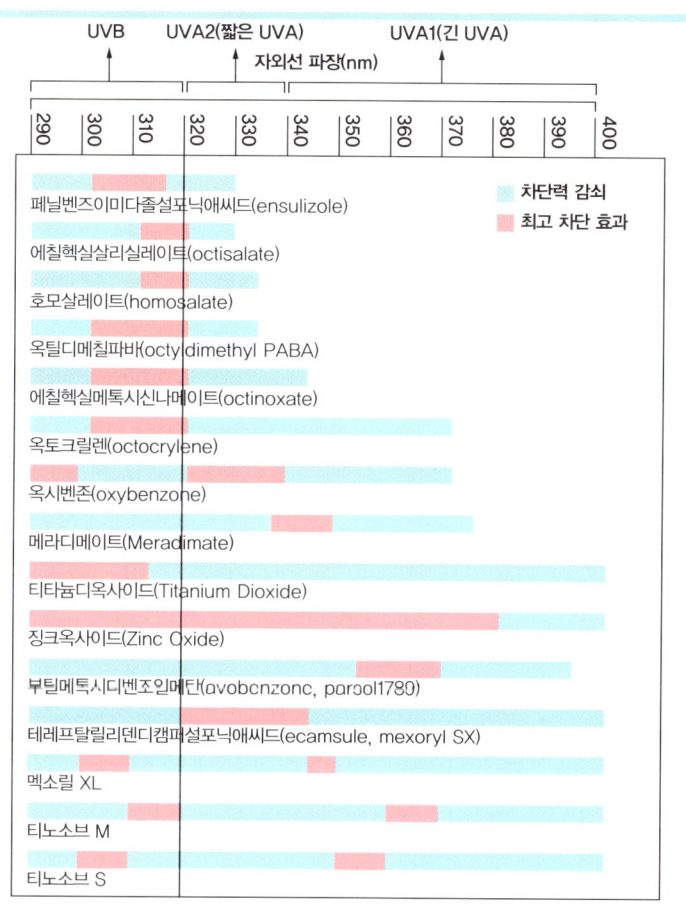

성분별 자외선차단 영역

외선차단을 소홀히 함으로써 나타나는 여러 피부의 질환 및 노화는 논란의 여지가 없을 정도로 확실하므로, 이 기사를 접하고 자외선차단제를 모두 쓰레기통으로 버리는 일은 없길 바란다. 화학적 자외선차단 성분이 꺼려진다면 얼마든지 이를 대체할 물리적 자외선차단 성분의 제품이 시중에 많이 나와 있기 때문이다.

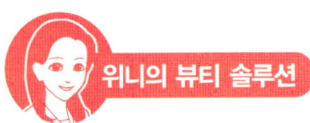 **위니의 뷰티 솔루션**

Q 20대가 어린이용 자외선차단제를 써도 괜찮을까요?

일반 자외선차단 성분의 제품을 사용하면 얼굴이 빨갛게 되고 막 가려워요. 그래서 순한 자외선차단제를 찾아 여러 개를 써보다가 마지막으로 정착한 것이 어린이용 자외선차단제예요. 그런데 피부엔 자극이 없지만 너무 뻑뻑하고 두껍게 발리는 것 같아요. 게다가 색상도 독특해서 자연스러운 메이크업을 하기가 너무 어려워요. 잘 지워지지도 않아 저녁에 여러 번 세수를 하다보면 피부에 더 자극이 가는 느낌이에요.

A 어린이용보다는 성인용 논케미컬 제품을 써보세요.

어린이용 선스크린은 피부에 순한 만큼 성인들이 사용하기 힘든 면이 있지요. 일단 피부에 자극이 덜 되도록 물리적 자외선차단 성분을 사용하는데, 끈적임을 줄이기 위해서 흔히 사용되는 알코올이 들어 있지 않아요. 그래서 성인용 제품에 비해 사용감이 굉장히 무거운 단점이 있죠. 아이들은 언제나 밖에서 뛰어놀지만 어떤 어린이가 2~3시간마다 자외선차단제를 덧바르겠어요? 그렇기 때문에 물과 땀, 모래 등에 제거가 안 되도록 굉장히 튼튼한 막을 형성하죠. 게다가 부모들이 자외선차단제가 균일하게 발라졌는지 빨리 파악할 수 있도록 연한 살색이나 핑크색 같은 튀는 컬러를 집어넣죠.

　이러한 제품적 특성 때문에 사용하기가 너무 불편하다면 어린이용보다는 성인용 제품 중 민감성 피부도 사용할 수 있게 물리적 자외선차단 성분으로만 이루어진 자외선차단제를 고르도록 하세요. 어린이용 제품과 성분 구성은 거의 같아요. 이들 제품 역시 백탁현상이 심하지만 어린이용 제품보다는 투명도가 상대적으로 높고 색상도 파운데이션 색에 가까운 베이지 컬러가 많아요. 적어도 희한한 연어색 선스크린보다는 메이크업을 할 때 좀더 자연스럽게 표현될 수 있죠. 차단 지수는 SPF30~40을 넘기지 않는 게 좋아요. 물리적 자외선차단제의 마지노선이라 할 수 있죠. 그 이상의 지수를 사용하면 사용감이 급격히 무거워지거나 번들거릴 수 있으니까요. 세안할 때는 아기들 엉덩이 닦을 때 사용하는 물티슈를 이용해서 워터프루프의 차단막을 가볍게 제거해주세요. 물티슈가 없다면 클렌징 밀크로 충분히 유화시킨 후 부드러운 세안용 타월에 따뜻한 물을 적셔서 닦아내면 좀더 효과적으로 제거가 가능해요. 물리적 자외선차단 성분만으로 이루어신 세품을 사용하면 모공이 막혀 블랙헤드가 생기기 쉬우므로 주 2회 정도는 효소나 스팀타월을 이용한 딥 클렌징을 해주는 것을 권해드려요.

물리적 자외선차단 성분으로 이루어진 자외선차단제 예

- 클라란스 UV플러스 HP 데이스크린 SPF40
- 오리진스 아웃 스마트 데일리 SPF25
- DDF 오가닉 선블록 SPF30
- 뮤라드 오일프리 선블록 쉬어틴트 SPF15

거짓말 **42**

나노 입자의 자외선차단제가 알츠하이머를 일으킨다

Myth 나노 입자의 티타늄 다이옥사이드가 함유된 자외선차단제를 바르면 뇌신경이 손상되어 알츠하이머가 유발될 수 있다.

Truth 자외선차단 성분의 티타늄 다이옥사이드는 피부 속으로 침투하지 않는다.

물리적 자외선차단 성분의 가장 큰 단점으로는 얼굴을 불투명하게 감싸는 백탁현상을 꼽을 수 있다. 아이러니하게도 한국 여성들은 이 백탁현상을 '메이크업베이스 효과'라고 부르며 선호한다. 그래서 아시아 마켓용으로 '화이트닝' 라인을 출시하는 외국계 화장품회사들은 자외선차단제를 아예 '메이크업베이스'라고 이름 붙여 판매하기도 한다(예: 디올 화이트 UV 베이스 SPF50 PA+++, 겔랑 퍼펙트 화이트 UV 메이크업베이스 SPF30 PA+++, 샤넬 블랑 에쌍씨엘 화이트닝 메이크업베이스 SPF30 PA+++). 하지만 투명한 피부 표현을 원하는 서양 여성들은 나노 입자의 논케미컬 자외선차단 성분을 선호하였고, 최근 투명화장이 유행하면서 국내외 화장품회사들 역시 나노 입자의 자외선차단제를 적극 홍보하여 판매하기 시작했다.

그러던 중 신문에 난 한 기사. 자외선차단제 성분으로 사용되는 나노 티타늄디옥사이드가 실험 결과 뇌신경에 손상을 줄 수 있다고 밝혀진 것이다. 이 기사를 쓴 기자는 파킨슨병이나 알츠하이머 같은 뇌질환은 신경세포가 활성산소에 의해 손상되어 일어나는 것으로, 나노 사이즈의 자외선차단제를 바르는 것은 '빈대 잡으려다 초가삼간 태우는 격'이라는 표현까지 하였다. 이 신문기사는 잡티나 주름을 방지하자고 바르는 자외선차단제로 알츠하이머나 파킨슨병을 도리어 얻을 수 있다는 공포감을 소비자들에게 주기 충분했다. 지난 10여 년간 자외선차단제의 중요성을 설파하고 다닌 나에게 "제가 쓰는 자외선차단제에 티타늄디옥사이드가 들어 있던데, 이걸 버려야 하나요?"라는 질문이 쏟아졌던 것은 말할 것도 없다. 그럼, 정말 이 실험으로 인해 나노 입자의 자외선차단제가 유해한 것임이 밝혀졌는지 한번 살펴볼 필요가 있다.

1. 미 환경보호국(EPA)의 신경독성학자 벨리나 베로네시 박사 팀은 나노 사이즈의 티타늄디옥사이드를 생쥐의 면역세포에 '주입'한 후 활성산소의 분비와 그로 인한 주변의 뇌신경세포의 손상에 대해 연구하였다.

2. 나노 사이즈의 티타늄디옥사이드가 쥐의 신경계의 면역세포(소신경교세포)에 영향을 미쳤으나 뇌세포에는 아무런 영향을 미치지 않았다는 연구 결과가 나왔다.

3. 베로네시 박사는 이 연구에 사용된 나노 티타늄디옥사이드는 광촉매를 이용하여 화학오염물을 분해할 때 사용하는 것으로(나노 티타늄디옥사이드는 공기청정기 등 다양한 생활용품에 활용된다), 일반적으로 자외선차단제에 사용하는 미세 이산화티탄을 사용한 실험이 아님을 밝혔다.

4. 화장품에서 주로 사용하는 티타늄디옥사이드는 주로 빛 반사효과를 위해 입자에 코팅을 한 성분을 사용한다고 설명하였다.

결국 이 실험은 나노 사이즈의 티타늄디옥사이드에 대한 알려지지 않은 위험성을 밝히기 위한 것이기는 했지만, 자외선차단제가 인체에 끼치는 영향을 다룬 실험은 아니었다. 물론 나노 기술은 앞으로 발전을 거듭할 것이며, 미처 알아내지 못한 나노의 부작용에 대한 연구는 계속되어야 할 것이다. 하지만 나에게는 아직까지 과학적으로 전혀 입증되지 않은 나노 입자의 자외선차단제로 인한 치매발병 가정보다는, 1년에 미국에서만 150만 명의 환자가 발생하고 그 수가 점점 증가하는 '피부암'이라는 어마어마한 숫자의 '빈대'가 더욱 공포스럽다.

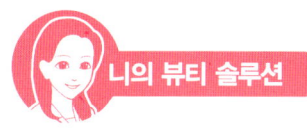 **니의 뷰티 솔루션**

Q 나노 입자의 자외선차단제가 피부암을 일으킬 수 있나요?

드디어 제게 딱 맞는 나노 입자의 논케미컬 자외선차단제를 찾아냈어요! 정량을 듬뿍 다 발라도 얼굴을 허옇게 떡칠한 것 같지도 않아요. 그런데 얼마 전 나노 입자의 자외선차단제를 사용하면 오히려 피부암을 일으킬 수도 있다는 기사를 읽었어요. 그럼 어떻게 해야 하죠? 화학적 자외선차단제도 안 되고, 투명한 논케미컬 자외선차단제도 안 되고, 도대체 뭘 바르라는 건지 모르겠어요.

A 나노 입자의 자외선차단제는 피부에 침투하지 않아요.

신문이나 인터넷에 나오는 자외선차단제 관련 기사들을 종합하면, 결국 자외선차단제를 안 바르는 게 더 건강에 좋다는 결론이 나오죠. 나노 입자의 피부암 유발은 다음의 가설에서 시작했어요. '피부 속에 침투한 나노화된 티타늄디옥사이드가 자외선과 반응하여 활성산소를 발생시키고, 살아 있는 피부세포의 DNA를 손상시켜 피부암을 일으키지 않을까'라는 이론이 제기되었고, 여러 연구에서 그 가능성이 확인되었어요. 하지만 우리가 사용하는 자외선차단제로 인한 피부암 발생을 논하려면 다음의 질문에 대한 명확한 답이 필요해요.

1. 현재 사용되는 자외선차단제에 함유된 나노 입자의 크기는?

—메리케이의 최고연구원 닥터 랭은 "자외선차단제에 사용하는 이산화티탄의 크기는 피부에 침투할 정도로 작지 않아요. 자외선차단제는 피부

표면에 남아 있어야 효과를 볼 수 있기 때문이지요"라고 답하고 있어요.

2. 나노 입자가 피부 표면을 통과할 뿐만 아니라 살아 있는 피부세포의 핵막까지 침투할 수 있는가?

―자외선차단제가 발라지는 피부 표면의 각질층은 죽은 세포로 이루어져 있기 때문에 핵이 없어요.

3. 피부세포의 핵막을 통과한 티타늄디옥사이드 입자까지 자외선이 침투가 되는가?

―티타늄디옥사이드와 자외선이 만나야 비로소 활성산소 반응이 일어날 테니까요.

캘리포니아 대학에서 돼지 피부에 자외선차단제를 발라 과연 나노 입자가 피부 속에 침투할 수 있는가에 대해 연구를 했어요. 연구 결과 나노 티타늄디옥사이드는 피부 표면에서만 발견되었고, 물에 의해 제거가 되며 피부 속 살아 있는 신체조직에서는 발견되지 않았어요. 그러므로 자외선차단제가 인체에 해를 끼칠 가능성은 없다는 결론이 내려졌어요. 이 실험 외에도 지난 10여 년 동안 정부가 실시된 15건 이상의 연구에서 피부에 흡수된 티타늄디옥사이드는 1건(토끼 피부)이며, 인간 피부에 흡수된 것은 단 1건도 없었지요.

자외선차단제에 대해 까다롭기로 둘째가면 서러워할 호주의 TGA(식약청)와 호주약물평가위원회 역시 2006년 '현재까지의 연구 결과 자외선차단 성분은 피부 표면(각질층)에 머무르는 것으로 나타났다'라고 결론 지었어요. 앞으로도 나노 입자를 이용한 자외선차단 성분의 안전성에 대한 연구는 계속될 거예요. 그렇기 때문에 언제나 최신 정보에 귀를 기울여야겠죠. 자외선차단제를 만드는 업체들의 자체적인 안전성 연구는 말할 것도 없고요.

지금까지 밝혀진 연구를 바탕으로 한다면 아직 나노 입자의 티타늄디옥사이드로 인한 잠재적인 위험성(특히나 피부암)의 가능성은 매우 낮아요. 그러나 피부암(기저세포암 편평상피암이 대표적)은 피부가 자외선에 노출되어 생긴다는 점은 이미 과학적으로 밝혀진 사실이고요. 각국의 암협회에서는 피부암을 막기 위해 자외선차단을 철저히 해야 함을 강조 또 강조하고 있어요. 나노 입자의 자외선차단제를 사용할 것인가 아닌가는 어디까지나 소비자들의 선택이에요. 그러나 지금까지의 연구 결과를 토대로, 나노 입자의 자외선차단제이든 화학적 자외선차단제이든 충분한 양의 자외선차단제를 꼼꼼히 발라주는 것이 피부암을 막을 수 있는 가장 현실적인 방법이라는 것도 잊지 않았으면 해요.

뉴욕의 브룩스턴 대학 연구진이 2007년 과학저널지 『케미컬 커뮤니케이션』에 수록한 논문 「Multicomponent polymer coating to block photo-catalytic activity of TiO2 nanoparticles」에 따르면, 나노 입자에 항산화 성분과 음이온 폴리머를 코팅함으로써 활성산소의 발생을 막는 방법을 고안해냈어요. 연구 결과 항산화 성분을 코팅한 티타늄디옥사이드는 활성산소를 발생시키는 광전자의 방출을 막는 것으로 밝혀졌어요. 또한 DNA와 코팅된 나노 티타늄디옥사이드를 UVA, UVB, UVC에 모두 노출했을 때에도 DNA의 손상이 나타나지 않았다고 보고하였고요. 만약 100만 분의 1의 가능성으로라도 자외선차단제의 나노 입자가 피부 속으로 침투한다 할지라도 이 기술을 적용한다면 활성산소의 발생을 억제할 것이므로 나노 입자에 대한 우려가 조금이라도 줄어들 수 있겠네요.

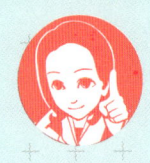 이것만은 꼭 알아두자!

- 🌹 피부 노화의 95%는 자외선으로 인한 광노화로 일어난다. 그리고 스물이 되기 전에 피부 노화를 일으키는 자외선의 90%에 이미 노출이 된다(학창시절에 자외선차단제 없이 얼마나 학교 운동장과 동네를 뛰어다녔는지 기억을 되짚어보라).

- 🌹 한 연구에 따르면 자외선차단제 SPF15 제품을 매일 사용하는 사람이 SPF30 제품을 사용하다 며칠에 한 번씩 건너뛰는 사람보다 피부손상이 더 적었다고 한다. 그러므로 자외선차단제는 낮은 지수의 제품이라도 꾸준히 바르는 것이 가장 효과적이다.

- 🌹 SPF 지수가 같다고 자외선을 차단하는 시간이 동일한 것은 결코 아니다. 자외선차단 시간을 늘리기를 원한다면 SPF50 제품이 아니라 땀, 피지, 물 등에 잘 지워지지 않는 기능을 더한 제품을 선택한다.

- 'SPF15＋SPF15＝SPF30'이라는 말도 안 되는 공식은 잊어라! 자외선차단 성분이 들어간 제품들을 겹쳐 바름으로써 지속력을 높일 순 있으나 차단강도를 정비례로 올릴 수 없다.

- 여러 제품을 겹쳐 바르는 경우 주요 자외선차단 성분이 동일한 것을 선택한다. 아보벤존의 경우 코팅이 되지 않은 티타늄디옥사이드와 만날 때 효과가 약화되는 등 자외선차단 성분끼리도 상극의 효과를 주는 경우가 있다.

- BB크림이든 메이크업베이스든 SPF 지수가 표시되어 있다고 이 제품들이 자외선차단 겸용이 된다고 착각하지 말자. 메이크업 제품과 자외선차단 제품은 적정 사용량에 엄청난 차이가 있다. 적정량을 바르지 않으면 자외선차단제의 SPF 지수는 결코 신뢰할 수 없다.

- 자외선차단제가 바르기 부담스럽다면 SPF15~20 정도의 데이크림을 선택해 사용한다. 단, 스킨케어 크림의 경우 땀이나 피지로 지속력이 현저히 떨어지므로 수시로 덧바르는 것을 잊지 말자.

part 06

화학 성분의 화장품은 중금속 덩어리다?

화장품 성분에 대한 천연화장품주의자들의 거짓말

천연화장품을 표방한 회사의 마케팅 방법 중 하나는 자신들이 사용하지 '않는' 성분에 대한 정보를 제공하는 것이다. 하지만 그 과정에서 대부분 과학적으로 검증되지 않은 악의적인 내용을 근거로 삼는 경우가 많다. 피부트러블은 기본이요, 알츠하이머나 백내장, 암 등 섬뜩한 병명들을 늘어놓으며 그 모든 원인이 유해 성분을 함유한 화장품을 사용해서라고 주장한다. 여기에 환경운동가들과 소비자단체 등 '화장품 비전문가'들이 텔레비전에 등장하여 화학화장품의 폐해와 위험성에 대해 강력히 경고하면, 소비자들은 지금껏 잘 사용하던 샴푸와 크림들을 다 쓰레기통에 집어넣으며 이제부터 내 피부와 아기의 건강을 위해 집에서 만든 화장품만 쓰리라 다짐을 한다.

'이 정보는 어떤 근거로 신뢰할 수 있는가' '이 기사로 이득을 얻는 자(단체)는 누구일까' '과연 텔레비전과 잡지에서 보도를 담당한 기자가 내 불안감을 한번에 씻어줄 만한 전문적 지식을 갖추었을까'. 이러한 의심 없이 홍수처럼 쏟아지는 뷰티 기사를 그대로 받아들인다면, 지금까지 '건강한 피부를 위해 꼭 이중 세안하세요' '모공을 수축하기 위해 세안 시 찬물로 헹궈주세요' 등의 말들을 평생 동안 믿어온 당신의 예전 모습에서 조금도 나아지지 않은 것이다! 지금까지 거대 화장품산업이 당신에게 주입한 거짓말을 들었다면, 이제부터는 그들에 반대하는 이들의 거짓말을 들을 차례다.

거짓말 43

파운데이션에 납이 들어 있다

Myth 피부 밀착감이나 즉각적인 효능을 높이기 위해 화장품에 납을 집어넣는다.

Truth 납이나 수은과 같은 중금속은 금지 성분으로 인위적으로 화장품에 집어넣을 수 없다. 제조공정에서 화장품에 들어가는 납의 용량은 극소량으로 인체나 피부에 위험을 일으키지 않는다.

화장품에 대한 대표적인 소문 중 하나가 바로 파운데이션에 납이, 화이트닝 제품에 수은이 들어 있다는 것이다. 여성이라면 누구나 트윈케이크를 반지나 동전으로 긁었을 때 새카맣게 변하는 이유가 화장품 안에 납이 들어 있어서라는 이야기를 들어봤을 것이다. 심지어 국산 트윈케이크에는 납이 들어가 있어 새까맣게 변하지만 샤넬 트윈케이크는 반지로 긁어도 아무런 변화가 없었다는 식으로 꽤 구체적이어서, 이 소문은 상당히 설득력 있게 다가왔다. 이러한 소문은 지난 수십 년간 대한민국 여성이 파운데이션은 안 발라도 메이크업베이스는 반드시 바르는 데 큰 몫을 담당했다.

그 소문들이 점차 사그라들 즈음, 최근 주름개선 기능성화장품 17종 중에 한 제품, 그리고 BB크림 6종 중 5종에 납이 검출됐다는 뉴스가 인터넷을 달궜다. 뿌리 깊게 내려온 그 소문이 과연 사실로 밝혀지는 순간인가?

그러나 뚜껑을 열어보니 화장품에 납이 들어가 있는 것은 사실이지만 모두 기준치 20ppm에는 못 미쳤다. 아니, 못 미친 정도가 아니라 함유된 양은 허용 기준치의 1/10 이하에 불과했다. 그러나 기사에는 "다량의 납 함유" "한 제품에 무려 1.9ppm이나 (아마 가장 높게 검출된 양인 듯하다)"라는 표현을 거침없이 사용하고 있다. 기사 제목만 읽으면 마치 어리석은 여인네들이 예뻐진답시고 BB크림과 기능성크림들을 사용하다 납중독에 걸릴 것만 같은 인상을 준다.

아무리 그래도 '몸에 축적되는 납이 화장품에 들어 있다는 것은 말이 안 되지 않나!'라고 반발하는 사람들도 있을 것이다. 물론 납이 전혀 발견되지 않았다면 가장 좋았겠지만 납은 소비자들이 의심하는 것과 달리 화장품회사가 품질을 더 높이기 위해 의도적으로 집어넣는 성분이 아니다. 그럼, 화장품회사가 일부러 집어넣지 않았다면 이 납은 도대체 어디서 튀어나온 것일까? 납은 우리 환경에서 매우 자연스럽게 접하는 요소이다. 땅과 공기, 물에도 모두 납이 포함되어 있다. 그렇기에 화장품뿐 아니라 농수산품과 캔 음료, 심지어는 유아용 주스에까지 모두 납 허용기준치가 있다. 그리고 성인이 하루 동안 음식섭취와 호흡을 통해 몸속에 들어오는 납의 수치는 약 0.3~1.0mg에 달한다.

우선 'ppm'이란 단위부터 살펴보자. ppm은 'parts per million'의 약자로 '100만 분의 1'이라는 의미이다. 즉 이번에 검출된 '무려 1.9 ppm'은 과연 어느 정도의 양일까? 쉽게 환산을 하자면, 하루에 화장을 위해서 1g의 BB크림을 사용한다면 1.9㎍(0.0000019g)의 납이 피부에 닿게 된다. 미국화장품협회(현 Personal Care Products Council)가 밝힌 "화장을 하는 여성들이 섭취와 호흡을 통해 평균적으로 접하게 되는 납의 양은 미국 환경보호국의 음용수 기준의 1/1000 이하이다"라는 공식입장과 크게 다를 바가 없다.

우리가 매일 일상생활에서 접하는 납의 수치에 비해 BB크림이나 영양크림으로 접하는 납의 양은 그 유해성을 가늠하기엔 너무나 적기 때문에, 화장품을 바름으로써 납중독에 걸릴 거라는 우려는 하지 않아도 좋다. 소비자단체와 대중매체가 정말 여성들의 피부에 끼칠 중금속 화장품의 폐해를 걱정한다면, 기준치 10% 미만의 납이 검출된 화장품을 가지고 공포감 조성을 하기에 앞서, 극소량의 피부접촉만으로도 나타날 수 있는 피부 유해성에 대한 좀더 심층적인 연구 결과와 함께 식약청에 화장품 납 허용 기준치 인하를 강력히 요구해야 할 것이다.

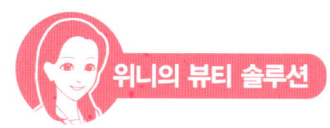
위니의 뷰티 솔루션

Q 디올 립스틱에 납이 들어가 있대요! 전부 버려야 하나요?

전 정말 립스틱을 좋아해요. 기분이 우울할 때마다 립스틱으로 기분전환을 하곤 해서 다른 사람보다 립스틱이 많은 편이지요. 그런데 얼마 전 인터넷 기사를 보고 깜짝 놀랐어요. 립스틱에 납이 들어가 있다네요. 그것도 디올 립스틱에는 허용치의 2배가 넘게 들어갔대요! 디올 립스틱을 엄청 많이 갖고 있는데, 어떡하죠? 파운데이션은 얼굴에 바르고 지울 수 있다지만 립스틱은 자신도 모르게 조금씩 먹게 되잖아요. 그럼 립스틱의 납이 더 위험하지 않을까요? 가지고 있는 립스틱을 전부 버려야 할지, 너무 고민돼요.

A 립스틱은 사탕보다 신체에 안전해요.

결론부터 말씀드리자면, 디올 립스틱 버리지 마세요! 평소대로 립스틱을 마음껏 발라도 돼요. 저도 그 기사들을 읽었어요. 어떤 기사는 제목이 "죽음을 부르는 키스"로 아주 무시무시하더고요. 그 조사는 '레드' 립스틱을 중심으로 이루어졌어요. 레드 색소는 언제나 요주의대상이 되는 컬러지요. 이번 조사에서 디올이나 샤넬, 이브생로랑 등의 립스틱에 납이 발견된 것이 사실 그리 놀랍지는 않았어요. 이들 브랜드들은 피그먼트가 풍부하게 들어가 강렬한 발색력을 지니는 레드 립스틱으로 유명하니까요.

　화장품회사들이 자사 제품에 납이 들어가든 수은이 들어가든 나 몰라라 하기 때문에 여성들은 납중독의 위험에 그대로 노출되어 있다는 일부 소비자단체와 환경론자들의 주장은 사실이 아니에요. 특히 대기업일수록 원료 내 중금속 함유를 최소화하기 위해서 많은 노력을 기울이죠. 실제로 이번 조사에서 디올 립스틱에서 납이 0.21ppm 나오긴 했지만 대부분의 립스틱에서는 0.02ppm~0.1ppm 이하의 양으로 조사됐죠. 39%의 제품에선 아예 납이 발견되지 않았고요.

자, 그럼 여기서 '허용 기준치'의 2배라고 말한 그 허용 기준치의 '대상'이 무엇일까요? 그건 '사탕'이에요(0.1ppm). '아이들'의 납 섭취를 기준으로 한 것이죠. 성인들은 섭취한 납을 90% 이상 체외로 배출하지만 어린이들은 30~50%가량 축적이 될 수 있거든요. 그래서 어린이들이 먹는 과자류에 대해선 납의 기준치가 매우 엄격한 편이죠. FDA는 과즙, 넥타류 등 과일음료 중의 납 함유량을 0.08ppm으로 제한하고, 기타 모든 식품에서는 0.25ppm 이하로 규제하고 있어요.

물론 어른들도 사탕을 먹을 수 있겠죠. 밤새 미국 드라마 〈CSI〉를 보면서 날 배신한 남자친구를 어떻게 흔적 없이 죽일 수 있을까 연구를 하다보면 사탕 한 봉지 정도는 거뜬히 해치울 수 있을 거예요. 하지만 하루 동안 디올과 샤넬의 신상 레드 립스틱을 20개씩 먹어치우는 여성은 없겠죠? 아마 그런 여성이 있다면 납중독이 되기 전에 정신병원에 먼저 가야 할 거예요.

이 조사 결과로 특성상 입에 들어가기 쉬운 립 제품의 납 함유에 대한 기준을 다시 세워야 한다는 그들의 주장에 저도 백퍼센트 지지를 해요. 하지만 '립스틱 사용=납중독'처럼 실제 이상의 비약은 눈살을 찌푸리게 하네요. 립스틱 하나를 처음부터 끝까지 사용하기 위해선 1년 내내 꼬박 발라야 하죠. 비록 사탕보다 2배나 많은 납이 검출됐다고는 하지만 그 제품에서 노출되는 납의 수치는 극히 미미해요. 여성이 평생 동안 먹는 립스틱의 양이 3개, 남자는 8개라고 하죠? 사탕이나 음료수와는 비교할 수 없을 정도로 적은 양이죠. 그러므로 걱정하지 말고 지금처럼 우울할 때마다 립스틱을 바르며 기분을 바꿔보세요. 적어도 우울하다고 사탕 한 봉지를 와그작 씹어먹는 것보다는 안전할 테니까요.

거짓말 44

코직산 미백화장품이 간암 유발

Myth 코직산을 함유한 화장품은 암을 유발할 수 있다.

Truth 동물이 코직산을 먹었을 때 나온 실험결과일 뿐, 화장품에 함유된 코직산은 안전한 성분으로 판명됐다.

일본에서 메주를 만드는 여인네들의 손에는 잡티가 없었다고 한다(이 전설은 SKII에도 벤치마킹되어 맥주를 빚는 여인들의 피부는 매우 보드랍다는 이야기를 배경으로 효모화장품이 개발되었다). 여기서 탄생한 것이 누룩곰팡이에서 추출한 코직산이다. 쥐에게 코직산을 먹였을 때 간암을 일으킨다는 동물실험 연구 결과에 따라, 일본의 후생성에서는 식품첨가물로서 코직산의 사용을 금지했다. 코직산은 식품첨가물뿐만 아니라 화장품의 미백 성분으로도 쓰였기에 위해성 여부를 확인할 때까지 잠정적으로 코직산을 함유한 화장품의 제조 및 수입을 금지했다.

코직산에 대해 일본이 내린 조치는 화이트닝에 한해 일본과 양대산맥을 이루는 국내 화장품 시장에도 큰 영향을 미쳤다. 그 당시 국내에서 코직산을 포함한 대부분의 화이트닝 제품들은 아모레퍼시픽과 로레알 계열에서 나왔는데, 물론 이 두 회사는 시류에 맞춰 코직산 성분을 함유한 제품은 판매에서 제외했다. 이 모든 일은 2003년에 벌어졌다.

물론 그 와중에도 미국에서 코직산은 코스메슈티컬 브랜드를 중심으로 여전히 판매되는 성분이었고, 국내 시장에서도 자율적 권고에 미쳤을 뿐 코직산이 완전 금지 성분은 아니었다. 화이트닝 화장품이 표피의 기저층까지 닿기만 해도 100번 절을 할 정도로 감사할 지경인데, 혈관이 흐르는 진피층으로 침투를 하여 암을 유발한다는 것은 사실 그 가능성이 너무나 희박하다. 게다가 식품첨가물로서만 금지했을 뿐 자연적으로 생긴 코직산은 먹어도 괜찮다고 했다. 코직산은 화장품에 아무리 많아야 2~3%밖에 포함되지 않는다.

그로부터 2년이 흐른 2005년 일본 후생노동성에서는 바르는 코직산에 대한 유해성 시험에서 안전성에 문제가 없음을 확인하였고, 그후 일본과 한국 모두 코직산이 허용됨으로써 제품이 만들어져 판매되었다. 하지만 2003년의 떠들썩한 뉴스는 화장품 음모론자(?)들의 뇌리에 엄청난 사건으로 각인됐는지, 아직도 화장품의 유해성에 대한 주장을 펼칠 때마다 코직산은 파라벤과 함께 빠지지 않는 성분이기도 하다.

물론 1억만 분의 1이라도 위험성이 있어 사용하지 않겠다고 한다면, 그것은 어디까지나 개인의 선택 문제이다. 코직산이 아니더라도 순수비타민C나 알부틴 등 미백 효과를 인정받는 성분들은 얼마든지 있기 때문이다.

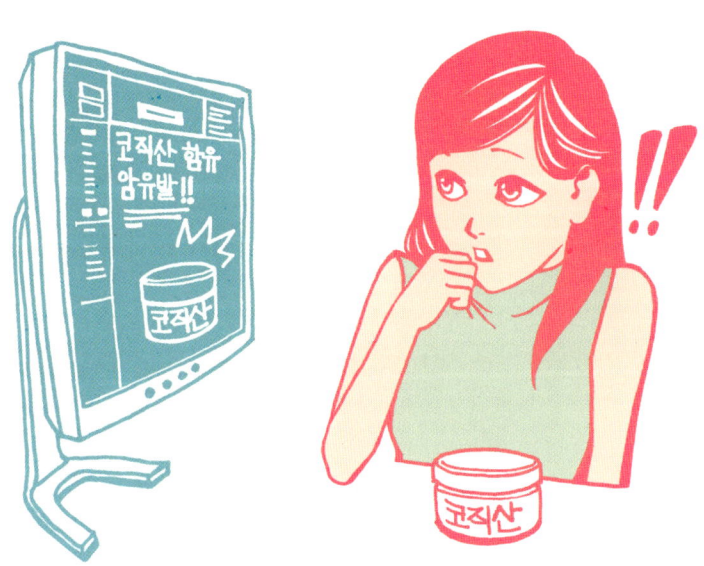

하지만 코직산이 들어가는 화장품을 바른다고 암에 걸릴 거라고 호들갑 떨 필요는 없다. 게다가 코직산도 알고 보면 '천연'성분인걸.

거짓말 **45**

피부를 망치는 화학 성분의 방부제

Myth 화학 성분의 방부제는 피부에 트러블을 일으킨다.
Truth 화장품에 함유된 방부제가 피부트러블을 최소화시킨다.

천연·유기농 애호가들이 조성한 파라벤에 대한 공포감은 어제오늘의 일이 아니다. 그렇다면 파라벤이 무엇이며, 과연 내일 아침에라도 우리 몸에 암세포를 무럭무럭 키울 정도의 유해한 성분인지 제대로 따져볼 필요가 있다.

몇 년 전 3LAB이 잡지 부록으로 뿌린 샘플에서 곰팡이가 다량 발생하자 회사 측에서는 유기농 야채를 예로 들며 '화장품의 손상을 피하기 위해선 방부제를 대량으로 쏟아부으면 간단하지만, 방부제를 넣지 않았기 때문에 곰팡이가 피는 일이 일어났다. 그러므로 이 사건을 통해 우리 회사를 더더욱 믿어주시기 바란다'라고 하는 어처구니없는 해명문을 써놓은 일이 있었다.

그런데 엄밀하게 말해 모든 화장품회사들이 방부제를 '쏟아붓고' 있는 것은 아니다. 화장품성분검토전문가위원회(CIR)는 "파라벤은 화장품 성분으로 25% 함량까지 피부에 안전하다"라고 발표를 했지만, 일반적으로 화장품을 제조할 때 파라벤의 함유율은 0.03~0.3%(한 제품에 평균 3가지 파라벤이 사용된다는 점에서 최대 1%)에 불과하다. 『미국 접촉성 피부염 저널*the American Journal of Contact Dermatitis*』에 수록된 한 연구에서는 파라벤을 "상대적으로 무자극, 무독성인 성분으로 우수한 항균성을 가졌다"라고 했으며, FDA 역시 파라벤은 피부에 직접 사용할 수 있는 방부제 중 가장 피부 위험성이 적은 것 중 하나로 분류하고 있다.

물론 이 발표 내용에 반발을 하는 안티코스메틱주의자들의 주장도 만만치 않다. FDA 혹은 그 산하 조직들이 거대 화장품회사와 유착해서 진실을 숨기기 급급하다고 주장하며, 파라벤의 유해성을 연구한 자료들을 배포하고 있다. 물론 그들의 주장에도 일부는 일리가 있다. 그러나 자신들의 주장을 더 확고히 하기 위해서는 음모론이나 단편적인 의혹 제기에 머무르는 연구보다는, 좀더 심층적이고 다양한 의문에 대한 정확한 답변이 나올 수 있는 과학적인 연구 결과를 제시해야 할 것이다.

파라벤을 이용해서 유해미생물 억제에 성공한 화장품이, 제대로 방부제를 집어넣지 않아 언제 곰팡이가 뭉글뭉글 피어오를지 모를 화장품보다야 적어도 안전하지 않을까?

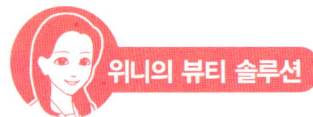
위니의 뷰티 솔루션

Q 파라벤이 피부에 축적되면 위험하다는데요?

얼마 전에 인터넷 기사를 봤는데요, 파라벤이 당장은 피부트러블을 일으키지 않을지라도 몸에 축적되어서 위험할 수가 있대요. 암이 생기는 것도 다 그런 원리라고 하던데, 역시 파라벤이 몸속에 쌓여서 암 같은 위험한 질병을 유발하는 걸까요?

A 파라벤은 피부에 장기간 축적되지 않아요.

한 연구에 따르면 파라벤 함유 화장품의 반복적인 사용(12시간 간격으로 3회 연속 사용) 결과 피부조직 내의 파라벤 함유지수가 높아졌으며, 그에 따라 파라벤이 피부에 축적될 수 있다는 가능성을 제시하고 있어요(Experimental Dermatology 2007, volume 16, issue 10, pages 830-836).

하지만 이 연구 보고서에는 36시간의 실험 이후에 파라벤은 피부에 축적되지 않다는 사실도 적혀 있죠. 화장품성분검토위원회의 파라벤 분석 결과 역시 마찬가지예요. 파라벤이 주사로 피부에 주입되었다 할지라도 신체의 배설계는 재빨리 그 농도를 희석한다는 결론을 내리고 있죠.

아직까지는 화장품을 사용함으로써 파라벤이 피부 혹은 신체조직에 장기간에 걸쳐 축적된다는 결론을 내릴 만한 연구 결과가 없어요. 파라벤의 피부조직 축적에 대한 연구는 좀더 다양한 방법으로 장기적으로 연구되어야 한다고 봐요. 36시간이라는 짧은 기간의 파라벤 사용에 대한 연구로 우리 피부가 방부제로 점차 절여질 거라고 주장하기엔 그 근거가 너무나 미흡하죠.

화장품성분검토위원회(CIR, The Cosmetic Ingredient Review/www.cir-safety.org) 화장품에 사용되는 성분의 안전성에 대한 철저한 검사와 평가를 내리는 것을 목적으로, 1976년 미국 FDA와 소비자연맹(Consumer Federation of America)의 도움을 받아 미국화장품협회가 설립한 비영리단체. 위원회는 미국피부과학회의 피부과 전문의, 독성학회의 독물학자, 미국소비자연맹의 소비자, 화장품 연구원, 화장품협회 과학이사, 화장품협회 CEO 등으로 이루어져 있다.
화장품위원회 기금으로 운영되지만(공정성에 대한 추궁을 받는 한 이유) 화장품 성분 검토 절차는 화장품협회 및 화장품회사로부터 독립적으로 이루어진다고 주장하고 있다. 평가는 공개적이며 편향되지 않은 전문적 방법으로 이루어지며 과학 학술지에 발표되어 다른 전문가들도 검토를 하게 된다. CIR의 연구에 따른 화장품 성분 정보는 코스메틱스 인포(www.cosmeticsinfo.org)에서 확인할 수 있다.

거짓말 46

데오도란트가 유방암의 원인

Myth 데오도란트와 지한제가 암을 유발한다.

Truth 데오도란트와 지한제 사용과 암 유발 가능성에 대한 관계는 과학적으로 입증되지 않았다.

합성방부제인 파라벤의 유해성에 대한 소문이 세상에 널리 퍼진 것은 유방암 유발 보도도 한몫을 했다. 『응용독성학 저널』(2004)에 따르면, 유방암의 조직 20개에서 모두 파라벤이 검출됐고, 데오도란트와 지한제(땀을 억제하는 제품)가 그 원인으로 지목받았다. 데오도란트의 사용이 일반적인 서양에서 파라벤의 에스트로겐과 같은 기능이 유방암의 발생에 영향을 끼치지 않았을까 하는 추정이었다.

하지만 미국암협회는 공식적인 답변을 통해 데오도란트의 사용과 암 유발 가능성에 대한 어떠한 연구 결과도 나온 것이 없다고 밝혔다. 발표에 따르면 문제가 된 그 연구논문은 유방암을 앓고 있는 여성들이 데오도란트나 지한제를 실제로 사용하는 여성인지, 제품에 파라벤이 함유되어 있는지, 암의 가족병력을 가지고 있는지, 파라벤이 정상적인 조직에까지 확산되어 있는지 아니면 암 조직에만 들어 있는지 등 다른 기본적인 의문조차 명확하게 밝히지 않았다.

오랜 기간 이루어진 파라벤 연구를 통해 파라벤이 에스트로겐과 유사한 역할을 하는 것이 사실로 밝혀졌지만, 가장 강력한 파라벤이라 하더라도 신체 내에서 자연적으로 발생하는 에스트로겐의 양이 1만~10만 배 더 높으며(『응용독성학 저널』, 1998), 우리가 최대치로 접하게 되는 파라벤의 양도 에스트로겐 작용으로 인한 암의 발생과 연결하기에는 무리가 있다는 결론을 내렸다(『독성학 크리티컬 리뷰』, 2005).

만약 파라벤 대신 방부제로 적절한 다른 성분(구연산, 비타민E 등의 천연 항산화 성분, 에센셜오일)을 사용한 제품을 선호한다면, 그것도 화장품 선택의 하나가 될 수 있다. 하지만 파라벤을 함유한 제품을 모두 쓰레기통으로 내

다버리는 것은 너무나 성급한 판단이다. 시중에 유통되는 화장품의 95% 이상이 파라벤을 함유하고 있고, 만약 나머지 5%의 제품을 사용한다 하더라도 그 제품이 파라벤을 함유하는 제품에 비해 피부와 신체에 안전하다는 보장은 아무것도 없기 때문이다.

  대중매체에서 뭔가 한 건을 터뜨리기만 하면 소비자단체들은 '어떻게 사람들이 매일 쓰는 화장품에 이러한 위험 성분을 마구잡이로 넣을 수 있는가'라고 분통을 터뜨린다. 하지만 자연주의자들이 그렇게 좋아하는 유기

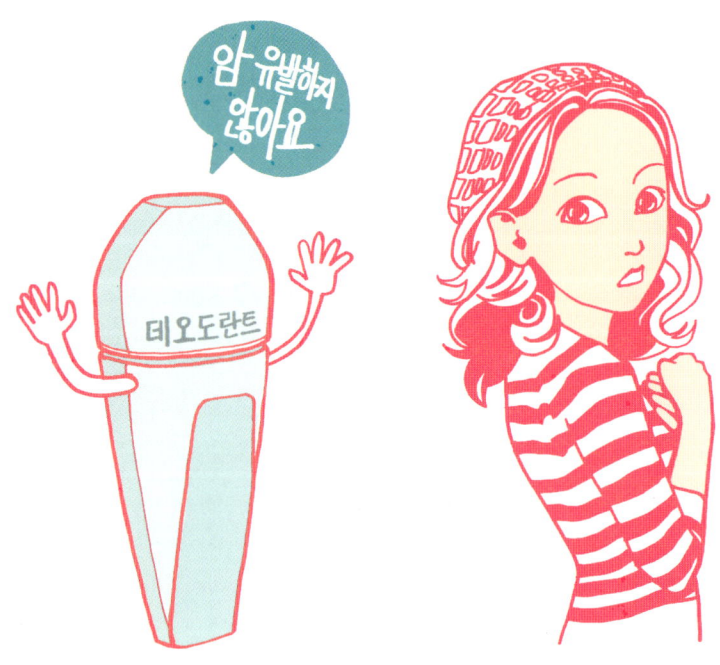

농 야채 성분을 포함한 상당수의 화장품 성분들은 안전성 검사를 거치지 않고 있지만, 파라벤은 이미 수십 년 전부터 수많은 검사를 거쳤으며 안전성에서 합격판정을 받은 극소수의 화장품 성분 중 하나이다.

거짓말 **47**

폐암을 유발하는 탈크 파우더

Myth 탈크는 신체에 유독한 성분이므로 철저히 피해야 한다.
Truth 탈크를 함유한 화장품의 유해성은 확인된 바가 없다.

얼마 전 석면이 들어간 탈크 파우더로 인해 전국이 한번 들썩였고 그 여파로 유기농 화장품의 판매가 급성장하고 있다는 기사를 읽었다. 이번 사건의 본질은 탈크의 석면 함유에 대한 기준을 마련하지 못한 식약청의 안일한 행정문제였는데도, 이번 파동으로 유기농 화장품회사가 반사이익을 얻는 것을 보면 얼마나 많은 여성들이 화장품을 '화학 VS 천연'의 구도로 인식하는지를 쉽게 파악할 수 있다. 인터넷에서는 탈크의 유해성에 대한 많은 포스트들이 엄청나게 스크랩되고 있는데, 제일 많이 언급되는 것은 암연구 기관들에서 탈크를 발암의심 물질로 규정했다는 것이다. 그러므로 우리가 메이크업을 할 때 폐로 들어가는 탈크 파우더가 암을 유발할 가능성이 있다고 주장한다. 세계보건기구(WHO)의 세계암연구기구(IARC)에서 정한 발암의심 물질은 5단계로 나눌 수 있다.

Group 1: Carcinogenic to humans(인체 발암성 있음. 예: 석면이 들어간 탈크, 알코올, 담배, 경구 피임약, 폐경기 호르몬 요법).

Group 2A: Probably carcinogenic to humans(인체 발암 가능성 있음).

Group 2B: Possibly carcinogenic to humans(인체 발암 의심).

Group 3: Unclassifiable as to carcinogenicity in humans(인체 발암 물질로 분류하지 않음).

Group 4: Probably not carcinogenic to humans(인체 발암 가능성 없음).

석면을 포함하지 않는 탈크는 그룹 2B에 포함되는데, 탈크 흡입으로 인한 폐암보다는 바디 파우더를 성기 부분에 지속적으로 사용될 때의 난소암에 대한 발암 가능성이 의심되고 있다. 그러나 연구 결과 순수 탈크 성분을 이용한 파우더보다 실리카와 같은 타 성분을 함유한 데오도란트 파우더가 사용 시 좀더 높은 발암 가능성을 보이고 있어, 난소암과 탈크의 연관성을 정확히 규정하지 못하고 있다.

그러므로 좀더 다양한 연구 결과가 나오기까지 가급적 여성은 성기 주변에 탈크프리 파우더(전분 파우더)를 사용할 것을 권한다(기본적인 음모 관리조차 등한시하는 한국 여성의 특성상 파우더의 사용이 미치는 영향이 그리 크지는 않을 듯하다). 단, 옥수수전분에도 알레르기 반응이 심심치 않게 나타나고 있으니 단순히 식물성이란 이유만으로 안심하는 것은 금물이다.

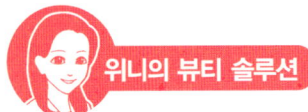
위니의 뷰티 솔루션

Q 탈크 흡입으로 인한 폐암의 위험성은 어느 정도인가요?

전 사람들을 많이 대하는 직업을 가지고 있어요. 그래서 자주 화장을 수정해야 하지요. 파우더 팩트를 사용하면 화장이 들뜨는 것 같아서 가루 파우더를 휴대용 용기에 덜어서 사용하곤 해요. 그런데 아무래도 가루다 보니 화장을 고치면서 조금씩 흡입을 하는 것 같아 약간 걱정이 되네요.

A 탈크 함유 화장품은 일상생활에서 위험하지 않아요.

폐암과 탈크에 대한 연구논문은 수없이 많이 있으며, 그중에는 석면이 들어 있지 않은 탈크에 대한 위험성을 지적한 것도 있어요. 그러나 아직까지 화장할 때 사용하는 탈크 파우더가 직접적으로 폐암 가능성을 높인다는 연구 결과는 나오지 않았죠. 어떠한 성분의 위험성을 곧 신체의 위협으로 연결하기 위해서는, 성분의 위험성 자체를 밝히는 것도 중요하지만 어떠한 형태의 제품으로 만들어져 사람이 얼마나 그 제품에 노출되는지 또 그로 인한 발생 가능한 유해성은 무엇인지에 대한 종합적인 연구가 이루어져야 해요. FDA는 화장품에서 석면을 함유하지 않은 탈크의 사용에 대해 'GRAS(일반적으로 안전하게 여김, Generally Recognized as Safe)'로 분류하고 있어요.

종합해서 정리하자면, 코카인 중독자처럼 시도 때도 없이 루즈 파우더에 코를 박고 들이마시지 않는 한, 아침의 메이크업과 점심 때의 2~3회 터치업과 같은 일상적인 사용으로 인한 탈크의 유해성은 희박하다고 할 수 있어요.

🌹 탈크 흡입 걱정 끝! 루즈 파우더 메이크업 테크닉

요즘 텔레비전에서 메이크업 아티스트들이 나와서 투명 메이크업 시연을 할 때 커다란 브러시로 파우더를 얼굴 위로 쓱쓱 바르는 것을 볼 수 있죠. 그때 브러시 사이에 퍼져 있는 가루 파우더가 얼굴 위로 마구 흩뿌려지기 때문에 호흡 시 파우더를 흡입할 가능성이 높아요(모델들은 이 순간 숨을 꾹 참죠). 그러므로 메이크업을 할 때에는 브러시보다 퍼프를 이용하세요. 그리고 커다란 퍼프에 파우더를 충분히 묻힌 후 퍼프 속으로 파우더가 흡수될 정도로 잘 비벼준 후 퍼프 표면에 파우더가 최소량만 남게 된 상태에서 얼굴에 아주 가볍게 꾹꾹 눌러주세요(절대 펑펑 두드리지 마세요). 그러면 가루가 공기 중에 날리지 않고 피부와 퍼프가 접촉을 하는 순간마다 퍼프 속의 파우더가 조금씩 피부에 전달될 거예요.

거짓말 48

효과적이고 안전한 홈메이드 화장품

Myth 화학 성분으로 뒤범벅된 일반 화장품보다 천연 성분의 화장품을 만들면 더 효과적이고 피부에도 안전하다.

Truth 홈메이드 화장품보다 제품화한 화장품이 더 안전하고 효과도 우수하다.

매달 잡지에 도움글을 주는 나에게 에디터들은 1년에 최소 3~4번은 천연재료를 이용한 목욕법이나 세안법 등을 문의해오곤 한다. '우리 아이 아토피 치료에 좋은 천연재료는 없을까, 피부가 예민한데 순한 천연재료를 써볼까, 천연재료가 더 안전하고 효과적일까' 등 이러한 독자들의 궁금증을 해소하기 위함이란다. 사실 난 그때마다 난감하다. 빤한 내용을 매달 바꿔서 진부하지 않고 새롭게 만들려고 머리를 쥐어짜야 하기 때문이다.

그리고 자연스레 의문이 생긴다. 왜 피부의 안전성을 최우선으로 생각하고 만든 화장품을 두고 시장에서 사온 출처 불명의 쌀가루와 곡물가루로 얼굴을 문지르려고 할까. 그 한방재료의 약초가루가 만들어지기 전 식물이 자란 토양상태는 어땠을까. 농약을 쓰진 않았을까. 분말화하기 전 깨끗이 씻기는 했을까. 그리고 경동시장에서 수북이 쌓인 채로 팔려나가는 사이에 오염되지는 않았을까. 걱정이 끊이지 않는다. 그 어떤 제조과정이나 추출상태에 대한 정보도 없이 '천연'이란 이름 하나만 믿고 얼굴을 내맡기는 맹목적인 신뢰란 거의 종교에 가까운 것 같다. 제품화된 화장품에서 납 기준치의 1/10만 납이 검출되어도 화장품이 중금속 덩어리이 양 호들갑스럽게 떠드는 천연화장품주의자들은, 1년에 한 번은 어김없이 터지는 '한방 약재 성분의 중금속 함유가 기준치의 200배가 넘는다'라는 뉴스엔 왜 침묵을 지키는 것일까?

그렇다면 이번에는 '가정표 천연화장품 VS 공장표 천연화장품'으로 예를 들고자 한다. 세계적으로 신뢰를 받는 식물 성분을 베이스로 제품을 만드는 화장품회사들은 엄격한 기준에 맞춰 재배하는 것을 조건으로 농장들과 계약을 맺는다. 사용하는 비료의 종류, 농약의 사용 여부 등이 모두 계약서에 명시되어 있다. 재배가 끝난 식물이나 과일은 일일이 손으로 채취하며 성분 파괴를 최소화한다(트랙터로 밀고 지나가는 것 자체가 토양을 오염시킨다고 생각한다). 채취한 식물의 성분은 추출과정을 거치는데, 다양한 추출법(증기, 냉압착, 솔벤트 등) 중에서도 가장 유효 성분의 손실을 막는 방법을 이용하여 진액을 추출한다. 마지막으로 적절한 방부제를 선택하여 오염을 막고 잘 포장을 한 후 최종적으로 소비자에게 판매를 한다. 이렇게 안전한 화장품을 놔두고 농약에 절었을지도 모르고 중금속과 폐수로 오염된 땅에서 자랐을지도 모르는, 아무 설명 없이 그저 비닐팩에 담아 파는 곡물가루와 한방재료가, 동의보감표 레시피란 이유만으로 내 피부의 기미를 싹 없애고 주름을 방지할 거라고 정말로 믿고 싶은 건가?

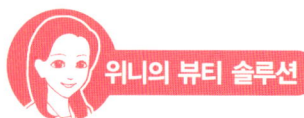

위니의 뷰티 솔루션

Q 레모나로 천연 팩을 만들어 써도 괜찮을까요?

비타민C 화장품이 미백과 탄력에 좋다고 하는데, 시중에 나온 제품들은 너무 비싼 거 같아요. 인터넷을 보니 레모나를 이용해서 천연 팩을 하는 방법이 소개되었는데, 한번 따라해볼까 해요. 아니면 비타민C가 풍부한 레몬이나 아세로라를 이용해서 토너를 만들어도 좋을 것 같은데, 어떻게 생각하세요?

A 홈메이드 비타민C 화장품은 효과가 없어요.

천연 팩 레시피를 보면 레모나가 종종 등장하는 것을 볼 수 있어요. 첫째로

묻고 싶은 것은 어떻게 레모나를 넣는 게 천연 팩이 될 수 있지요? 비타민C 영양제류는 거의 다 합성된 비타민C를 이용해요. 꿀과 우유만 더하면 무엇을 섞든지 간에 천연 팩이 될 거라는 이상한 공식을 이해하기 힘드네요. 비타민C에 관해선 천연·홈메이드 화장품을 거의 신뢰하지 않아요. 그만큼 비타민C는 화장품으로 바를 때 까다로운 조건이 붙기 때문이죠.

첫째, 순수 비타민C(L-ascorbic acid)의 형태를 띠어야 해요.

둘째, 농도는 10% 이상이 되어야 하고요.

셋째, 완성된 제품은 pH 3~4의 산성을 띠어야 하죠.

그리고 무엇보다도 비타민C는 안정화가 매우 중요한 요소예요. 매우 빠르게 산화되어 비타민C가 파괴되기 때문에 이를 안정시켜줄 수 있는 여러 다른 항산화 성분과 함께 포뮬레이션되어야 하죠. 보관은 더더욱 힘들어요. 대부분의 비타민C 제품이 갈색 병에 들어 있거나 진공펌프에 담겨 있는 것도 그런 이유예요. 그런 까다로운 조건을 가진 비타민C를 집에서 제대로 다루기는 힘들죠. 설사 집에서 레모나팩이나 레몬토너를 만들었다고 해도 그것들이 과연 효과가 있을까요?

레모나로 팩을 했더니 얼굴이 환해졌다고요? 그건 아마 우유의 보습 효과 아니면 밀가루의 피지흡착 효과로 나타난 현상일 거예요. 레모나를 넣고 안 넣고는 큰 차이가 없어요. 레몬토너를 발랐더니 얼굴이 하얘졌다고요? 레몬의 비타민C 성분보다는 그 베이스로 이용된 소주(알코올)와 레몬의 낮은 pH로 인한 각질제거 효과일 가능성이 더 높답니다.

거짓말 **49**

미네랄오일이 모공을 막는다

Myth 오일은 모공을 막음으로써 피부가 숨을 쉬지 못하게 한다. 그래서 나중엔 피부가 빨리 늙는다.

Truth 미네랄오일은 건성피부에 필수적인 훌륭한 보습제이다.

이번엔 오일, 그중에서도 미네랄오일에 대해 이야기해보자. 미네랄오일은 천연화장품을 최고라고 떠받드는 화장품산업에서 석유라는 천한 출신 때문에 온갖 괄시를 받던 성분이었다. 모공을 막는다는 건 두말할 것도 없었고, 이것을 얼굴에 바르면 마치 화학물로 얼굴이 뒤덮여 피부가 숨을 못 쉬고 썩어버린다는 식의 설움을 받았다.

하지만 오래전부터 '화장품급(cosmetic grade)의 잘 정제된 미네랄오일은 모공을 막지 않는다'라는 변호를 받아오다가, 2000년대로 넘어오면서 모공을 막는 성분에서 미네랄오일은 완전히 빠지게 됐다.

'피부과 홈페이지에서 봤는데 미네랄오일이 모공을 막는다는데요?'라고 말하는 사람도 있을 것이다. 다시 한번 말하지만 피부과 홈페이지에 적혀 있는 내용을 피부과 의사가 작성한 것이라고 믿는다면 당신은 정말 순진하다고 할 수 있다. 그리고 20년 전 의대에서 지나가는 소리로 오일이 모공을 막는다는 내용의 강의를 전혀 업데이트하지 않은 채 여전히 '오일=트러블 유발'이라고 말하는 의사들도 존재하는 것이 어쩔 수 없는 대한민국의 현실이다.

더군다나 오일이 피부를 완전히 덮는다는 것은 사실 매우 효과적인 보습기능이라고 할 수 있다. 그만큼 수분의 증발을 확실하게 막아준다는 뜻이니까. 여드름 피부나 유난히 모공이 잘 막히는 피부를 가졌다면 물론 주의가 필요하다. 미네랄오일이 들어간 제품을 사용할 때에는 성분목록 5위 안에 들어 있거나 다른 리치한 에몰리언트 성분들(아몬드오일, 코코넛오일, 쉐어버터, 비즈왁스)과 함께 배합되어 있는지도 살펴보자. 미네랄오일 단독 사용으로 모공이 막힐 가능성은 적지만 보습력이 강한 제품들이 복합적으로 들어 있다면 악건성이 아니고서는 피부의 정상적 분비활동을 방해할 수 있기 때문이다.

　피부트러블은 내 피부가 필요로 하지 않는 성분을 이용했을 때 가장 많이 생긴다. 성분이 싸다거나 천연 성분이 아니라서 트러블이 생기는 게 아니라, 화장품 브랜드만 믿고 자신의 피부상태와 제품의 성질을 모른 채 사용할 때 일어나는 것이다.

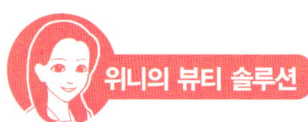
위니의 뷰티 솔루션

Q 아이크림을 얼굴 전체에 사용해도 되나요?

　원래 건성이었지만 얼마 전 건조한 지방으로 장기간 여행을 다녀온 후 피부가 너무 손상되었어요. 뭘 발라도 피부가 너무 당기고 건조해요. 그러던 중 아이크림을 얼굴 전체에 발랐더니 피부가 너무 좋아진 거예요! 성분을 보니 미네랄오일이 들어 있더군요. 하지만 친구 말로는 아이크림은 눈가의 보습을 위해 특수하게 제조한 것이기 때문에, 얼굴에 계속 사용하면 면역성도 떨어지고 피부가 피지분비를 게을리하게 되어서 나중엔 더 빨리 늙게 될 거라고 하더라고요. 그런 이야기를 들으니 좀 걱정이 되네요. 아이크림에 대한 진실을 알려주세요.

A 물론이지요. 아이크림과 페이셜 크림은 성분상 크게 다를 바가 없어요.

　보습력 좋기로 소문난 '크림 드 라 메르'는 눈가에도 사용할 수 있는 크림이라고 하죠. 이 제품의 주성분은 미네랄오일이에요. 그러므로 반대의 경우도 마찬가지예요. 미네랄오일이 들어간 아이크림도 얼굴 전체에 사용하는 것이 가능하죠.

샤론 스톤이 스타가 되서 제일 좋은 것이 아이크림을 발에 바를 수 있는 것이라고 했다죠? 아마 그녀의 발은 꽤 건조한가봐요. 풋크림과 아이크림의 성분들도 상당히 유사한 거 아세요? 피부를 연화시키는 '유레아'나 보습막을 만들어주는 '페트로라텀' '미네랄오일' 모두 아이크림에도 풋크림에도 들어 있는 성분들이랍니다. 다만 예쁜 포장용기와 엄청난 가격 차이가 두 제품을 전혀 다른 이미지로 만들어놓은 거지요. 그렇다고 풋크림을 눈가에 바르진 마세요. 그 어떤 눈가 피부도 굳은살 제거 성분이나 향취 성분을 달가워하진 않을 테니까요.

장기간의 여행 동안 극도의 탈수가 진행된 님의 피부는 시베리아 한복판에서 구멍이 숭숭 난 옷을 입고 덜덜 떨고 있는 상태나 마찬가지예요. 이 구멍을 막아줄 솜이 필요하죠. 그게 바로 유분이에요. 아이크림에 듬뿍 들어산 오일과 지방산, 왁스 성분들은 탈수된 피부가 회복되는 데 도움이 될 수 있어요. 피부가 탈수로부터 회복한 후에는 점차적으로 유분의 양을 줄이는 것이 바람직하죠. 계절에 따라 옷을 바꿔입는 것처럼요. 하지만 미네랄오일이 피지의 정상적 분비를 줄인다거나 피부가 숨을 쉬지 못하게 해서 빨리 늙게 한다는 것은 사실이 아니랍니다.

거짓말 **50**

화학 화장품은 공업용 성분으로 만든다

Myth 화학 화장품은 공업용 성분으로 만든 것이기 때문에 인체에 유해하다.

Truth 화장품은 철저하게 정제된 화장품 등급의 성분으로 만든 것이기 때문에 인체에 무해하다.

화장품에 사용되는 성분 중에는 공업용 재료로도 쓰는 것이 많은 것도 사실이다. 미네랄오일은 기계의 윤활제로 사용되며 프로필렌 글라이콜은 부동액의 원료이자 폭탄 제조에도 사용된다. 안티코스메틱주의자들은 정제가 안 된 상태의 공업용 원료가 신체에 끼치는 유해성 자료를 흘리며 이러한 성분이 함유된 화장품을 피부에 사용하게 될 때 똑같은 질병(최악의 경우 발암 가능성까지) 혹은 피부트러블을 경고하고 있다. 화장품은 당연히 '화장품 성분'으로만 이루어져 있다고 믿던 여성들이 경악을 하는 것도 당연하다.

하지만 모든 성분들은 사용 목적과 순도에 따른 등급이 있기 마련이다. 미네랄오일을 예로 들자면 크게 산업용, 화장품용, 의약품용, 이렇게 3단계 등급으로 나눌 수 있다. 화장품 등급과 의약품 등급의 미네랄오일은 의학·화장품 업계의 저널 등에서 피부도포제로서 안전하다는 연구 결과가 나온 성분이다. 그리고 많은 화장품회사는 미네랄오일을 사용할 때 가장 순도가 높은 의약품 등급의 것을 선택한다. 동일한 성분의 화장품이라 하더라도 개개인의 피부상태에 따라 효과를 얻을 수도 있고 자극을 받을 수도 있다. 그것은 화학 성분이든 천연 성분이든 모두 적용이 된다.

미네랄오일과 예민성 피부를 예로 들어보자. 예민성 피부는 대체로 건조한 것이 특징이다. 그렇기 때문에 미네랄오일이나 바셀린 같은 무거운 에몰리언트, 오클루시브 화장품을 사용했을 때 부족한 오일을 공급해줌으로써 가려움과 같은 불편함을 해소할 수 있다. 반면 예민성 피부라 할지라도 아토피 피부나 주사 피부와 같이 피부 작열감이 증상으로 작용하는 경우 피부 표면을 유분막으로 덮는 오클루시브 작용으로 인한 피부온도 상승이 피부 자극을 유발할 수도 있다. 각자 피부의 성격을 잘 파악한 후 제품을 선택한다면 화학 성분으로도 얼마든지 좋은 미용 효과를 얻는 동시에 원치 않은 피부트러블의 가능성을 조금이라도 줄일 수 있다.

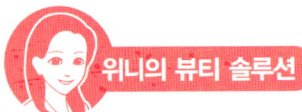
위니의 뷰티 솔루션

Q 미네랄오일이 들어 있는 고가화장품에는 어떤 것들이 있죠?

위니 님이 미네랄오일은 건성피부에 좋은 효과를 주는 모이스처라고 하셨지만, 아무리 효과가 좋다고 하더라도 그렇게 저렴한 성분이 들어가는 제품을 비싼 돈 주고 살 필요는 없는 것 같아요. 시슬리 제품에도 미네랄오일이 듬뿍 들어가 있다는 것에 배신감이 들었어요! 그래서 이왕 같은 가격이라면 미네랄오일보다는 다른 고가의 보습 성분이 들어간 제품을 구입하고 싶어요. 미네랄오일이 들어간 고가의 화장품 목록을 살짝 귀띔해주세요.

A 미네랄오일의 고가화장품들을 알려드릴게요.

물론 배신감이 든다는 것은 이해하지만, 그래도 '내 피부가 가장 좋아하는 화장품이 가장 좋은 화장품이다'라는 신념을 가지고 있는 저로서는 그 의지를 살짝 꺾고 싶은 마음도 있네요. 하지만 일단 목록을 알려드리지요.

● **크리니크 드라마티컬리 디퍼런트 모이스처라이징 로션** 세계에서 3초마다 하나씩 팔린다는 일명 '노랑 로션'이죠. 로션임에도 우수한 보습력을 가지

고 있는 이 제품의 비밀은 바로 미네랄오일이죠. 지성피부를 위해서 오일프리 로션, 모이스처라이징 젤 등이 나왔지만 오리지널 버전에 비해 반응은 영 신통치 않은 것이, 바로 그 효과를 반증하는 것이라고 할 수 있어요.

● **크림 드 라 메르** 나사의 연구원이 만들었다는, 얼굴의 흉터도 사라지게 한다는 기적의 크림! 컬트크림의 원조인 이 제품은 '해초추출물, 미네랄오일, 페트로라텀(바셀린)'이라는 기적의 성분 삼총사로 시작되죠. 그리고 재미있는 것은 해조추출물만 뺀다면 이 제품의 주요 성분은 파란색 니베아 양철통 크림과 거의 같다는 점이에요. 왜 파란색 양철통 크림에 대해서는 끈적이는 사용감을 투덜거리며 발뒤꿈치에나 바르면서, 이 기적의 크림에 대해서는 손가락 사이로 살며시 녹여서 바르라는 귀찮은 사용법을 바이블처럼 아무 군소리 없이 따르는 걸까요? 정말 미스터리예요.

● **슈에무라 클렌징 오일, SKII 트리트먼트 클렌징 오일** 슈에무라의 판매원들은 콩오일이 베이스인 클렌징 오일이리고 말히죠. 하지만 콩오일은 성분표 두번째에 위치해요. 콩오일 바로 앞에 떡 버티고 있는 오일이 바로 미네랄오일이에요. 게다가 논코메도제닉으로 평가받는 미네랄오일에 비해 콩오일이 오히려 모공을 막을 가능성이 더 높다는 사실을 알고 있나요?^{부록 4 참조}

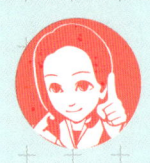 이것만은 꼭 알아두자!

- 같은 이름의 성분이라도 공업 등급, 화장품 등급, 의약품 등급은 모두 정제·순도 면에서 다르게 나타난다. 공업 등급 제품의 폐해가 화장품을 바름으로써 일어날 수 있다는 주장은 과장이며 사실이 아니다.
- 모공이 막히는 것은 미네랄오일을 사용해서가 아니다. '순수한' 식물성 오일들 역시 모공을 막을 수 있다.
- 천연화장품회사들의 '우리 제품은 먹을 수 있을 만큼 안전합니다'라는 시식 퍼포먼스에 속지 말라. 먹어서 안전한 것과 발라서 안전한 것은 하등의 관계가 없다.
- 화장품에 포함된 납과 수은의 양은 인체에 영향을 미치기에는 너무나도 미미한 수준이며 우리가 일상생활에서 섭취하는 양에 비해서도 극히 적은 양이다.

🌹 방부제가 안 들어간 화장품은 안전한 화장품이다. 당신의 피부에 안전한 것이 아니라 각종 세균들에게 편안하게 서식할 수 있는 장소를 제공하는 아주 안전한 공간이다.

🌹 기적의 화장품이 출시됐다고 화장품 매장으로 달려가 대기자 목록에 이름을 올리는 것과 마찬가지로, 안티코스메틱주의자들의 '암을 유발하는 화장품 성분' 등에 대한 글을 읽고 당신이 사용하는 화장품을 당장 쓰레기통으로 버리는 일 또한 어리석다.

🌹 '연구에 의하면'으로 시작하는 인용문이 진실만을 말하지는 않는다. 화장품회사이건 안티코스메틱주의자이건, 이런저런 연구 결과에서 가장 그들의 마음에 드는 한 문장을 발췌하여 확대·과장 해석함으로써 당신의 머릿속을 컨트롤하려고 한다. 그들은 모두 자신들의 이익과 목적 실현을 위해서라면 얼마든지 과학적 연구를 거짓말로 바꿀 수 있는 탁월한 능력의 소유자들이다.

:: 에필로그

이 책을 통해 나는 화장품회사, 화장품 판매원, 천연화장품주의자 혹은 안티코스메틱주의자 등 다양한 이익 주체들이 말하는 가장 상투적인 거짓말들과 당신이 그들의 거짓말을 꿰뚫어보는 데 도움이 되는 최소한의 지식을 알려주었다고 생각한다.

이 책 전반에 걸쳐 나는 '거짓말'이란 표현을 사용했는데, 이 거짓말들이 악의로만 가득 차고 진실성이 조금도 없는 거짓말이라고는 생각하지 않는다. 남자는 화성에서 오고 여자는 금성에서 와서 서로 다른 언어로 말한다고 한다. 화장품에 관해서도 마찬가지다. 화장품회사의 말이나 화장품 판매원의 말을 들으며, 소비자인 여성들은 이야기를 해주는 쪽과 서로 커뮤니케이션을 한다고 생각하지만 실제로는 서로가 전혀 다른 의미로 해석을 하는 경우가 너무나 많다.

그렇기에 나는 이 책을 통해서 그들이 하는 말과 여성들이 이해하는 말의 차이를 화장품 성분 분석을 통해 조금이나마 줄여주고자 노력했다. 조금 더 그들의 언어와 과장법을 이해할 수만 있다면 똑똑한 소비자의 길에 한발 더 가까워지고 예전보다 더 행복한 화장품 쇼핑을 즐길 수 있을 것이다.

　마지막까지 책을 다 읽었는데도 어떤 화장품을 구입해야 할지 도저히 감이 오지 않는다고 머리를 쥐어짜지 않아도 괜찮다. 자동차를 몰기 위해 정비공이 되려고 하지 않듯이, 화장품을 사용하기 위해 모든 여성들이 화학자가 될 필요는 없기 때문이다. 내가 여성들에게 원하는 것은 조금 더 피부가 당신에게 말하는 것에 관심을 가지고 귀를 기울이는 것, 그것뿐이다.

　문제가 닥칠 때 내면의 목소리는 당신에게 진실과 올바른 길을 제시해준다. 화려한 광고 문구가 이 진실의 목소리를 덮어버리지 않도록 노력하는 것이 당신의 의무다. 여러 화장품을 사용해보고 당신의 피부가 가장 맘에 들어하는 제품을 사용하길 바란다. 송혜교가 그것 없으면 못 산다는 제품이 아니라, 30인의 평가단에게 별 5점을 받은 제품이 아니라, 바로 당신의 피부가 좋아하는 화장품 말이다!

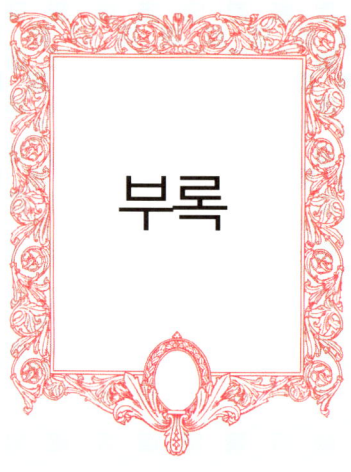

화장품 라벨 읽는 법 1

화장품 라벨에 적힌 문구들은 제품의 특성을 집약해서 알려준다. 하지만 이러한 라벨 자체가 소비자들을 헷갈리게 하는 경우도 많다. 라벨에 적힌 상당수의 문구들은 법적인 규제를 받지 않기 때문에 화장품회사의 자의적인 판단과 해석이 많이 들어가 있다.

화장품 라벨에 자주 나오는 용어

- **오일프리(oil-free)** 식물성·동물성·광물성 오일이 함유되어 있지 않다는 의미. 향료의 목적으로 사용되는 에센셜 오일이 첨가되는 경우도 있다. 주로 로션, 크림, 에센스 등의 라벨에 씌어 있다.
- **알코올프리(alcohol-free)** 피부자극이나 건조를 유발할 수 있는 알코올(변성 알코올, 에탄올)이 함유되어 있지 않다. 주로 토너에 씌어 있다. 세틸알코올(cetyl alcohol), 스테아릴 알코올(stearyl alcohol), 세테아릴 알코올(cetearyl alcohol)과 혼동하지 않도록 주의해야 한다. 이것들은 지방알코올(fatty alcohol)로 주로 크림이나 마스크 등에서 유화제, 유연제 보습 성분으로 사용된다.
- **무향(fragrance-free)** 식물향, 에센셜오일을 사용했을 수 있으며, 자극 가능성도 있다. 인공향을 더하지 않더라도 원료의 향을 커버하기 위한 성분이 들어갔을 수 있다.
- **동물 실험을 하지 않음(not tested on animal, cruelty-free)** 완성된 제품은 동물실험을 안 했을지라도 각각의 원료들은 동물 실험을 했을 경우가 많다.
- **피부과전문의 테스트 완료(dermatologist test)** 자극이 없다는 이미지를 주는 문구이지만 이는 단지 이 제품이 피부과전문의 테스트를 거쳤다는 것을 의미할 뿐,

제품의 저자극성이나 안전성을 입증한 것은 아니다. 말 그대로 테스트 후 쓰레기통으로 직행한 제품일지라도 테스트는 한 것이라 할 수 있으니까.

● **저자극성 화장품(hypoallergenic cosmetics)** 일반적으로 자극 가능성이 높다고 알려진 성분을 사용하지 않는다는 의미. 하지만 어떠한 성분이 자극성이 높은지 공식적으로 정해진 것이 없다. 극민감성 피부를 위한 성분(아줄렌, 카모마일)이더라도 개개인의 피부에 따라 피부트러블이 일어날 수 있다. 법적인 규제를 받는 문구가 아니기 때문에 일부에서 자극 성분부록 4 참조으로 여겨지는 것이 예민성 피부용 화장품의 한 성분으로 들어가는 경우도 많다.

● **모공을 막지 않음(noncomedogenic)** 역시 법적인 규제를 받지 않는 문구로, 라벨에 이 문구가 적힌 상당수의 제품에서 모공을 막을 가능성이 높은 성분부록 4 참조들이 포함되어 있는 것을 볼 수 있다.

● **유효 성분(active ingredients)** 미국 제품의 성분표에서 볼 수 있으며 자외선차단 성분, 미백 성분(하이드로퀴논), 각질제거 성분(살리실산)의 성분 유무와 농도가 적혀 있다. 그외는 성분(ingredients) 란에서 함유량 순으로 나열된다.

● **특허출원중** 고시공부중과 고시합격은 하늘과 땅 차이. 특허받은 것과 특허출원중인 것의 차이도 마찬가지이다.

● **워터레지스턴트(water-resistant)** 물속에서 40분간 SPF 지수를 유지할 수 있는 방수능력.

● **워터프루프(water proof, very water-resistant)** 물속에서 80분간 SPF 지수를 유지할 수 있는 방수능력.

● **광대역차단(broad spectrum)** 화장품회사는 UVA 차단이 되는 성분이 조금이라도 함유된 화장품은 모두 UVA 차단이 가능한 것처럼 광고한다. 하지만 UVA 차단이 되는 성분들도 UVA의 파장(320nm~400nm)에서 일부분만 커버하는지(UVAⅡ), 혹은 전 영역(UVAⅠ, UVAⅡ)을 커버하는지 확인해야 한다. UVA의 전 영역을 차단하는 성분이라 할지라도 그 성분의 함유량이 얼마인지에 따라 UVA 차단 효과는 천차만별이다. 그래서 UVAⅠ 부분(최소 370nm)까지 차단을 할 때 비로소 광대역차단이라고 부를 수 있다.

화장품 유통기한 및 사용기간 바로 알기 2

화장품의 유통기한

화장품 유통기한에 관한 법규는 나라마다 약간씩 다르다. 미국 내 유통 제품의 경우는 제품의 유통기한을 명시해야 할 제도적 법규가 없기 때문에 화장품회사에서 자율적으로 표시를 하고 있다. 국산 화장품은 현행 화장품법에 따라 화장품의 제조번호와 제조연월일을 용기나 포장에 의무적으로 표시해야 한다. 식품의약품안전청에서는 기능성화장품류, 즉 아스코르빈산(비타민C) 및 그 유도체를 함유하는 품목, 과산화화합물을 함유하는 품목, 효소를 함유하는 품목, 토코페롤(dl-α-토코페롤)과 비타민E를 함유하는 품목, 레티놀과 비타민A 및 그 유도체를 함유하는 품목에 대해서 꼭 사용기한을 표시하도록 하고 있다. 하지만 사용기한 표시 대상 화장품이더라도 해당 성분을 0.5% 이하 함유하여 성분명을 제품 명칭에 사용하지 않을 때는 제품에 사용기한을 표시하지 않아도 된다. 이러한 규정에도 빈틈이 있기 때문에 소비자들은 매우 주의해서 살펴봐야 한다. 기능성제품에 대해서는 유통기한보다 제조일자에 좀더 관심을 기울이는 것이 좋다. 기능성화장품의 운송 및 보관 과정, 강한 조명을 받는 등 매장에서의 진열상태 등이 적절하지 않을 때는 제품박스에 표시된 유통기한 훨씬 이전에 유효성분이 파괴되거나 제품의 변질이 진행될 가능성이 높기 때문이다.

● 화장품의 제조일자 표시

M/MFD/MFG : 'M'은 'manufactured'의 약자. 그 뒤에 오는 숫자는 제조연월일.
예) M 15.03.02 → 2002년 3월 15일에 제조.
　　M0409411 → '04'는 2004년을, '094'는 1년 중 94번째 날 즉, 4월 4일 제조일을

의미한다. 맨 뒤의 '11'은 생산라인을 나타낸다.

I03H30 → 'I'는 알파벳 순서로 9번째이므로 9월을, '03'은 2003년을, 'H'는 생산 공장, 30은 일(日)이다.

PROD : 'Product Date'의 약자로 제조일을 뜻한다.

● 화장품의 유통기한 표시

EXP : 유통기한(expiry date)의 약자.
예) EXP 2011/01 → 2011년 1월.
　　EXP 04/09 → 2009년 4월.
BBE·BE : 'Best Before End'의 약자.
Best used by : 제품의 효과를 볼 수 있는 최적의 기간을 의미한다.

화장품 용기 개봉 후 사용기간

많은 여성들이 화장품의 유통기한과 화장품 개봉 후의 사용기간을 혼동하는 경우가 많은데, 이 둘은 전혀 다른 의미를 가진다. 물론 모든 제품은 유통기한 내에 사용하는 것이 가장 좋다. 하지만 유통기한이 한참 남은 제품이라 할지라도 용기를 개봉했다면 제품을 사용한 시점부터 유효성분의 파괴가 빠르게 진행되므로 제품이 변질되지 않다 하더라도 품질 및 효능이 저하되는 경우가 많다. 제품 용기에 나와 있는 개봉 후 사용기간과 잡지나 인터넷에서 흔히 접하는 화장품 사용기간에 대한 정보(토너는 6개월, 크림은 1년, 마스카라는 3개월 등)는 최소한의 가이드 정보로만 인식하는 것이 좋다. 유효성분에 따라, 또 용기와 위생적 사용방법에 따라 화장품의 사용기간은 훨씬 짧을 수도, 더 늘어날 수도 있다.

6M, 12M, 24M : 용기 개봉 후 '6개월, 12개월, 24개월 내 사용하는 것이 좋다'는 것을 의미한다.

● 화장품 개봉 후 올바른 사용법

① 수분이 많은 기초화장품일수록 빨리 사용한다.

제품에 수분이 많을수록 변질속도가 빠르며, 유분이 많이 함유될수록 상대적으로 변질은 더디게 일어난다. 가장 오랫동안 사용할 수 있는 제품은 건조한 상태를 유지할 수 있는 파우더이다.

② 개봉한 제품은 모두 다 사용하는 것을 원칙으로 한다.
새로 화장품이 생겼다고 전에 쓰던 것을 잘 보관해서 내년이나 다음 계절에 다시 사용하겠다는 생각은 버리자. 꾸준히만 사용한다면 어떤 제품이건 6개월 이내에 모두 사용 가능하다. 메이크업 제품을 한동안 쓰지 않을 때는 표면을 칼로 가볍게 긁은 후 보관한다. 세균의 온상인 퍼프는 분리해서 보관해야 한다.

③ 기능성화장품의 유효기간은 매우 짧으므로 단기간에 쓴다.
제품이 아무리 '신선'하다 할지라도 기능성화장품의 유효성분이 파괴되면 아무 의미가 없을 것이다. 한 번 개봉을 한 화장품은 그 시각부터 유효성분이 파괴된다고 보면 된다. 특히 비타민C 에센스나 레티놀 제품은 개봉 이전, 즉 화장품 병에 들어가 밀봉되는 순간부터 성분파괴가 일어난다. 비싼 화장품이 아깝다고 조금씩 사용하는 어리석은 일은 하지 말자. 개봉 후 시간이 많이 지났다면 얼굴뿐 아니라 손이나 목에도 발라 빨리 쓰는 것이 좋다. 순수비타민을 함유한 제품은 개봉 후 1개월이 지나면 설탕 같은 색상이 점차 짙어진다. 설탕과 같은 결정이 생겼다면 그 제품의 효능은 끝났다고 보면 된다. 레티놀 크림도 개봉 후 3개월이 지나면 레티놀의 효과는 거의 사라졌다고 봐도 무방하다. 그렇다고 버릴 필요는 없다. 보습크림처럼 사용하면 된다. 자외선차단제는 개봉 후 1년 이내에 모두 사용하자. 오래 두면 제품의 변질과 상관없이 자외선 차단 효과 자체가 사라지기 때문이다.

④ 화학적 방부제가 들어 있지 않은 화장품은 변질의 우려가 높으므로 개봉 후 3개월 이내에 다 쓴다.
특히 천연성분임을 강조하는, 식물성 성분이 다량 배합된 제품들은 다른 것에 비해 변질의 우려가 높다. 그러니 최대한 작은 용량의 제품을 사용해야 하며, 개봉 후 3개월 이내에 다 쓸 자신이 없으면 애초에 구입하지 않는 것이 좋다.

⑤ 품질의 변질을 일으키는 3대 환경(직사광선, 높은 습도, 높은 온도)을 피해 보관한다.
여름철 방의 온도가 너무 높아진다면 서랍이나 박스 속에 화장품을 보관하자. 화장품 냉장고(8~13도)의 구입은 필수는 아니지만, 실내온도가 너무 높거나 화장대가 창가에 위치한다면 사용을 고려해보는 것도 좋다.

⑥ 화장품을 보관할 때 균일한 온도 유지가 관건!
모든 화장품은 실내보관을 기준으로 만들어진다. 그러므로 화장품을 굳이 냉장고에 보관할 필요는 없다. 특히 주방의 냉장고는 필요 이상으로 냉기가 강해 제형변화의 원인이 될 수 있으며, 냉장고에 보관했던 화장품을 사용 후 그대로 실온에 둔다면 온도변화에 따라 변질이 더 빨리 찾아올 수 있다.

⑦ 입구가 뾰족한 튜브나 펌프 타입의 용기를 선택하고, 크림을 손으로 덜어내지 않는다.
용기의 선택과 화장품 사용방법이 제품의 변질을 좌우한다. 국산 화장품에서 흔히 볼 수 있는 입구가 완전히 오픈된 크림 통이나 로션 병의 용기는 화장품이 변질되거나 성분이 파괴될 우려가 가장 많다. 화장품을 단기간에 다 쓰지 못할 것 같으면 입구가 뾰족한 튜브나 펌프 타입의 제품을 사는 것이 좋다. 스포이드나 튜브의 입구를 피부에 밀착하지 말고, 피부 위에서 살짝 거리를 둔 채 내용물을 떨어뜨리도록 하자. 그리고 절대 한 번 손바닥에 덜은 화장품을 용기에 다시 집어넣지 말자. 크림을 손가락으로 덜어내는 것도 금물이다. 이 원칙을 지키지 않으면 인터넷에서 1년 동안 써도 괜찮다는 크림도 3개월 이내에 변질될 수 있다. 특히 방부제 함량이 적은 아이크림은 더 철저하게 위생적으로 사용해야 한다.

⑧ 메이크업 제품의 소모품은 빨리 교체한다.
팩트의 스펀지는 화장실 변기보다 더 많은 박테리아를 함유하고 있다. 제품의 변질은 물론 피부트러블의 원인이 될 수 있다. 스펀지는 빨아서 쓰기보다는 저렴한 리필제품을 구비해서 자주 교체해주자.

⑨ 화장품 재활용은 절대 금물!
굳은 마스카라 용액을 희석액을 사용하여 다시 묽게 만들려는 시도는 생각지도 말자. 굳은 마스카라는 미련 없이 버린다. 깔끔하게 보이기 위해서 립스틱을 라이터 불에 녹여 팔레트에 담는 것도 삼가자.

⑩ 화장품을 여러 사람이 돌려쓰지 않는다.
엄마, 언니, 여동생이 한 번씩 손가락을 담근 크림통은 변질의 위험뿐 아니라 각각의 피부에 트러블을 일으킬 가능성도 높다. 무엇보다도 마스카라, 아이라이너 등 피부의 점막 부위에 닿는 제품들은 특히 다른 사람과 돌려 사용하지 말자.

화장품 기능별 유효 성분들 3

화장품 사용 시 '환상의 궁합'은 내 피부의 필요와 화장품 성분의 기능이 정확히 일치할 때 이루어질 수 있다. 여기서는 화장품을 접할 때 가장 많이 보게 되는 성분들의 기본적인 기능을 소개했다. 독자의 이해를 돕기 위해 성분명을 제품명에 적극적으로 사용한 제품들, 성분과 제품이 주장하는 목적과 일치하는 제품들을 예로 들었으므로 성분의 기능과 제품에 기대할 수 있는 효과의 관계를 이해하는 데 도움이 되길 바란다.

　일반인이 화장품 성분의 특성을 일일이 기억하고 제품을 구입하기란 쉽지 않은 일이다. 하지만 현명한 소비자가 되기 위해서는 최소한의 공부가 필요하지 않을까 싶다. 그 수고를 덜어주기 위해, 필자는 아이페이스메이커를 운영하면서 10여 년에 걸쳐 성분 분석을 중점으로 한 화장품 리뷰를 올리고 있다. 이 사이트에서는 1만여 개 이상의 화장품들을 주요 성분·기능별로 검색이 가능하므로 참고하기 바란다.

모든 트리트먼트의 기초, 각질 케어 성분들

보습제품, 안티에이징 제품, 화이트닝·여드름 제품 등 트리트먼트를 요하는 제품군에서 모두 볼 수 있는 성분들이다.

● AHA(알파 하이드록시 애씨드)

글라이콜릭애씨드 AHA 중 가장 분자의 크기가 작아 피부침투가 빠르며 각질제거 효과가 가장 우수하다. AHA는 5% 내외일 때는 각질제거 성분보다는 보습 성분으로 효과가 크며, 8~10%에서 각질제거 효과를 볼 수 있다.

예) SK Ⅱ 페이셜 트리트먼트 클리어 로션, DCL AHA 라인.

락틱애씨드(젖산) AHA 중 글라이콜릭애씨드보다 각질제거 효과는 떨어지지만 보습효과가 우수하며 건성·민감성 피부에 사용된다. 수분공급을 방해하는 오래된 각질을 제거하고 피부에 유연효과를 준다. 각질제거 효과가 떨어지는 만큼 글라이콜릭애씨드보다는 높은 농도를 필요로 한다(10~12%).
예) 더말로지카 스킨 리뉴얼 부스터, 락티케어(스테로이드가 들어 있으므로 처방전 필요).

● **BHA(베타 하이드록시 애씨드)**

살리실릭애씨드 AHA가 수용성인 데 반해 BHA는 지용성이기 때문에 지성·여드름용 제품에 많이 사용된다. 모공을 막는 피지와 각질을 제거하여 피지배출을 도와준다. 0.5~2% 내외로 사용된다.
예) 뉴트로지나 딥클린, 크리니크 턴어라운드, DHC AC 컨트롤 라인.

● **효소(파파인, 브로멜라닌)** 피지 분해효과가 우수하다. 지성피부라면 피지를 정돈하는 것이 무엇보다 중요하다. 안색이 투명하지 않고 칙칙하게 보이는 가장 큰 원인은 각질층에 피지가 녹아들어 있기 때문이다. 이처럼 얼굴이 어두워보이는 것을 '다크닝 현상'이라고 부른다.
예) 이지함 화이트자임, 아모레퍼시픽 라이브 브라이트 엔자임 필.

보습 성분 1 – 공기 중의 수분을 잡아 피부에 끌어당겨주는 성분(휴멕턴트)

● **소듐피시에이(소디움 PCA)** 각질 세포 내 천연보습인자(NMF)의 구성요소. 흡습성이 매우 강하여 주변의 공기로부터 수분을 흡수하여 피부에 잡아두는 효과가 탁월하다. 소듐PCA의 수분결합 능력은 다른 휴멕턴트보다 상당히 뛰어나 소르비톨의 6배, 프로필렌 글라이콜의 2배, 글리세린의 1.5배로 알려져 있다. 모공을 막지 않으며 무독성, 무색, 무취로 알레르기를 유발하지 않으므로 건성·민감성 피부에 좋다.
예) 키엘 소디움 PCA 오일프리 모이스처라이저.

● **하이알루로닉애씨드(히아루론산)** 표피와 진피 속의 세포 간을 연결하는 결합 티슈의 구성요소로 세포성장 조절, 조직 재구성, 상처 치유 등의 기능을 담당한다. 세포가 수분을 유지하고 조절하는 데 중요한 역할을 하는데, 분자 한 개당 214개의 물

분자를 끌어모으는 뛰어난 수분흡수력을 가지고 있다. 주름 필러시술인 레스틸렌의 주성분이기도 하다.
예) 한불 히아루론산 크림, 클라란스 하이드라 퀀치 인텐시브 세럼(파란 에센스)

● 세라마이드 각질층 리피드(세포간지질)의 40~60%를 차지하는 성분 피부표피에서 작용하며 각질층의 세포 사이에 영향을 미친다. 나이가 들어가면서 세라마이드 레벨이 피부에서 점차 낮아져 수분보유력이 저하되고 그에 따라 건성화, 주름 등이 시각적으로 두드러진다. 피부와 동일한 구조여서 피부친화력이 높다. 천연피지막의 기능을 해주는 필수지방산이 풍부하다. 손상된 피부의 보습막은 나이가 들어감에 따라 복구되는 데 많은 시간이 걸리지만(4~7주), 세라마이드 성분의 제품을 발라줌으로써 그 회복을 최단시간(20시간)으로 줄일 수 있다. 건성피부의 각질층을 복구하여 피부의 수분보유력과 부드러움을 증진시킨다. 피부 표면에 보호막을 형성하여 수분상실을 줄임으로써 피부의 거칠음을 완화시키고 일시적인 수분공급이 아닌 장기적인 보습이 가능하게 한다. 피부개선으로 주름이 약해 보이고 건조로 인한 주름의 생성을 방지한다.
예) 엘리자베스 아덴 세라마이드 라인, 차앤박 울트라 세라마이드 고보습 크림, DHC 세라마이드 크림.

보습 성분 2 – 유분공급 및 수분증발을 막는 성분들(에몰리언트·오클루시브)

보습막 형성을 해주는 제품을 사용하기 전에 피부에 수분을 머금고 있어야 한다. 바싹 마른 얼굴에 크림을 무작정 덧바르기보다 크림을 덧바르기 전 피부에 가볍게 수분 스프레이를 뿌려 피부 각질층에 수분보유량을 늘린 후 크림을 발라준다.

● 스쿠알란 탁월한 보습제. 피부 표면을 매끄럽게 해주는 윤활제 기능을 한다. 피지의 25%는 스쿠알렌으로 구성되어 있다. 피부자극, 알레르기 반응을 줄여준다.
예) 피지오겔.

● 쉐어버터 견과류인 쉐어 넛에서 추출된 버터. 건조한 피부에 필요한 보습력뿐만 아니라 항염 효과도 함께 가지고 있어 자극받은 피부의 진정작용도 우수하다. 비타민A와 비타민E가 풍부하여 항산화 효과도 얻을 수 있다. 바디용 보습제, 건성용 페

이셜크림, 아이크림 등에 널리 사용된다.
예) 록시땅 쉐어버터 라인, 바디샵 바디버터 & 바디밤(리치플럼, 모링가, 아프리카스파 등), 스킨푸드 연어 브라이트닝 아이 마사지 세럼.

● **호호바오일** 식물에서 얻는 오일 중 사람의 피지와 가장 유사한 구조로 이루어진 성분. 모공을 통해 피부흡수가 빠르고 세포재생을 촉진하여 건성·노화 피부에 특히 좋다. 미네랄과 비타민E(항산화성분)를 다량 함유하여 노화예방에도 좋다. 천연적인 피지가 나와 피부를 보호하는 것과 같은 효과를 준다. 글리세린, 판테놀과 함께 호호바오일 등은 모공을 막지 않는 성분으로, 피부침투력이 강해 효과적인 보습이 가능하다. 정제되지 않은 순도 높은 호호바오일 원액은 황금색을 띠며 차가운 실외에서는 고체로 변하고 실온에서 오일의 형태를 유지한다.
예) 바비브라운 엑스트라 페이스 오일.

● **콩오일** 다양한 건성용 보습제에서 찾을 수 있다. 보습력은 우수하나 모공을 막을 가능성은 호호바오일에 비해서 다소 높다.
예) 랑콤 이드라젠 크림, 소티스 이드롭띠말 크림.

● **페트롤라툼 젤리(바셀린), 미네랄오일, 비즈왁스** 수분증발을 막는 보습막 형성과 피부보호 기능이 가장 탁월하여 악건성 피부용 크림, 예민성 피부용 보호 크림, 손상된 피부의 회복용 크림에 많이 사용된다.
예) 유리아쥬 배리어덤피셔, 아벤느 이드랑스 옵띠말 리쉬, 엘리자베스아덴 에잇 아워 크림 스킨 프로텍턴트, 메리케이 엑스트라 에몰리언트 나이트 크림.

항산화 성분

항산화성분은 피부 노화를 일으키는 활성산소(freeradical)를 억제하기 때문에 항노화작용을 하는 제품들의 기본 성분이라 할 수 있다. 자외선차단제의 효과를 높여주므로 데이타임 보호제품으로도, 손상된 세포를 재활용해주는 재생기능도 있어 나이트용 재생제품으로도 모두 효과적인 성분이다.

● **폴리페놀** 활성산소 작용을 억제하는 강력한 항노화 작용과 우수한 항염 효과로 자극받은 피부를 위한 처방에 널리 사용된다. 차, 포도, 올리브 등 다양한 식물에서

얻는 성분이다.

예) 오리진스 퍼펙트 월드(화이트티), 슈에무라 블랙리프트(블랙티), 이니스프리 허브스테이션(올리브, 와인, 그린티).

- **코엔자임Q10** 지용성 항산화제. 면역기능을 증대하여 조직에 산소공급을 늘려준다. 코엔자임Q10은 우리 피부에 존재하는 물질로, 30대에 들어 피부의 코엔자임Q10 레벨 수치가 떨어지면서 세포의 복구기능(노화된 세포의 분해 및 새로운 세포 형성)이 저하된다. 그 결과 피부조직이 쉽게 손상되면서 피부 노화로 이어진다. 화장품 성분으로 사용 시 노화 피부의 재생작용을 촉진하고 UVA로 인한 세포막 파괴, 콜라겐·엘라스틴의 손상을 막는 피부보호 작용을 한다. 노화반점의 연화에도 효과적이라 화이트닝 제품에도 함께 포뮬레이션되기도 한다. 장점은 적은 분자구조로 인해 피부침투가 좀더 용이하다는 것이고, 단점은 비타민C와 마찬가지로 공기 속에서 불안정하다는 점이다.

예) DHC 코엔자임Q10 라인, DDF 오가닉 선블록 SPF30.

- **비타민C(아스코빅애씨드, 아스코빌 팔미테이트)** 항산화·항염 효과가 있다. 자외선차단제와 함께 사용할 때 일광화상의 가능성을 낮추어준다는 것이지 비타민C 자체가 자외선차단제의 역할을 대신한다는 의미는 아니다. 콜라겐 파괴로 느슨해진 모공이 타이트하게 수축되며 전반적인 탄력을 되살려준다. 멜라닌생성을 저해하여 노화과정 중 하나인 색소침착의 완화효과를 가진다. 피부톤을 균일하게 하여 피부가 맑고 깨끗하게 보인다.

예) 셀렉스 C, 스킨수티컬즈, 이즈 클리니컬, 메리케이 타임와이즈 리플레니싱 세럼+C

- **아이디비논** 코엔자임Q10의 치유력을 높이기 위한 연구 중에 탄생한 성분으로, 코엔자임Q10의 화학적 구조와 매우 유사하다. 장점은 피부 침투력이 우수하다는 것. 활성산소로 인한 세포의 손상을 막는 데 기존의 항산화제보다 더 우수한 효과가 있다는 연구 결과가 있다.

예) 엘리자베스 아덴 프리베이지.

항염 성분

대부분의 항산화성분은 항염 효과도 함께 가지고 있으므로 항산화성분과 항염 성분을 완전히 분리해서 말하기는 어려운 부분이 있다. 항염 효과가 높은 성분들은 피부의 진정 효과가 우수하여 예민성 피부를 위한 저자극성 화장품에 적극적으로 사용된다. 또한 활성산소로 인한 피부 내 염증 억제, 멜라닌 생성 억제 효과, 재생 촉진 효과를 가지고 있어 여드름 제품, 미백 제품, 주름개선 제품, 자외선차단제 등 거의 모든 스킨케어 제품에 빠지지 않는 성분이기도 하다.

● **감초추출물(리코라이스)** 감초의 뿌리에서 얻어지는 항염 성분. 민감성용 제품과 미백 제품 등 거의 모든 화장품에 있어 빠지지 않는 성분이다.

예) 랑콤 블랑 엑스퍼트 GN-화이트, 엘리자베스아덴 카밍 로션.

● **알란토인** 진정 성분. 식물성 성분(컴프리)에서도, 합성으로도 얻을 수 있다. 피부 조직 재생에 도움을 준다.

예) 슈라멕 블레미쉬 밤.

● **판테놀** 프로비타민B5. 우수한 수분공급 효과를 가진다. 피부의 각질 턴오버를 정상화시켜준다. 상처를 입은 피부조직 내에서 세포재생을 촉진하는 상처치유 효과가 우수하다. 박피 후에 사용하는 블레미쉬 밤(현재 시중에서 판매되는 BB크림과는 다른 목적의 제품)이 감초추출물, 알란토인과 판테놀 성분을 함유하고 있어 BB크림이 재생크림으로 알려지게 되었다.

예) 니베아 판테놀 크림, 비오템 아쿠아 수르스.

● **알로에 베라** 알로에 식물에서 추출한 항염 효과를 가진 허브성분. 피부유연, 보습, 피부치유 효과를 촉진한다. 손상된 피부를 복구해주고, 항균·소독 기능이 있어 고대 이집트 때부터 가벼운 상처, 화상, 여드름, 피부염 등의 치료 목적으로 사용됐다. 상처에서 성장인자와 결합해 성장인자들이 파괴되는 것을 막고, 염증세포가 손상 부위로 침투해들어가는 것을 막음으로써 우수한 상처치유 효과를 지닌다.

예) 로고나 알로에 나이트 크림, 에피큐렌 100% 알로에베라 젤.

● **카모마일(아줄렌)** 카모마일 꽃에서 추출한 항염 효과를 가진 허브 성분. 그중 푸른 빛을 띠는 카모마일오일 성분을 아줄렌이라 한다. 즉각적인 피부염증완화 효과가

있다. 부기·충혈 완화 작용을 해준다.
예) 캐롤 프리스트 블루 캐모마일 페이셜 워시 크림, 이니스프리 센서티브 크림, BRTC 카밍 블루마스크.

- **칼렌듈라** 칼렌듈라 꽃에서 추출한 항염 효과를 가진 허브 성분. 피부에 도포했을 때 상처를 빨리 아물게 해주는 효능이 있다.
예) 키엘 칼렌듈라 허벌 엑스트렉트 토너, 캘리포니아 베이비 칼렌듈라 크림, 쥴리크 칼렌듈라 크림.

- **은행잎추출물(징코빌로바)** 항염·항알레르기 성분. 콜라겐합성 및 일광으로 손상된 피부의 재생을 촉진한다.
예) 참존 징코 라인, 클라란스 젠틀 데이크림, 에스티로더 엑스트라 브라이트닝 프로텍티브 베이스 SPF30.

- **병풀추출물(센텔라 아시아티카)** 마데카솔의 원료가 되는 약초 성분. 상처회복뿐 아니라 콜라겐합성을 촉진한다.
예) 키엘 리커버리 스킨살브(필링 후 사용하는 진정[수딩]·회복 크림)
　　달팡 인트랄 덤(민감성용 수딩 젤)
　　클라란스 스트레치 마크 컨트롤(튼살크림)
　　알고로지 센텔라 아시아티카(재생 에센스)
　　시슬리 에뮐씨옹 에꼴루지끄(일명 에센스 로션)

화이트닝 케어를 원할 때 눈여겨볼 성분들

- **하이드로 퀴논** 멜라닌합성 억제성분. 가장 효과적인 색소침착 억제성분이기는 하나 부작용의 우려가 있고 치료 목적의 과색소침착 관리용으로 사용되기 때문에 미백(브라이트닝) 성분이라고 불리는 것에는 무리가 있다. 미국에선 2%까지 화장품에 사용되나(3개월 이상 사용을 권장하지 않는다는 전제가 있음) 국내에선 화장품 성분으로는 금지되어 있고 약용 크림이나 처방 연고에 사용된다. 하이드로 퀴논이 함유된 약용크림으로 대표적인 것이 도미나 크림(4% 함유)이다.
예) DDF 페이드 젤(2% 함유).

● **코직애씨드** 멜라닌생성 억제성분. 하이드로퀴논 다음으로 과색소침착 완화에 강력한 효과를 낸다.
예) 이즈 클리니컬 액티브 세럼, 이즈 클리니컬 수퍼세럼, 컴포트 존 앱솔루트 펄 화이트닝 마스크.

● **알부틴** 멜라닌생성 억제성분. 하이드로퀴논과 유사한 화학구조를 가졌다. 시세이도가 특허를 가진 미백성분.
예) 시세이도 화이트 루센트 컨센트레이티드 브라이트닝 세럼, 샨테카이 바이탈 에센스 위드 알부틴.

● **비타민C(아스코빅애씨드, 아스코빌 팔미테이트)** 멜라닌생성 억제성분. 미백뿐 아니라 항산화·항염·콜라겐합성 촉진 등 안티에이징 관리에서는 빼놓을 수 없는 성분이다. 안정화가 힘든 성분의 특성상 신뢰할 만한 비타민C 제조가 가능한 회사는 극히 한정적이다. 재미있게도 이 모든 제품은 한 사람에 의해 비타민C가 포뮬레이션됐다. 그만큼 비타민C의 안정화가 어렵다는 반증이다.
예) 셀렉스 C, 스킨 수티컬즈, 피토C, 이즈 클리니컬.

● **그외 미백 기능성화장품 고시 원료** 본문 125쪽 '거짓말 19'의 코스메틱 사전 중 '기능성 고시 원료 표' 참조.

● **항산화·항염 성분들** 비타민E, 코엔자임Q10, 알파리포익애씨드, 올리브추출물, 그린티추출물 등. 과색소침착은 대부분 자외선을 받아 피부 내부에서 염증반응(inflammation)이 일어나기 때문이다. 그러므로 매일 사용하는 데일리케어 제품에서나 미백 관리 제품에서 유효 성분뿐 아니라 항산화·항염 성분들이 많이 들어 있는 제품들을 선택하는 것이 좋다.

모공을 막는 성분과 피부에 자극을 주는 성분 4

여성들이 화장품을 사용하면서 가장 의문을 품는 것이 "이 화장품이 자극적이진 않을까" "모공을 막아 여드름을 유발하진 않을까" 등이다. 자신이 사용하는 화장품 성분이 모공을 막을 가능성이나 자극 가능성이 어느 정도인지 알아보기 위해서는 참고할 만한 자료가 필요하다. 화장품의 성분표에서 제일 앞부분에 나오는 5~8개까지의 성분이 자극과 모공 막음에 가장 큰 영향을 미친다. 그러므로 자신이 지금 쓰는 화장품에 함유된 성분들을 오른쪽에 나오는 성분표와 대조하여 살펴보도록 하자.

오른쪽 표에서 알파벳순으로 정리한 화장품 성분들은 모공을 막을 가능성과 피부에 주는 자극의 가능성이 각각 0~5의 단계로 표시되어 있다. 0~1은 안전한 편이고, 2~3은 비교적 안전하지만 성분표의 앞에 위치했을 때 조금 주의를 하는 것이 좋고, 4~5는 주의를 요하는 정도로 이해할 수 있다.

이 표는 더마닥터(www.dermadoctor.com)의 자료를 참조하여 만들었다. 더마닥터는 피부과 전문의인 오드리 쿠닌이 운영하는 화장품정보 사이트이자 코스메슈티컬 화장품 쇼핑몰이다. 베스트셀러 『더마닥터 스킨케어 매뉴얼(*The DERMAdoctor Skinstruction Manual: The Smart Guide to Healthy, Beautiful Skin and Looking Good at Any Age*)』을 쓰기도 한 닥터 쿠닌은 『얼루어』『마리끌레르』『인스타일』등 여러 잡지에서 뷰티 어드바이서로 활동하고 있다. 더마닥터 사이트의 '아티클(Article)' 섹션에는 여드름부터 안티에이징 및 비만까지, 스킨·바디 케어뿐 아니라 화장품성분, 미용의료 시술, 약물치료에 이르기까지 최신 정보를 담은 심도 깊은 칼럼들이 수록되어 있다.

성분명	모공을 막을 가능성	자극을 받을 가능성
ㄱ		
갈조추출물 Algae Extract	4-5	2-4
글리세린 Glycerin	0	0
글리세릴스테아레이트 SE Glyceryl Stearate SE	3	2
글리세릴스테아레이트 NSE Glyceryl Stearate NSE	1	0
글리세릴-3-디이소스테아레이트 Glyceryl-3-Diisostearate	4	0
ㄷ		
달맞이꽃오일 Evening Primrose Oil	2	2
데실올리에이트 Decyl Oleate	3	0
디메치콘 Dimethicone	1	0
디옥틸석시네이트 Dioctyl Succinate	3	2
디이소프로필아디페이트 Diisopropyl Adipate	0	0
ㄹ		
라놀린알코올 Lanolin Alcohol	2	2
라놀린오일 Lanolin Oil	1	0
라우레스-23 Laureth-23	3	0
라우레스-4 Laureth-4	5	4
라우릭애씨드 Lauric Acid	4	1
리튬스테아레이트 Lithium Stearate	1	0
ㅁ		
마그네슘스테아레이트 Magnesium Stearate	1	0
마그네슘알루미늄실리케이트 Magnesium Aluminum Silicate	0	0
메칠파라벤 Methyl Paraben	0	0
멘틸안트라닐레이트 Menthyl Anthranilate	0	0
목화씨오일 Cotton Seed Oil	3	0-5
미네랄오일 Mineral Oil	0	0
미리스틱애씨드 Myristic Acid	3	0
미리스틸락테이트 Myristyl Lactate	4	2

성분명	모공을 막을 가능성	자극을 받을 가능성
미리스틸미리스테이트 Myristyl Myristate	5	2
밀배아글리세라이드 Wheat Germ Glyceride	3	2
밀배아유 Wheat Germ Oil	5	2
밍크오일 Mink Oil	3	1
ㅂ		
백단향씨오일 Sandalwood Seed Oil	2	0
베타-카로틴 Beta Carotene	1	0
베헤닉애씨드 Behenic Acid	0	0
벤조익애씨드 Benzoic Acid	2	3
벤즈알데하이드 Benzaldehyde	2	2
벤토나이트 Bentonite	0	0
변성알코올40 SD Alcohol 40	0	0
부틸렌글라이콜 Butylene Glycol	1	0
부틸스테아레이트 Butyl Stearate	3	0
브로멜라닌 Bromelanin	0	0
비에이치에이 BHA	2	3
비즈왁스 Beeswax	0-2	0-2
비타민 A 팔미테이트 Vitamin A Palmitate	2	1
ㅅ		
사이클로메치콘 Cyclomethicone	0	0
상어간오일 Shark Liver Oil	3	2
선플라워 오일 Sunflower Oil	0	0
설페이티드캐스터오일 Sulfated Castor Oil	3	2
설페이티드 호호바오일 Sulfated Jojoba Oil	3	2
세레신왁스 Ceresin Wax	0	0
세테아릴알코올 Cetearyl Alcohol	2	2
세테아릴알코올+세테아레스-20 Cetearyl Alcohol + Ceteareth-20	4	1
세틸알코올 Cetyl Alcohol	2	2

성분명	모공을 막을 가능성	자극을 받을 가능성
소듐라우레스설페이트 Sodium Laureth Sulfate	3	2
소듐라우릴설페이트 Sodium Lauryl Sulfate	5	2
소듐클로라이드 Sodium Chloride	5	3
소듐하이알루로네이트 Sodium Hyaluronate	0	0
소르비탄라우레이트 Sorbitan Laurate	1	1
소르비탄 세스퀴올리에이트 Sorbitan Sesquinoleate	4	2
소르비탄스테아레이트 Sorbitan Stearate	0	1
소르비탄올리에이트 Sorbitan Oleate	3	0
소르비탄올리에이트 Sorbitan Oleate	3	0
소르비톨 Sorbitol	0	0
스쿠알란 Squalane	1	0
스테롤 에스터 Sterol Esters	0	0
스테아레스-2 Steareth-2	2	2
스테아레스-10 Steareth-10	4	3
스테아레스-20 Steareth-20	2	1
스테아레스-100 Steareth-100	0	0
스테아릭애씨드 Stearic Acid	2	0
스테아릴알코올 Stearyl Alcohol	2	2
스테아릴헵타노에이트 Syearyl Heptanoate	4	0
시메치콘 Simethicone	1	0
ㅇ		
아세톤 Acetone	0	5
아몬드오일 Almond Oil	2	0
아라키딕애씨드 Arachidic Acid	2	0
아보카도오일 Avocado Oil	2	0
아세틸레이티드라놀린 Acetylated Lanolin	4	0
아세틸레이티드라놀린알코올 Acetylated Lanolin Alcohol	4	2
아스코빅애씨드 Ascorbic Acid	0	0

성분명	모공을 막을 가능성	자극을 받을 가능성
아스코빌팔미테이트 Ascorbyl Palmitate	2	0
아줄렌 Azulene	2	0
아프리코트커넬오일 Apricot Kernel Oil	2	0
알란토인 Allantoin	0	0
알로에베라 젤 Aloe Vera Gel	0	0
알진 Algin	4	4
에칠에텔 Ethyl Ether	0	0
에칠파라벤 Ethylparaben	0	0
에칠헥실팔미테이트 Ethylhexyl Palmitate	4	0
옥틸도데실스테아레이트 Octyldodecyl Stearate	0	0
옥틸디메틸파바 Octyl Dimethyl PABA	0	0
옥틸메톡시신나메이트 Octyl Methoxycinnamate	0	0
옥시벤존 Oxybenzone	0	0
옥수수오일 Corn Oil	3	0
옥틸살리시에이트 Octyl Salicylate	0	0
옥틸팔미테이트 Octyl Palmitate	4	1
옥틸스테아레이트 Octyl Stearate	5	5
올레스-3 Oleth-3	5	2
올레스-10 Oleth-10	2	1
올레일알코올 Oleyl Alcohol	4	2
올리브오일 Olive Oil	2	0
이소데실올리에이트 Isodecyl Oleate	4	0
이소세틸스테아레이트 Isocetyl Stearate	5	0
이소스테아릴네오펜타노에이트 Isostearyl Neopentanoate	3	3
이소프로필알코올 Isopropyl Alcohol	0	4
이소프로필미리스테이트 Isopropyl Myristate	5	3
이소프로필이소스테아레이트 Isopropyl Isostearate	5	0
이소프로필팔미테이트 Isopropyl Palmitate	4	0

성분명	모공을 막을 가능성	자극을 받을 가능성
ㅈ		
자일렌 Xylene	4	3
징크옥사이드 Zinc Oxide	1	0
징크스테아레이트 Zinc Stearate	0	0
ㅊ		
참깨오일 Sesame Oil	2	0
ㅋ		
카보머 Carbomer	0	1
카보머940 Carbomer 940	1	0
카모마일 Chamomile	2	0
카모마일추출물 Chamomile Extract	0	0
카민 Carmine	0	0
카올린 Kaolin	0	0
카프릭애씨드 Capric Acid	2	2
카프릴릭애씨드 aprylic Acid	1	3
칸데릴라왁스 Candelilla Wax	1	0
칼렌둘라 Calendula	1	0
캠퍼 Camphor	2	2
캐스터오일 Castor Oil	1	0
코코아버터 Cocoa Butter	4	0
코코넛버터 Coconut Butter	4	0
코코넛오일 Coconut Oil	4	1
콜레스테롤 Cholesterol	0	0
콜레스-24 Choleth-24	0	0
콜로이달설퍼 Colloidal Sulfur	3	4
콩스테롤 Soya Sterol	0	0
콩오일 Soybean Oil	3	0
크로뮴하이드록사이드 Chromium Hydroxide	0	0

성분명	모공을 막을 가능성	자극을 받을 가능성
크리스코 Crisco	3	0
E		
탈크 Talc	1	0
토코페롤 Tocopherol(Vitamin E)	2	2
트리데실네오펜타노에이트 Tridectyl Neopentanoate	0	3
트리에탄올아민 Triethanolamine	2	0
티타늄디옥사이드 Titanium Dioxide	0	0
Ⅱ		
파파인 Papain	0	0-3
판테놀 Panthenol	0	0
팔미틱애씨드 Palmitic Acid	2	0
페트롤라툼 Petrolatum	0	0
포타슘클로라이드 Potassium Chloride	5	0-3
폴리글리세릴-3다이머디이소스테아레이트 Polyglyceryl-3-Diisostearate	4	0
폴리소르베이트20 Polysorbate 20	0	0
폴리소르베이트80 Polysorbate 80	0	0
폴리에칠렌글라이콜 Polyethylene Glycol(PEG 400)	1	0
프로필렌글라이콜 Propylene Glycol	0	0
프로필렌글라이콜모노스테아레이트 Propylene Glycol Monostearate	4	0
프로필파라벤 Propylparaben	0	0
피이지-8 스테아레이트 PEG-8 Stearate	3	1
피넛오일 Peanut Oil	2	0-2
피이지-5 콩스테롤 PEG-5 Soya Sterol	0	0
피이지-8 스테아레이트 PEG-8 Stearate	3	1
피이지-10 콩스테롤 PEG-10 Soya Sterol	0	1
피이지-16 라놀린 PEG-16 Lanolin	4	3
피이지-20스테아레이트 PEG-20 Stearate	1	0
피이지-40캐스터오일 PEG-40 castor oil	0	0

성분명	모공을 막을 가능성	자극을 받을 가능성
피지-75 라놀린 PEG-75 Lanolin	3	2
피지-100디스테아레이트 PEG-100 Distearate	2	0
피지-100스테아레이트 PEG-100 Stearate	1	0
피지-150디스테아레이트 PEG-150 Distearate	2	0
피지-200디라우레이트 PEG-200 Dilaurate	3	2
피지 디펠라고네이트 PG Dipelargonate	2	0
피지 디카프릴레이트/카프레이트 PG Dicaprylate/Caprate	1	0
피지 모노스테아레이트 PG Monostearate	3	0
피지 카프릴레이트/카프레이트 PG Caprylate/Caprate	1	0
피피지-2 미리스틸 프로피오네이트 PPG-2 Myristyl Propionate	4	3
피피지-30 세틸 에스터 PPG-30 Cetyl Ester	0	0
ㅎ		
하이단토인 Hydantoin	0	0
하이드로제네이티드식물성오일 Hydrogenated Vegetable Oil	3	0-1
하이드록시프로필셀룰로오즈 Hydroxypropyl Cellulose	1	0
하이드롤라이즈드동물성단백질 Hydrolyzed Animal Protein	0	0
헥사데실알코올 Hexadecyl Alcohol	5	2
헥실렌글라이콜 Hexylene Glycol	2	1
호호바오일 Jojoba Oil	2	0
홍화오일 Safflower Oil	0	0
흑호두나무잎추출물 Black Walnut Extract	0	0

UVA 완벽 차단 가이드 5

국가별 UVA 차단 지수 표기방식

● 유럽: PPD(Persistent Pigment Darkening Method)

유럽에서 주로 사용하는 UVA 차단 지수이며 숫자로 표시된다. PPD 지수는 SPF 지수의 최소 1/3 이상이 되도록 가이드라인을 잡고 있으며, 최근 대다수의 전문가들은 'PPD 15' 이상의 지수를 사용하길 권장한다. 국내에서는 라로슈포제, 비쉬 등 로레알 계열의 제품들에서 PPD 표기를 볼 수 있다.

● 일본·한국: PA(Protection Grade of UVA)

일본화장품공업연합회의 자외선차단 지수측정 방법을 기준으로 하여 'PA$^+$, PA^{++}, PA^{+++}' 3가지 단계로 나뉜다. 일본 화장품, 국산 화장품 및 그외 국내에서 판매되는 서양 화장품에서도 PA 표기를 볼 수 있다.

UVA 차단 효과 비교표

PA	PPD	UVA 차단(%)
PA$^+$(PPD 2~4)	2	50%
PA^{++}(PPD 4~8)	4	75%
PA^{+++}(PPD 8+)	10	90%
	20	93%
	30	97%
	50	98%
	100	99%

● **영국: 부츠 5단계 스타 레이팅 시스템**

영국의 화장품 제조사이자 화장품 편집매장인 부츠(boots)가 개발한 선스크린의 UVA 차단 지수 표기방식. 'minium-moderate-good-superior-ultra' 5단계로 나뉜다.

minimum   moderate   good   superior   ultra

● **미국: 4단계 스타 레이팅 시스템**

미국 제품의 경우에는 아직까지 UVA의 차단 지수를 표기하지 않고 있다. 지금으로선 성분표의 유효성분(active ingredients) 란에서 자외선차단 성분과 그 함량을 보고 UVA 차단 지수를 가늠할 수밖에 없는 상황이다. 하지만 최근 FDA에서는 'low-medium-high-highest' 4단계의 스타 레이팅 시스템을 도입할 것을 예고했다. 일부 화장품회사는 이 시스템을 미리 도입하여 활용하고 있다.

UVA 차단 효과	스타 레이팅
Low	★☆☆☆
Medium	★★☆☆
High	★★★☆
Highest	★★★★

FDA 자외선차단 성분 지침서

자외선차단 성분	자외선차단 정도		물리적(P)·화학적(C)
	UVA	UVB	
파라아미노벤조익애씨드(PABA)aminobenzoic paba(PABA)	○	●	C
부틸메톡시벤조일메탄(아보벤존)avobenzone	●	◐	C
시녹세이트 cinoxate	◐	●	C
벤조페논 dioxybenzone	◑	●	C
테레프탈릴리덴디캠퍼설포익애씨드(멕소릴 SX)ecamsule	●	◐	C
호모살레이트 homosalate	○	●	C
멘틸안트라닐레이트 menthyl anthlanilate	◑	●	C
옥토크릴렌 octocrylene	◐	●	C
에칠헥실 메톡시신나메이트(옥틸메톡시신나메이트)octyl methoxycinnamate	◐	●	C
옥틸살리시레이트 octyl salicylate	○	●	C
옥시벤존 oxybenzone	◑	●	C
패디메이트 O padimate O	○	●	C
페닐벤즈이미다졸 phenylbenzimidazole	○	●	C
설리소벤존 sulisobenzone	◑	●	C
티타늄 다이옥사이드 titanium dioxide	◑	●	P
트로라민 살리시렡트 trolamine salicylate	○	●	C
징크옥사이드 zinc oxide	●	●	P

● = 차단 효과 높음   ◑ = 차단 효과 있음   ◐ = 차단 효과 한정적   ○ = 차단 효과 약함

출처 : 미국환경보호청

6 해외의 유기농 인증기관과 기준

    천연화장품의 인기 붐을 타고 많은 회사들이 자사 제품이 유기농화장품임을 내세우고 있지만, 식약청이나 FDA 같은 국내외 화장품 관련 기관에서 유기농화장품에 대한 정확한 정의와 용어사용에 대한 규제가 이루어지지 못하는 실정이다. 부적합한 유기농화장품들의 과장광고로 인한 소비자들의 혼란을 막기 위해서 외국에서는 다양한 형태의 유기농 인증기관이 유기농화장품에 대한 인증제도를 실시하고 있다.

    하지만 유기농화장품 인증에도 여러 가지 허점이 있다. 첫째는 유기농화장품 인증 역시 정부기관이 주관하고 시행하는 곳은 극소수이며 대부분은 사설기관에 의해 이루어지고 있다는 것, 둘째는 각 기관마다 인증 기준 또한 제각각이라는 점이다. A 인증기관의 유기농 인증을 받았다 할지라도 그 제품이 B 인증기관의 심사에도 통과한다는 보장은 없다. 셋째, 대다수의 화장품회사들이 완제품으로서 유기농 제품 인증을 받은 것인지, 인증받은 유기농 '성분'을 한두 가지 제품에 배합한 것인지에 대한 정확한 정보를 소비자에게 제공하지 않고 '유기농 인증'이란 표현을 별다른 규제 없이 사용할 수 있다는 점이다. 마지막으로 유기농화장품이 다른 일반 화장품에 비해 반드시 더 피부에 안전하다거나 피부에 더 좋은 효과를 준다는 것은 과학적으로 증명된 바 없다는 것이다. 유기농 인증기관에서조차 이러한 인식에 오해가 있음을 인정하고 있다. 이런 여러 가지 허점 때문에 소비자들은 '유기농화장품 인증=제품의 안전성, 우수성 인증'으로 잘못 인식하게 되고, 소비자들의 혼란은 더욱 가중될 수밖에 없다. 유기농화장품에 대한 소비자들의 정확한 이해를 돕기 위해, 유기농 인증기관들 중 화장품과 관련하여 자주 볼 수 있는 곳, 그중에서도 가장 신뢰도가 높은 곳들을 선별하여 소개했다.

● USDA(미국 농무부, United States Department of Agriculture/www.ams.usda.gov)

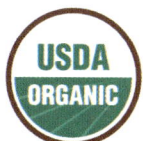

미국 내에서 이루어지는 농작물, 축산물, 식품의 재배경작을 책임지는 연방정부조직. USDA의 내셔널 오가닉 프로그램(National Organic Program)은 유기농 경작물의 라벨 부착의 시행에 따른 기준을 제시한다. 유기농기준위원회(NOSB, National Organic Standards Board)의 규정에 따른 성분, 비가공·가공된 식품들에 유기농 인증마크를 붙일 수 있다. 2002년부터 식품뿐 아니라 직물, 화장품, 바디케어 제품, 일반의약품, 서플리먼트 등까지 폭넓게 적용되고 있다. USDA 인증마크를 받은 화장품회사는 닥터 브로스너, 오브리 오가닉, 오리진스 등이 있다.

100% 유기농 물과 소금을 제외하고 100% 유기농으로 재배된 재료를 사용할 때 USDA 유기농 인증마크를 부착한다. 여기서 유기농 경작이란 3년간 화학비료와 농약을 전혀 사용하지 않은 땅에서 화학비료와 농약을 사용하지 않고 재배하는 것을 말한다.

유기농 혹은 유기농 인증 물과 소금을 제외한 무게의 95%가 유기농일 경우에 USDA 유기농 인증마크를 부착한다.

유기농 성분으로 제조 최소 70% 이상의 유기농 내용물을 함유하는 경우, USDA 유기농 인증마크는 부착하지 못한다. 'Made with Organic' 표시와 제품 정면에 3개의 세부 성분목록을 표시한다.

70% 이하 유기농 성분표에 유기농성분을 기재하는 경우, USDA 유기농 인증마크는 부착하지 못한다.

● IFOAM(국제유기농업운동연맹, International Federation of Organic Agriculture Movement/www.ifoam.org)

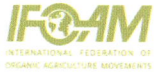

1972년 11월 프랑스에서 창립한 국제 비영리기관. 세계적인 유기농업 관계자들과 함께 생태계 보호 및 친환경농법을 연구하고 유기농 검증 관련 표준을 제시한다. 미국의 USDA, 호주의 OFC·BFA·

OHGC·NASAA, 뉴질랜드의 NZBPCC, 일본의 JAS 등 여러 국가의 유기농 관련 단체들을 회원으로 관리하고 있다. 이들 회원 인증기관은 IFOAM이 정한 엄격한 인증 조건에 따라 유기농 생산을 관리·감독하고 있다. 그런 면에서 IFOAM은 전 세계적으로 가장 큰 영향력을 가진 유기농 인증단체라고 볼 수 있다. 유기농 인증 조건은 USDA 내셔널 오거닉 프로그램과 동일하다. 유기농업 실시 후 3년째부터(2년 경과) 유기농 인증마크를 표시할 수 있다.

IFOAM 회원 단체의 유기농 인증을 받은 화장품회사

- 캐롤 프리스트 뉴질랜드의 비영리단체 NZBPCC(New Zeland Biological Producers and Consumers Council Inc)가 부여하는 유기농 인증마크인 바이오그로(BioGro)를 받았다.
- 쥴리크 NASAA(National Association for Sustainable Agriculture Australia), BFA(Biological Farmers of Australai)의 산하단체인 ACO(Australian Certified Organic Pty Ltd)의 유기농 인증마크를 받았다.
- 묵티 호주의 OFC(Organic Food Chain) 유기농 인증마크를 받았다.

● BDIH (독일천연화장품인증협회/www.kontrollierte-naturkosmetik.de)

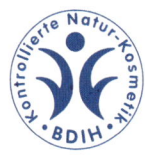

독일의 제약·건강용품·식품·화장품 등 440개의 기업이 모여 만든 연합단체. 1996년 천연화장품 생산기업과 함께 제약, 헬스케어, 서플리먼트 등의 제품에 대한 가이드라인을 설정했다. 유럽에서 천연·유기농 자연화장품으로 인정을 받으려면 BDIH에 가입하여 그 기준에 따른 성분사용과 제조공정을 따라야 하는데, 그 기준이 매우 엄격해서 가장 획득하기 힘든 천연화장품 인증마크로 알려져 있다. 독립 연구소에서 진행하는 성분 및 제조공정 등의 검사를 통해 천연 여부를 인증한 후 엄격한 기준을 통과한 제품에만 'Kontrollierte Natur-Kosmetik(BDIH-Certified Natural Cosmetics)'이라는 인증마크를 붙일 수 있다.

BDIH의 천연화장품 인증을 받으려면, 화장품 원료는 식물이나 미네랄에서 얻어야 하고, 식물성분은 유기농 공법으로 경작되거나 야생으로 자란 것이어야 하며, 유전자조작을 통한 성분을 사용하면 안 된다. 동물실험이나 죽은 동물로부터 원료를 획득하거나 방사능소독을 금해야 한다. 합성색소와 향료 및 실리콘·파라핀 등 석유화학제품을 쓰지 않아야 하고 자연적인 방부시스템을 도입해야 한다. BDIH 인증을 받은 화장품 브랜드는 타우트로픈, 아발론, 로고나, 리빙네이처 등이다.

● 에코서트(유기농 생산물 국제감시단체, ECOCERT/www.ecocert.com)

1991년 프랑스에서 설립된 유기농 인증단체. 프랑스에 기반을 두고 있으나 유럽경제공동체(EEC)의 유기품질 관리의 규정에 따라 전 세계 80개국 이상에서 농산물 및 그 가공품의 유기농 제품 여부를 검사·인증하고 있다. 원료수확 방법에서부터 완제품까지 유기농화장품을 전면적으로 규제하며 약 6천여 종의 화장품 성분 중 260여 개 품목에 대해 유기농 성분으로 인증하고 있다. 에코서트는 특히 국내 화장품회사에서 많이 볼 수 있는데 그만큼 유기농 인증기관 중 기준을 통과하기가 가장 수월하기 때문으로도 풀이할 수 있다.

에코서트가 금지한 인공·합성 성분(negative list)은 미네랄오일·실리콘·PEG 등의 합성 유화제(폴리에틸렌글리콘), 점증제(카보머), 방부제(포름알데히드 방출, 파라벤, 페녹시에탄올), 인공향, 인공색소, 합성용매제(프로필렌글라이콜) 등이다.

코스메 비오(COSMEBIO)는 에코서트가 설립한 프랑스의 유기농화장품 인증기관이다. 에코서트의 기준을 따른 완제품의 유기농·천연 성분의 함유량에 따라 '코스메 비오'와 '코스메 에코'의 2가지 인증마크를 부여한다.

코스메 비오 코스메 비오 인증마크를 받으려면 물을 포함한 전체 성분 중 최소 10%가 인증받은 유기농 성분이어야 하고, 전체 식물 성분의 95%가 인증받은 유기농 성분이어야 한다. 합성성분은 5% 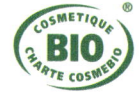 를 넘기지 않아야 하고, 방부제 등은 전체 구성성분의 5% 내에서 벤조산·살리실산과 같은 유사보존제를 사용할 수 있다. 성분 중 에코서트가 지정한 합성성분이 포함되어서는 안 된다.

코스메 에코 코스메 에코 인증마크를 받으려면, 화장품 전체 성분의 50%가 식물에서 추출된 것이어야 하고, 전체 성분 중 5% 이상은 인증된 유기농 원료를 사용해야 한다.

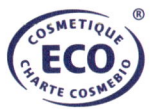

● 영국토양협회(The Soil Association/ www.soilassociation.org)

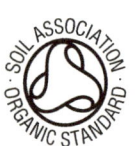

영국의 회원제 자선단체로 식품과 농업 분야의 지역적·계절적· 유기농법 방식의 경작을 활성화하기 위하여 설립되었다. 2002년 4월부터 영국토양협회는 헬스·뷰티 제품에 관한 기준을 제정하여 기준에 부합하면 인증마크를 붙일 수 있도록 하였다. 유기농화장품 인증마크를 받으려면 유전자조작을 한 성분을 쓰면 안 되며, 공법상 환경에 유독한 효과를 일으키는 방법을 피하고 동물실험을 하지 않아야 한다. 최소 95%의 유기농 성분을 이용하여야 하고, 70% 이상의 유기농 성분을 사용한 제품은 'X% 유기농 원료 사용'이라는 라벨을 붙여야 한다. 수소화시킨 지방, 석유계 화학물, SLS 성분을 사용하면 안 되고 동물성 성분은 유기농법의 기준에 부합된 동물로부터 얻어야 한다. 인공적 나노 입자 함유 성분도 금하고 있다. 영국토양협회의 유기농화장품 인증을 받은 브랜드는 닐스야드, 벤틀리 오가닉 등이다.